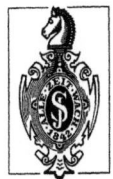

K. Meier-Ewert   H. Schulz (Hrsg.)

Schlaf und Schlafstörungen

Mit 33 Abbildungen und 14 Tabellen

Springer-Verlag Berlin Heidelberg New York
London Paris Tokyo Hong Kong Barcelona

Professor Dr. Karlheinz Meier-Ewert
Neurologische Klinik Hephata
Heinrich-Wiegand-Straße 57
D-3578 Schwalmstadt-Treysa

Priv. Doz. Dr. Hartmut Schulz
Psychiatrische Klinik der
Freien Universität Berlin
Labor für Klinische Neurophysiologie
Eschenallee 3
D-1000 Berlin 19

ISBN-13:978-3-540-52073-3   e-ISBN-13:978-3-642-84063-0
DOI: 10.1007/978-3-642-84063-0

CIP-Titelaufnahme der Deutschen Bibliothek
Schlaf und Schlafstörungen / K. Meier-Ewert; H. Schulz (Hrsg.). – Berlin; Heidelberg;
New York; London; Paris; Tokyo; Hong Kong; Barcelona; Springer, 1990
ISBN-13:978-3-540-52073-3

NE: Meier-Ewert, Karlheinz (Hrsg.)

Dieses Werk ist urheberrechtlich geschützt. Die dadurch begründeten Rechte, insbesondere die der Übersetzung, des Nachdrucks, des Vortrags, der Entnahme von Abbildungen und Tabellen, der Funksendung, der Mikroverfilmung oder der Vervielfältigung auf anderen Wegen und der Speicherung in Datenverarbeitungsanlagen, bleiben, auch bei nur auszugsweiser Verwertung, vorbehalten. Eine Vervielfältigung dieses Werkes oder von Teilen dieses Werkes ist auch im Einzelfall nur in den Grenzen der gesetzlichen Bestimmungen des Urheberrechtsgesetzes der Bundesrepublik Deutschland vom 9. September 1965 in der jeweils geltenden Fassung zulässig. Sie ist grundsätzlich vergütungspflichtig. Zuwiderhandlungen unterliegen den Strafbestimmungen des Urheberrechtsgesetzes.

© Springer-Verlag Berlin Heidelberg 1990

Die Wiedergabe von Gebrauchsnamen, Handelsnamen, Warenbezeichnungen usw. in diesem Werk berechtigt auch ohne besondere Kennzeichnung nicht zu der Annahme, daß solche Namen im Sinne der Warenzeichen- und Markenschutz-Gesetzgebung als frei zu betrachten wären und daher von jedermann benutzt werden dürften.
Produkthaftung: Für Angaben über Dosierungsanweisungen und Applikationsformen kann vom Verlag keine Gewähr übernommen werden. Derartige Angaben müssen vom jeweiligen Anwender im Einzelfall anhand anderer Literaturstellen auf ihre Richtigkeit überprüft werden.

2125/3145-543210 – Gedruckt auf säurefreiem Papier

Vorwort

Schlafforschung sowie klinische Diagnostik und Therapie von Schlafstörungen haben in den letzten Jahrzehnten große Fortschritte erzielt. Aufgrund dieser Entwicklung entsteht derzeit eine neue Sparte der Medizin, die „Medizin der Schlafstörungen" oder „Sleep Disorders Medicine".

In Europa sind die neuen Ergebnisse der Schlafforschung von den etablierten Fächern der Medizin bisher nur zögernd zur Kenntnis genommen worden. Die klinischen und therapeutischen Konsequenzen dieser Fortschritte sind jedoch für jeden praktisch tätigen Arzt von Bedeutung, wenn er den Anspruch erhebt, Schlafstörungen kompetent zu behandeln.

Die Arbeitstagung „Schlaf und Schlafstörungen", die Ende September 1989 von der Deutschen Gesellschaft für Neurologie in Bad Nauheim durchgeführt wurde, bot einen Querschnitt des aktuellen Standes in Diagnostik und Therapie von Schlafstörungen, und vor allem eine Bestandsaufnahme der klinischen Schlafforschung. Wesentliche Beiträge, die von Grundlagenforschern und Klinikern auf dieser Tagung vorgetragen wurden, sind in dem vorliegenden Band gesammelt. Sie geben dem Leser einen Überblick über den gegenwärtigen Kenntnisstand und bieten dem praktischen Arzt nützliche Hilfen für seine diagnostischen und therapeutischen Entscheidungen.

Der Band ist in die drei Teile Grundlagen, Klinik und Therapie gegliedert. In einer einleitenden anatomischen und lokalisatorischen Orientierung wird die Bedeutung der Nuclei suprachiasmatici und des lange in den Hintergrund getretenen Hypothalamus dargestellt. Pathophysiologisch wird der Nutzen der von Koella eingeführten transversalen Betrachtungsweise von Schlafen und Wachen einerseits dem der longitudinalen gegenübergestellt und an Beispielen demonstriert und andererseits mit der ontogenetisch hierarchischen Betrachtungsweise des Permutationsmodells von Parmeggiani verglichen. Homeostatische und circadiane Regulationsmechanismen des Schlafes und Möglichkeiten ihrer therapeutischen Beeinflussung – etwa durch Gabe von Melatonin – werden diskutiert.

Daß beim Menschen der Schlaf-Wach-Rhythmus sich sowohl willkürlich als auch experimentell von der inneren Uhr und z. B. der Körpertemperatur abkoppeln läßt, ist bekannt. Dabei kann es sich um ein Übergangsstadium (z. B. jet lag = interne Dissoziation) oder eine länger bestehende unterschiedliche Periodenlänge der beiden Rhythmen (interne Desynchronisation) handeln. Die Bedeutung und eventuelle therapeutische Nutzung solcher Mechanismen werden in einem eigenen Kapitel behandelt. Schlaf und endokrine Sekretion sind zwei oszillierende Systeme, die sich gegenseitig beeinflussen. Die komplizierten Verknüpfungen zwischen dem zyklischen Geschehen im Zentralnervensystem während des Schlafes und der pulsatilen Hormonsekretion werden am Beispiel des Wachstumshormons und des Kortisols erklärt. Stereoenzephalographische Befunde über das Verhalten epileptischer Herde im Schlaf beschließen den Grundlagenteil.

Im Teil II werden zunächst die Klassifikation und Diagnostik der Hyposomnien und anschließend die Schlafstörungen bei neurologischen, psychiatrischen und internistischen Erkrankungen im einzelnen besprochen. Ein Kapitel über Parasomnien und ein ontogenetisch orientierter Beitrag über Schlafentwicklung und Schlafstörungen im Neugeborenen- und Säuglingsalter runden den klinischen Teil ab.

Im dritten Abschnitt des Buches werden schließlich aus dem umfangreichen Gebiet der Therapie von Schlafstörungen zwei Bereiche herausgegriffen. Nach der Darstellung verhaltenstherapeutischer Behandlungsmöglichkeiten wird abschließend auf Nebenwirkungen und Risiken von Benzodiazepinen hingewiesen.

Im Gegensatz zu einem Lehrbuch, das auf Vollständigkeit, Gleichgewicht und formale Einheitlichkeit abheben wird, stellen hier Fachleute interessante und aktuelle Einzelprobleme der rasch expandierenden Schlafmedizin vor und bieten auf diese Weise einen Einstieg in das neue Fachgebiet.

Wir danken der Firma Schering, Berlin, dafür, daß sie es ermöglichte, die Beiträge in dieser Form zu publizieren und dem Springer-Verlag für gewohnte Qualität und die ansprechende Gestaltung des Bandes.

Treysa, Berlin, im Herbst 1989   KARLHEINZ MEIER-EWERT
                                  HARTMUT SCHULZ

Inhaltsverzeichnis

Teil I: Grundlagen

1 Zur Lokalisation der Schlaf-Wach-Regulierung
   R. J. BROUGHTON 3

2 Nucleus suprachiasmaticus und Steuerung
   biologischer Rhythmen
   A. WEINDL 16

3 Physiologie und Pathophysiologie
   der Schlaf-Wach-Regulierung
   H. SCHULZ 24

4 Pharmaka und Schlafregulation
   A. A. BORBÉLY 33

5 Schlaf und Chronobiologie
   J. ZULLEY 38

6 Schlaf und Hormone
   H. L. FEHM, W. KERN, R. PIETROWSKY und J. BORN 45

7 Verhalten epileptischer Herde im Schlaf;
   Befunde bei intrakraniellen Ableitungen
   H.-G. WIESER 58

Teil II: Klinik

8 Einteilung und Diagnostik der Hyposomnien
   P. J. HAURI 73

9 Schlafstörungen bei neurologischen Erkrankungen
   K. MEIER-EWERT 84

10 Schlafstörungen bei psychiatrischen Erkrankungen
   H. GIEDKE 96

11 Internistische Erkrankungen und Schlaf
   K. H. RÜHLE 110

12 Motorische und Verhaltens-Parasomnien
   R. J. BROUGHTON 120

13 Schlafentwicklung und Schlafstörungen
   im Neugeborenen- und Säuglingsalter
   R. NOLTE 132

Teil III: Therapie

14 Verhaltenstherapie bei Schlafstörungen
   P. J. HAURI 147

15 Anterograde Amnesie unter Benzodiazepin-Hypnotika
   J. P. SIEB und P. CLARENBACH 156

Sachverzeichnis 165

Mitarbeiterverzeichnis

Borbély A. A.
Pharmakologisches Institut der Universität, Gloriastr. 32, 8006 Zürich, Schweiz

Born J.
Abt. Innere Medizin I, Medizinische Klinik und Poliklinik der Universität Ulm, Abt. Angewandte Physiologie, Robert-Koch-Str. 8, 7900 Ulm

Broughton R. J.
General Hospital, 501 Smyth Road, Ottawa, Ontario KlH 8L6, Canada

Clarenbach P.
Neurologische Abt., Ev. Johannes-Krankenhaus, 4800 Bielefeld

Fehm H. L.
Abt. Innere Medizin I, Medizinische Klinik und Poliklinik der Universität Ulm, Abt. Angewandte Physiologie, Robert-Koch-Str. 8, 7900 Ulm

Giedke H.
Psychiatrische Klinik der Universität Tübingen, Osianderstr. 22, 7400 Tübingen

Hauri P. J.
Mayo Sleep Disorders Center, Rochester, Minnesota, USA

Kern W.
Abt. Innere Medizin I, Medizinische Klinik und Poliklinik der Universität Ulm, Abt. Angewandte Physiologie, Robert-Koch-Str. 57, 7900 Ulm

Meier-Ewert K.
Neurologische Klinik Hephata, Heinrich-Wiegand-Str. 57, 3578 Schwalmstadt-Treysa

Nolte R.
: Neuropädiatrische Abt. der Universitäts-Kinderklinik Tübingen, Rümelinstr. 23, 7400 Tübingen

Pietrowsky R.
: Abt. Innere Medizin I, Medizinische Klinik und Poliklinik der Universität Ulm, Abt. Angewandte Physiologie, Robert-Koch-Str. 8, 7900 Ulm

Rühle K. H.
: Abt. Pneumologie, Fachklinik Ambrock, 5800 Hagen-Ambrock

Schulz H.
: Labor für Klinische Neurophysiologie, Universitätsklinikum Rudolf Virchow, Standort Charlottenburg, Psychiatrische Klinik, Eschenallee 3, 1000 Berlin 19

Sieb J. P.
: Neurolog. Klinik der Universität Bonn, Sigmund-Freud-Str. 25, 5300 Bonn

Weindl A.
: Neurolog. Klinik der TU München, Möhlstraße 28, 8000 München 80

Wieser H. G.
: Neurolog. Universitäts-Klinik, Kantonsspital, Rämistraße 100, 8091 Zürich, Schweiz

Zulley J.
: Max-Planck-Institut für Psychiatrie, Kraepelinstraße 10, 8000 München 40

Teil I: Grundlagen

1 Zur Lokalisation der Schlaf-Wach-Regulierung

R. J. BROUGHTON

Die Schlaf-Wach-Steuerung: Hatte W. R. Hess recht?

Zu den frühesten Arbeiten über Schlafmechanismen gehörten jene von W. R. Hess in Zürich. Hess reizte bei der nichtnarkotisierten und sich frei bewegenden Katze elektrisch mit niedrigen Frequenzen verschiedene Gebiete des oberen Hirnstamms, Thalamus, Hypothalamus und andere tiefere Hirnstrukturen. Diese Interventionen kombinierte er mit sorgfältiger Beschreibung und Filmdokumentation des tierischen Verhaltens. Seine Untersuchungen führten Hess zu dem Schluß, daß das Schlaf-Wach-Verhalten weitgehend auf dienzephalem Niveau, und zwar wesentlich im Hypothalamus gesteuert werde. Hess erhielt den Nobelpreis für diese und andere physiologische Forschungen. Später wurden seine Arbeiten über den Schlaf jedoch wegen der von ihm benutzten niedrigen Reizfrequenzen kritisiert.

In der folgenden Epoche ging es vor allem um die Identifizierung und Analyse des aufsteigenden Aktivierungssystems der Formatio reticularis des Hirnstamms (brainstem reticular activating system), die im wesentlichen von Moruzzi, Magoun, Lindsley und Bremer durchgeführt wurden. Es zeigte sich, daß dieses unspezifische, den Wachzustand aufrechterhaltende System sich von den obersten Rückenmarksegmenten bis zum hinteren Hypothalamus erstreckt und dann über Jaspers [35] diffuses thalamisches Projektionssystem den gesamten Kortex erreicht. Am stärksten entwickelt war es im Mesenzephalon als „midbrain reticular formation". Schlaf wurde als ein passiver Zustand betrachtet, der als Folge eines Mangels an genügend starken Weckreizen eintrat.

Die Entdeckung des Funktionszustandes REM-Schlaf führte zu intensiven Untersuchungen seiner Steuerungsmechanismen. Frühe Arbeiten von Jouvet und seinen Mitarbeitern identifizierten einen pontinen Mechanismus der REM-Schlaf-Steuerung. Diese Autoren konnten zeigen, daß REM-Schlaf durch umschriebene pontine Läsionen [37] selektiv unterdrückt wurde. Detaillierte elektrische Ableitungen im Hirnstamm wurden von Jouvet und Mitarbeitern in Lyon, McGinty, und Sterman in Los Angeles, Hobson und McCarley in Harvard und anderen durchgeführt. Alle diese Untersuchungen ließen vermuten, daß REM-Schlaf von einem relativ kleinen Gebiet des unteren Hirnstammes gesteuert werde. Dies stützte das Konzept einer sehr umschriebenen Lokalisation der Schlaf-Wach-Steuerungsmechanismen. Zur gleichen Zeit wurden von anderen Forschern auch kortikale Funktionen immer stärker lokalisiert und eingegrenzt.

In den frühen 70er Jahren bestand das Konzept der Schlaf-Wach-Regulation in ganz umschriebenen Steuerungsmechanismen für Wachzustand (mesenzephale Formatio reticularis) und REM-Schlaf (Pons), während man für den NREM-Schlaf eine diffuse und möglicherweise passive Regulation annahm. Inzwischen hat sich jedoch ein Trend zu einer weniger umschriebenen Lokalisation verstärkt. Man erkannte, daß es sich bei jedem der drei Funktionzustände des menschlichen Organismus (Wachzustand, REM-Schlaf und NREM-Schlaf) um integrierte Zustände handelt, die das gesamte Gehirn und den ganzen Körper umfassen. Es erwies sich als außerordentlich schwierig, den postulierten Steuerungsmechanismus für REM-Schlaf in der Pons im einzelnen zu lokalisieren. Auch die exakte Lokalisation vieler ZNS-Funktionen einschließend der sog. höheren kognitiven Funktionen wurde immer weniger anerkannt. Diese Abkehr von einer umschriebenen Lokalisation führte 1985 McGinty, einer der Pioniere in der Erforschung der Mechanismen der Schlaf-Wach-Regulierung, zu folgenden Schlußfolgerungen: „Auch wenn spezifische Schlafsteuerungsmechanismen eines Tages identifiziert und lokalisiert werden können, scheint doch die alternative Möglichkeit, daß diese Mechanismen diffus repräsentiert sind, unserem gegenwärtigen Kenntnisstand am besten zu entsprechen. Viele sog. Zentren der Schlaf-Wach-Regulierung sind möglicherweise lediglich Orte, an welchen der Schlaf moduliert und verändert werden kann. Die meisten grundlegenden Mechanismen des Schlafes sind nicht lokalisiert. Sie gründen auf periodischen Aspekten zellulärer biochemischer Mechanismen, die sich in vielen Zelltypen finden lassen ... " (McGinty [58] S. 379).

Vieles scheint jedoch dafür zu sprechen, daß die wesentlichen Steuerungsmechanismen und sogar die Periodizität des Schlafes selbst für alle drei Funktionszustände des menschlichen Organismus auf dienzephalem und noch genauer auf hypothalamischen Niveau reguliert werden. Parmeggiani et al. [69] wiesen auf die Notwendigkeit hin, Initiationsmechanismen eines Funktionszustandes strikt zu unterscheiden von anderen, die lediglich Teil der Gesamtorganisation dieses Zustandes seien.

Welche Hinweise gibt es für eine dienzephale Steuerung der einzelnen Funktionszustände:

Wachzustand und Schlafbeginn

Es wird allgemein anerkannt, daß der Wachzustand durch das retikulokortikale „Arousal"-System aufrechterhalten wird, welches im Mittelhirn am stärksten entwickelt ist und cholinerge Bahnen benutzt. Läsionen und Durchtrennungen auf diesem Niveau verursachen Koma [51], selbst wenn dieses nur vorübergehender Natur ist [90]. Reizexperimente in diesem Bereich verursachen Arousal [54,61,84]. Dieses System wird durch den parallel laufenden Aktivierungseffekt des dopaminergen aszendierenden Systems der extrapyramidalen Kerne unterstützt. Die aszendierenden Fasern der Formatio reticularis liegen im hinteren Hypothalamus dichtgepackt beieinander, ehe sie sich über das Jaspersche diffuse thalamische Projektionssystem auf den gesamten Kortex verbreiten.

Es ist bekannt, daß Läsionen der hinteren Hypothalamusregion, wie z. B. der mesenzephalen Formatio reticularis, wenn auch nur vorübergehend [57], Somnolenz oder Koma verursachen können [76,88]. Zellen dieser Region zeigen hohe Entladungsfrequenzen im Wachzustand [89] und sind i. allg. histaminerg [50].

Es ist ferner bekannt, daß das Einschlafen ein aktiver Prozeß ist, der durch Hemmung der Formatio reticularis initiiert wird. Der wichtigste schlafinduzierende Mechanismus, der bis heute entdeckt wurde, umfaßt Afferenzen aus der präoptischen Area des vorderen Hypothalamus.

Von der „basal forebrain area" des Hypothalamus läßt sich Schlaf induzieren durch elektrische Reizung [87], chemische Reizung [30] und thermische Reizung in Form von Erwärmung [18]. Experimentelle Läsionen dieses Gebietes verursachen dauernde Insomnie [59,64]. Eine Supression der retikulären Aktivität durch Aktivierung der anterioren Hypothalamusanteile wurde von Bremer gezeigt [7]. Für die Schlafinduktion scheint dieses System wesentlich wichtiger zu sein als Afferenzen aus den inhibitorischen Arealen des unteren Hirnstamms [3,15], die man später in den Tractus solitarius lokalisiert hat [53]. Dieses mehr kaudal gelegene System ist offenbar stärker mit der Modulation des Vigilanzniveaus durch Druckrezeptoren und andere Vagusreflexe befaßt. Andere Areale, die für die Schlafinduktion oder -fortführung wichtig sind, umfassen die vorderen und dorsomedialen Kerne des Thalamus und die Raphekerne des Mittelhirns.

Die vigilanzerhöhenden Anteile des hinteren Hypothalamus erhalten Afferenzen aus den inhibitorischen Arealen der „Basal forebrain area" [14,85]. Sowohl dem Einschlafen als auch der Erhaltung des Wachzustandes sind hypothalamische Mechanismen übergeordnet. Unklar bleiben die Faktoren, welche die „Basal forebrain area" täglich aktivieren (möglicherweise hypnogene Substanzen, lichtabhängige Körperkerntemperaturschwankungen oder andere.)

„Langsamer Schlaf" (NREM-Schlaf, ruhiger Schlaf)

Mit abnehmendem Wachzustand nehmen Intensität und „Integration" des langsamen Schlafes zu. Schlafspindeln sind Ausdruck einer Enthemmung von Neuronenverbänden, welche das diffuse thalamische Projektionssystem, die unspezifischen Thalamuskerne und den Kortex verbinden. Reziproke Wechselwirkung zwischen retikulo-kortikalem Arousal und den spindelproduzierenden thalamokortiko-thalamischen Neuronenverbänden wurden von Purpura nachgewiesen [75], der dabei Reizung der Formatio reticularis mit der Auslösung der sog. „Recruiting response" verband.

Das Auftreten langsamer Wellen über dem Kortex hat man als Ergebnis einer Deafferentierung durch Reduktion der aszendierenden Impulse erklärt. Solche langsamen Wellen lassen sich erzeugen durch Unterschneiden des Kortex bei intakter Blutversorgung dieser Bereiche [12]. Brazier [6] hat in einer frühen topographischen Analyse der langsamen Wellen im EEG des Menschen gezeigt, daß diese ein frontales Maximum haben und daß im übrigen ihre Verteilung der

Dichte der kortikalen Projektionen der Formatio reticularis sehr ähnelt oder mit ihr identisch ist.

Darüber hinaus behält der Hypothalamus seine entscheidende Rolle auch im Schlaf mit langsamen Wellen durch zwei charakteristische Mechanismen, einmal die mehr oder weniger selektive Sekretion von Wachstumshormon im Schlaf mit langsamen Wellen [33,81] und die Aktivierung der Schweißdrüsen, die sich durch einen wesentlichen Anstieg der galvanischen Hautaktivität im „Slow Wave Sleep" [11] ausdrückt. Ein Phänomen, das manchmal als „GSR Storms" (Galvanic Skin Reaction Storms) bezeichnet wird [36].

REM-Schlaf (aktiver Schlaf, paradoxer Schlaf)

Die Intregration des REM-Schlaf-Zustandes involviert ohne Zweifel pontine Mechanismen. Versuchstiere, deren höchstes Steuerungszentrum die Pons darstellt, zeigen eine periodische Wiederholung der meisten Phänomene des REM-Schlafs, einschließlich der REM-Bursts sowei der Muskelatonie und des Muskel„twitchings" [38]. Ponsläsionen können REM-Schlaf sowohl bei Tieren [37] als auch bei Menschen [42,47] verhindern. Man ist heute allgemein der Ansicht [80], daß die letzte Wegstrecke für Atonie und Paralyse des REM-Schlafs eine Aktivierung des deszendierenden inhibitorischen retikulospinalen Systems [55] mit einschließt.

Es bleibt die Frage, ob das Ingangsetzen des REM-Schlaf-erzeugenden Systems nur von der Pons her erfolgen kann. Es gibt viele Gründe, die dafür sprechen, daß mehr rostral gelegene Hypothalamusareale REM-Schlaf sowohl initiieren als auch aufrechterhalten können. Aufgrund des Phänomens der Kataplexie bei Narkolepsiepatienten, bin ich seit langem von der Bedeutung des Hypothalamus für den REM-Schlaf überzeugt. Ein Kataplexie-ähnlicher, aber weniger intensiver Zustand findet sich bei Gesunden und wird umschrieben mit dem Ausdruck „being weak with laughter". Daß die Kataplexie die atonisch paralysierenden Mechanismen des REM-Schlafes benutzt, ist heute gut dokumentiert. Wahrscheinlich stellt sie sogar eines der wesentlichsten Erscheinungsbilder dieser Mechanismen dar, denn

- es sind dieselben Muskeln betroffen,
- es existiert die gleiche Supression monosynaptischer spinaler Reflexe,
- in seltenen Fällen geht Kataplexie direkt in REM-Schlaf über,
- Narkolepsiepatienten mit Kataplexie zeigen i. allg. auch andere Manifestationen dissoziierten REM-Schlafes, vor allem Schlaflähmung.

Die Tatsache, daß eine Kataplexie einen emotionalen Auslösereiz erfordert, stützt die Annahme eines hypothalamischen Mechanismus zur Aktivierung des REM-Schlaf-Atoniesystems. Akert [1] zitiert einen Artikel von W. R. Hess [32], bei dessen Versuchstieren eine Reizung im lateralen Hypothalamus einen Zustand auslöste, den er als „Adynamia" bezeichnete und der alle atonischen und paralytischen Charakteristika von Kataplexie und Schlaflähmung aufwies.

Zu den vielen anderen Gründen, die für eine herausragende Rolle hypothalamischer Mechanismen für die Genese des REM-Schlafs sprechen, zählen

- die ausgeprägte sexuelle Komponente in der Biologie des REM-Schlafs mit Erektion bei Männern [24,44] und Schwellung des Genitalbereichs beim weiblichen Geschlecht [5],
- das Auftreten von aggressivem sexuellem oder sonstigem instinktgeleiteten Verhalten sobald die motorische Lähmung des REM-Schlafs durch dorsolaterale pontine Läsionen aufgehoben wird [28,29,40]. Solche Versuchstiere stehen offenbar unter Steuerung des dorsolateralen Hypothalamus, dessen Reizung aggressives Beuteverhalten verursacht [91];
- die ausgeprägten Veränderungen des vegetativen Systems im REM-Schlaf (Miosis mit phasischer Mydriasis, Veränderungen der Pulsfrequenz, Verlust der Temperaturregulation mit Auftreten von Poikilothermie [68];
- das regelmäßige Auftreten von EEG-Aktivierung, verbunden mit einer Verminderung der Schlaftiefe im NREM-Schlaf vor dem Auftreten der muskulären REM-Atonie, aus dem ein mehr rostral gelegener Initiationsmechanismus vermutet werden darf, der über dem pontomedullären Niveau des motorischen Steuerungsmechanismus liegt. (Dies könnte allerdings in Zusammenhang stehen mit mehr rostral, z. B. mesenzephal gelegenen Strukturen).
- der klinische Aspekt der Erkrankung des Schlaf-Wach-Rhythmus, bei der der REM-Schlaf selektiv betroffen ist, d. h. der Narkolepsie-Kataplexie: Bei allen symptomatischen Fällen dieser Erkrankung, die bisher publiziert wurden, lagen die Läsionen eher im Hypothalamus als im unteren Hirnstamm [22,82,83].

Aus diesen Gründen hat es den Anschein, daß zumindest die pontinen REM-Schlafmechanismen für Atonie und Schlaflähmung vom Hypothalamus her initiiert werden können, und daß spezifische hypothalamische Kerne für die REM-Schlafgenese von Bedeutung sind. Jouvet [39] hat kürzlich auf die hypothalamische Steuerung des REM-Schlafes hingewiesen.

Zirkadianer Schlaf-Wach-Rhythmus

Auch die gesetzmäßigen zirkadianen und zirkasemidianen Muster der Schlaf-Wach-Regulation werden fast mit Sicherheit auf hypothalamischem Niveau gesteuert. Läsionen der suprachiasmatischen Kerne des vorderen Hypothalamus supprimieren bei der Ratte die zirkadiane Regulation des Schlafes, ohne die Gesamtschlafmenge oder den Anteil bestimmter Schlafstadien zu verändern [13,34,60,86]. Solche Läsionen können auch eine Anzahl anderer zirkadianer Rhythmen einschließlich Körpertemperatur, Aktivitätsniveau, Kortikosteronsekretion und Pulsfrequenz [79,92] stören bzw. aufheben. Die Temperatur ist dabei von besonderer Bedeutung, da für sie ein Steuerungsmechanismus der Einschlafwahrscheinlichkeit postuliert wurde [17]. Verminderte Körpertemperatur ist jedoch kein obligatorischer Steuerungsmechanismus für Schlaf [10]. Unter zeitgeberfreien Bedingungen erscheint der „Mittagsschlaf" auf dem oder in der Nähe des täglichen Temperaturmaximums [94]. Es gibt somit zahlreiche Beweise dafür, daß das Dienzephalon und vor allem der Hypothalamus an den Steuerungsmechanismen für „sustained wakefulness" (hinterer Hypothalamus), das Einschlafen (basal forebrain area, speziell preoptic nuclei), NREM-Phänomenologie (hypothalamisch-hypophysäre Wachstumshormonsekretion), REM-Schlaf (Initiation der REM-Atonie vom lateralen Hypothalamus, Beteiligung der dorsolateralen Kerne bei der sexuellen Aktivierung) mitwirkt und als zirkadianer Schrittmacher (Nuclei suprachiasmatici) auftritt. Das Dienzephalon stellt – nicht zufällig – einen Kreuzweg vieler oder der meisten Systeme dar, welche eine großflächige Integration verschiedener biologischer Funktionszustände steuern. Der Hypothalamus muß deshalb ernsthaft als Hauptanwärter betrachtet werden für eine Lokalisation, von der aus die drei grundlegenden biologischen Funktionszustände initiiert und gesteuert werden können. Obwohl also für diesen Regulationsmechanismus eine privilegierte Rolle des Hypothalamus anzunehmen ist, muß gleichzeitig betont werden, daß das gesamte Gehirn in jedem dieser Funktionszustände funktionell reorganisiert wird.

Kurz, ich glaube, daß Hess – obwohl seine Arbeiten der REM-Schlaf-Ära vorangingen – mit seinem Ansatz richtig lag, indem er dem Hypothalamus eine primäre Rolle bei der Schlaf-Wach-Regulierung zuschrieb. Detailliertere Untersuchungen dieses komplexen Bereiches werden die Mechanismen und die Organisation der Schlaf-Wach-Regulierung in Zukunft noch genauer ausleuchten.

Bedeutung der organischen ZNS-Insomnien

Die durch ZNS-Läsionen verursachten symptomatischen Hypersomnien sind seit Jahrhunderten anerkannt. Sie bilden ein Segment der klinisch-neurologischen Tätigkeit und mischen sich in einem Kontinuum mit den Ursachen von Stupor und Koma [9,73]. Beschreibungen solcher Zustände wurden bereits von Galen und Sir Thomas Willis geliefert. Die Ursachen umfassen Virusenzephalitiden, luetische Enzephalitis, die afrikanische Schlafkrankheit und andere Formen infektiöser Enzephalitiden, Hirntumoren, demyelinisierende Erkrankungen und Schädeltraumen. Die Läsionen betreffen typischerweise das Mittelhirn und bzw. oder den hinteren Hypothalamus [76]. Symptomatische Hypersomnien können auch von außerhalb des Gehirns verursacht werden, z.B. durch renale oder hepatische Insuffizienz, Gifte (Lösungsmittel, Pestizide) und Medikamente (Schlafmittel, Sedativa). Es gibt eine Anzahl ZNS-bedingter Insomnien, deren Existenz über viele Jahre bezweifelt oder geleugnet wurde. Dieser Skeptizismus stammte zumindest teilweise aus dem früheren Glauben, daß Schlaf ein passiver Zustand sei, der in Zusammenhang mit abnehmenden Außenreizen auftrete und nicht ein Zustand, der durch aktive neurogene Mechanismen verursacht werde. Aufgrund unserer heutigen Kenntnisse über die Physiologie des Schlafes muß man jedoch davon ausgehen, daß bei einer organisch bedingten ZNS-Insomnie

Läsionen in den Hirnregionen gefunden werden, die für die Initiierung oder die Aufrechterhaltung von Schlaf notwendig sind. Zu ihnen zählen die präoptische Area des Hypothalamus, der vordere Hypothalamus und Subthalamus, die Raphekerne des Mittelhirns und der Pons und die Medulla in der Nähe des Tractus solitarius. Beim Menschen sind ZNS-Läsionen allerdings selten umschrieben und betreffen gewöhnlich zahlreiche Systeme, so daß motorische, sensorische und autonome Funktionsausfälle bzw. REM- und NREM-Störungen oft gleichzeitig auftreten. Trotzdem zeigt die langanhaltende Insomnie bei ZNS-Läsionen, daß spezifische zentrale Mechanismen bei Mensch und Tier für den Schlaf von entscheidender Bedeutung sind.

Area praeoptica des vorderen Hypothalamus

Einige der frühesten Beschreibungen organisch bedingter Insomnien stammen von von Economos klassischer Untersuchung seiner Patienten mit Encephalitis lethargica aus der großen Pandemie 1917 bis 1927. Er differenzierte sorgfältig zwischen verlängertem Schlaf, Schlaflosigkeit und Umkehrung des Schlaf-Wach-Rhythmus und unterschied zwei wesentliche klinisch-anatomische Korrelationen [19]. Patienten mit Hypersomnien hatten gewöhnlich auch okulomotorische Ausfälle und wiesen Läsionen im Mittelhirn, im unteren Teil des III. Ventrikels oder im hinteren Hypothalamus auf; bei den Insomnien dagegen fehlten Augenmuskelparesen, und die Läsionen lagen vorwiegend im vorderen Hypothalamus. Die betroffenen Patienten litten auch unter anderen Symptomen, z. B. dystone Haltungstörungen, Chorea, Parkinsonismus, Myoklonus, Anfälle, Tics und psychiatrische Symptome. Die auffällige Zweiteilung in Hypersomnien einerseits und Insomnien andererseits führte von Economo [20,21] zu seinen Theorien der Schlafregulation und der Annahme, daß das Einschlafen durch einen Mechanismus in der Area praeoptica aktiv in Gang gesetzt werde.

Thalamus und Subthalamus

Aufgrund seiner Reizexperimente sah W. R. Hess [31] den Thalamus als ein hypnogenes Zentrum an. Koella [45] betrachtet ihn als das Kopfganglion des Schlafes. ZNS-Läsionen betreffen selten ausschließlich den Thalamus. Die Beschreibung einer tödlichen familiären Insomnie mit Dysautonomie [52], bei der die Läsionen die vorderen und dorsomedialen Thalamuskerne betrafen, zeigen daß der Thalamus für die aktiven Schlafmechanismen von entscheidender Bedeutung ist. Nach Thalamotomie wegen unerträglicher Schmerzen zeigen manche Patienten ebenfalls eine ausgeprägte und andauernde Reduktion ihrer Schlafmenge [8,43]. Bei Katzen scheint auch die subthalamische Region für die Aufrechterhaltung des Schlafes notwendig zu sein [62,63]. Sie wird beim Menschen im Rahmen thalamischer Schmerzoperationen manchmal geschädigt.

Pontomedulläre Raphekerne

Jouvet und Renault [41] berichteten zuerst darüber, daß bei Katzen eine Läsion der serotonergen Raphekerne der Mittellinie im Bereich des pontomesenzephalen Übergangs bis zur oberen Medulla Schlaflosigkeit verursachten, die anfangs als total bezeichnet werden durfte und die dauernd erhalten blieb. Eine ähnliche experimentell ausgelöste Insomnie wurde verursacht durch Blockierung der Serotoninsynthese mit Parachlorophenylalanin (PCPA). Über drei sorgfältig beobachtete Patienten mit Insomnie und offenbaren Raphekernläsionen wurde berichtet:

Guilleminault et al. [27] beschreiben einen 32jährigen Patienten mit einer extremen posttraumatischen Hyposomnie, verbunden mit Okulomotoriusausfällen, Blickerschwerung, rechtsseitiger Pupillenerweiterung und kalorischem Nystagmus nach rechts bei einer vermuteten Ponsläsion mit Beeinträchtigung der Raphekerne. Der spinale Liquor zeigte niedrige 5-Hydroxy-Indol-Essigsäurespiegel und mit dem Serotoninvorläufer 5-Hydroxy-Tryptophan konnte eine fast normale Schlafstruktur wieder erreicht werden. Fischer-Perroudan et al. [23] beschreiben einen 37jährigen Mann mit Morvanscher Krankheit (Chorea fibrillaris), dessen totale Insomnie durch EEG-Ableitungen nachgewiesen wurde. Auch in diesem Falle ließ sich die Insomnie durch 5-Hydroxy-Tryptophan beheben. Als das Gehirn des verstorbenen Patienten neuropathologisch untersucht wurde, fanden sich jedoch keine spezifischen Läsionen.

Freeman et al. [25] beschreiben einen 53jährigen diabetischen Schlaganfallpatienten mit Quadriplegie, Sprech- und Schluckunfähigkeit und Blickparese nach links mit extremer Hyposomnie (Reduktion der Schlafzeit auf 2 pro 24 h). Dieser Befund wurde durch Verhaltensbeobachtung und teilweise durch Polysomnographie bestätigt. Der Patient verstarb 45 Tage nach dem Schlaganfall. Bei der Autopsie fand sich ein vorwiegend pontiner Infarkt, der die pontinen und medullären Raphekerne betraf, außerdem das „pontine Blickzentrum" nach Appenzeller u. Fischer [2].

Area medullaris des Tractus solitarius

Beim Menschen wurden bis heute keine umschriebenen Läsionen in diesem Bereich publiziert, die organische Insomnie ausgelöst hätten. Funktionelle Bedeutung hat sie jedoch offenbar auch beim Menschen, denn Rossi et al. injizierten Barbiturate in die A. vertebralis und zeigten Aktivierung des EEGs [78].

Andere Hirnstammsyndrome

Verminderte Menge von NREM- oder REM-Schlaf bzw. beider Funktionszustände gemeinsam mit anderen klinischen Veränderungen, sind auch bei weiteren

Hirnstammerkrankungen einschließlich der spinozerebellaren Degeneration [67,93], olivopontozerebellarer Degeneration [65], progressiver supranukleärer Lähmung [26,46,49,72] und des Locked-in-Syndroms [16,56] beschrieben worden.

Posttraumatische Insomnien

Die Mehrzahl aller Patienten mit Vigilanzbeeinträchtigungen nach gedeckten Hirnverletzungen leidet entweder unter Koma oder Hypersomnien und Tagesschläfrigkeit [70,73]. Beide sind polysomnographisch untersucht worden [9,48,71]. Es wurde gezeigt, daß der Verlust des ultradianen NREM/REM-Schlafwechsels für eine schlechte Prognose spricht [4]. Einige dieser Patienten entwickeln nie wieder normale Schlafzyklen [77]. Sie können eine Dauerschläfrigkeit über die 24 h des Tages [66] aufweisen und außerdem nur noch wenige oder keine Träume mehr erinnern [74].

Dauernde Insomnien nach Schädeltrauma haben bisher relativ wenig Beachtung gefunden, obwohl solche Fälle relativ häufig anzutreffen sind. Katamnestische Untersuchungen eines Zentrums für Schädelverletzungen in Ottawa (Manseau u. Broughton, nichtpublizierte Beobachtungen) ergaben, daß über Insomnie ebenso häufig geklagt wurde wie über Hypersomnie. Oft werden bei solchen Patienten psychogene Faktoren postuliert. Nach unseren Erfahrungen dominieren jedoch die organischen Faktoren. Der Fall von Guilleminault et al. [27] bestätigt ebenfalls die Existenz posttraumatischer Insomnie organischer Genese. Eine solche Schlafstörung zeigt keine deutlichen Änderungen in Abhängigkeit vom Tagesstreß. Sie sprach kaum auf traditionelle Schlafmittel, wie etwa Benzodiazepine an, die ganz allgemein in den meisten oder allen Fällen organischer Insomnie wenig wirksam sind. Dagegen erwies sich Gamma-Hydroxy-Butyrat (bei den 2 Patienten, bei welchen wir dies versuchten) als außerordentlich nützlich als effektives Durchschlafmittel.

Es ist daher festzustellen, daß organische ZNS-abhängige Insomnien existieren, daß sie zweifellos in ihrer Häufigkeit unterschätzt werden, interessante klinische, diagnostische und therapeutische Probleme bieten und ein Licht auf die Mechanismen der Schlaf-Wach-Regulierung des Menschen werfen.

Literatur

1. Akert K (ed) (1981) Biological order and brain organization: Selected works of WR Hess. Springer, Berlin, Heidelberg, New York
2. Appenzeller C. Fischer AP (1968) Disturbances of rapid eye movement during sleep in patients with lesions of the nervous system. Electroencephalogr Clin Neurophysiol 25: 29–32
3. Batini C, Moruzzi G, Palestrini M, Rossi GF, Zanchetti A (1958) Persistent patterns of wakefulness in the pretrigeminal midpontine preparation. Science 128: 30–31
4. Bergamasco B, Bergamini C, Dariguzzi T (1968) Clinical value of the sleep electroencephalographic patters in post-traumatic coma. Acta Neurol Scand 44: 495–511

5. Bokert E, Ellmann S, Fiss H, Klein GS (1966) Temperature changes in the female genital tract area during sleep. Presented to the Association for the Psychophysiological Study of Sleep, Gainesville, Florida
6. Brazier MAB (1947) The electrical fields of the surface of the head during sleep. Electroencephalogr Clin Neurophysiol 1: 185–204
7. Bremer F (1973) Preoptic hypnogenic area and reticular activating system. Arch Ital Biol 111: 85–111
8. Bricolo A (1967) Insomnia after bilateral stereotactic thalamotomy in men. J. Neurol Neurosurg Psychiatry 30: 154–158
9. Bricolo A, Gentilomo A, Rosadini G, Rossi GF (1968) Long-lasting posttraumatic unconciousness. Acta Neurol Scand 44: 512–532
10. Broughton R (1989) Chronobiological aspects and models of sleep and napping. In: Dinges DF, Broughton R (eds) Sleep and alertness. Raven, New York, pp 71–98
11. Broughton RF, Poiré R, Tassinari CA (1965) The electrodermogram (Tarchanoff effect) during sleep. Electroencephalogr Clin Neurophysiol 18: 691–708
12. Burns BD (1951) Some properties of isolated cerebral cortex in the unanaesthesized cat. J Physiol 112: 156–175
13. Coindet J, Chouvet G, Mouret J (1975) Effects of lesions of the suprachiasmatic nuclei on paradoxical sleep and slow wave sleep circadian rhythms in the rat. Neurosci Letters 1: 243–247
14. Conrad LCA, Pfaff DW (1976) Efferents from medial basal forebrain and hypothalamus in the rat. II. An autoradiographic study of the anterior hypothalamus. J Comp Neurol 169: 221–262
15. Cordeau JP, Mancia M (1959) Evidence for the existence of an electroencephalographic synchronization mechanism originating in the lower brainstem. Electroencephalogr Clin Neurophysiol 11: 557–564
16. Cummings JL, Greenberg R (1977) Sleep patterns in the „locked-in" syndrome. Electroencephalogr Clin Neurophysiol 43: 270–271
17. Czeisler CA, Weitzman ED, Moore-Ede MC, Zimmerman JC, Kronauer RS (1980) Human sleep, its duration and organization depend on its circadian phase. Science 210: 1264–1267
18. De Armand SJ, Fusco MM (1971) The effect of preoptic warming on the arousal system of the mesencephalic reticular formation. Exp Neurol 33: 653–670
19. Economo von C (1928) Die Encephalitis Lethargica. Deuticke, Wien
20. Economo von C (1929) Schlaftheorie. Ergebn Physiol 28: 312–339
21. Economo von C (1930) Sleep as a problem in localization. J Nerv Ment Dis 71: 249–259
22. Erlich SS, Itabashi HH (1986) Narcolepsy: A neuropathologic study. Sleep 9: 126–132
23. Fischer-Perroudan C, Mouret J, Jouvet M (1974) Sur un cas d'agrypnie (quatre mois sans sommeil) au cours d'une maladie de Morvan: Effet favorable du 5-hydroxy-tryptophane. Electroencephalogr Clin Neurophysiol 36: 1–18
24. Fischer C, Gross J, Zuch J (1965) Cycle of penile erection synchronous with dreaming (REM) sleep. Arch Gen Psychiatry 12: 29–34
25. Freeman FR, Salinas-Garcia RF, Ward JW (1974) Sleep patterns in a patient with a brainstem infarction involving the raphé nucleus. Electroencephalogr Clin Neurophysiol 36: 657–660
26. Gross RA, Spehlmann R, Daniels JC (1978) Sleep disturbances in progressive supranuclear palsy. Electroencephalogr Clin Neurophysiol 45: 16–25
27. Guilleminault C, Cathala JP, Castaigne P (1973) Effects of 5-hydroxy-tryptophan on sleep of a patient with a brainstem lesion. Electroencephalogr Clin Neurophysiol 34: 177–184
28. Hendricks JC, Morrison AR, Mann GL (1982) Different behaviors during paradoxical sleep without atonia depend on pontine lesion site. Brain Res 239: 81–105
29. Henley K, Morrison AR (1974) A re-evaluation of the effects of lesions of the pontine tegmentum and locus coeruleus on phenomena of paradoxical sleep in the cat. Acta Neurobiol Exp 34: 215–232
30. Hernandez-Péon R, Chavez-Ibarra G (1963) Sleep induced by electrical or chemical stimulation of the forebrain. Electroencephalogr Clin Neurophysiol [Suppl] 24: 188–198
31. Hess WR (1944a) Das Schlafsyndrom als Folge dienzephaler Reizung. Helv Physiol Acta 2: 305–344

32. Hess WR (1944b) Hypothalamische Adynamie. Helv Physiol Acta 2: 139–147
33. Honda Y, Takahashi K, Takahashi S et al. (1969) Growth hormone secretion during nocturnal sleep in normal subjects. J Clin Endocrinol Metab 29: 20–29
34. Ibuka N, Kawamura H (1975) Loss of circadian rhythm in sleep-wakefulness cycle in the rat by suprachiasmatic nuclear lesions. Brain Res 96: 76–81
35. Jasper HH (1954) Functional properties of the thalamic reticular formation. In: Delafresnaye DF (ed) Brain mechanisms and consciousness. Thomas, Springfield (IL), pp 374–401
36. Johnson LC, Lubin A (1966) Spontaneous electrodermal activity during waking and sleeping. Psychophysiology 3: 8–17
37. Jouvet M (1962) Recherches sur les structures nerveuses et les mechanismes responsables des différentes phases du sommeil physiologique. Arch Ital Biol 100: 125–206
38. Jouvet M (1965) Etude de la dualité des états de sommeil et méchanismes de la phase paradoxale. In: Jouvet M (ed) Aspects anatomo-fonctionnels de la physiologie du sommeil. Centre National de la Recherche Scientifique, Paris, pp 397–449
39. Jouvet M (1988) The regulation of paradoxical sleep by the hypothalamo-hypophysis. Arch Ital Biol 126: 259–274
40. Jouvet M, Delorme F (1965) Locus coeruleus et sommeil paradoxal. C R Soc Biol (Paris) 159: 895–899
41. Jouvet M, Renault JF (1966) Insomnie persistante après lesions des noyaux du raphé chez le chat. C R Soc Biol (Paris) 159: 1595–1599
42. Jouvet M, Pellin B, Mounier D (1961) Etude polygraphique des différentes phases du sommeil au cours des troubles de conscience chroniques (comas prolongés). Rev Neurol (Paris) 105: 181–186
43. Jurko MF, Andy OJ, Webster CC (1971) Disordered sleep patterns following thalamotomy. Clin Electroencephalogr 2: 213–217
44. Karacan I, Goodenough DR, Shapiro A, Starker S (1966) Erection cycle during sleep in relation to dream anxiety. Arch Gen Psychiatry 15: 183–189
45. Koella WA (1967) Sleep: Its nature and physiological organization. Thomas, Springfield (IL)
46. Laffont F, Autret A, Minz M, Beillevaire T, Gilbert A, Cathala HP, Castaigne P (1979) Etude polygraphique de sommeil dans neuf cas de maladie de Steele-Richardson. Rev Neurol (Paris) 135: 127–142
47. Lavie P, Pratt H, Scharf MD, Peled R, Brown J (1984) Localized pontine lesion: Nearly total absence of REM sleep. Neurology 34: 118–120
48. Lenard HG, Penningstorff H (1970) Sleep patterns after acute head injuries. Acta Pediatr Scand 59: 565–571
49. Leygonie F, Thomas J, Degos JD, Bouchareine A, Barbizet J (1976) Troubles du sommeil dans la maladie Steele-Richardson. Rev Neurol (Paris) 135: 125–136
50. Lin J-S, Sakai K, Jouvet M (1988) Evidence for histaminergic arousal mechanisms in the hypothalamus of the cat. Neuropharmacology 27: 111–122
51. Lindsley DB, Bowdon J, Magoun HW (1949) Effect upon the EEG of acute injury to the brainstem activating system. Electroencephalogr Clin Neurophysiol 1: 475–486
52. Lugaresi E, Medori R, Montagna P et al. (1986) Fatal familial insomnia and dysautonomia with selective degeneration of thalamic nuclei. N Engl J Med 315: 997–1003
53. Magnes J, Moruzzi G, Pompeiano O (1961) Synchronization of the EEG produced by low-frequency electrical stimulation of the region of the solitary tract. Arch Ital Biol 99: 33–67
54. Magoun HW (1963) The waking brain. Thomas, Springfield (IL)
55. Magoun HW, Rhines R (1946) An inhibitory mechanism in the bulbar reticular formation. J Neurophysiol 9: 165–171
56. Markand ON, Dyken ML (1976) Sleep abnormalities in patients with brainstem lesions. Neurology 26: 769:776
57. McGinty DG (1969) Somnolence, recovery and hyposomnia following ventro-medial diencephalic lesions in the rat. Electroencephalogr Clin Neurophysiol 26: 70–79
58. McGinty DJ (1985) Physiological equilibrium and control of sleep states. In: McGinty D, Drucker-Colin R, Morrison A, Parmeggiani PL (eds) Brain mechanisms of sleep. Raven, New York, pp 361–384

59. McGinty DJ, Sterman MD (1968) Sleep suppression after basal forebrain lesions in the cat. Science 160: 1253–1255
60. Mistleberger R, Bergmann B, Rechtschaffen A (1987) Recovery sleep following sleep deprivation in intact and suprachiasmatic nuclei lesioned rats. Sleep 6: 217–233
61. Moruzzi G, Magoun HW (1949) Brainstem reticular-formation and activation of the EEG. Electroencephalogr Clin Neurophysiol 1: 455–473
62. Naquet R, Lanoir J, Albe-Fessard D (1965) Alterations transitoires ou définitives de zones diencéphaliques chez le chat: Leurs effets sur l'activité électrique corticale et le sommeil. In: Jouvet M (ed) Aspects anatomo-fonctionnels de la physiologie du sommeil. CNRS, Paris p 657
63. Naquet R, Denavit M, Albe-Fessard D (1966) Comparison entre le rôle du sousthalamus et celui des différentes structures bulbo-mésencéphaliques dans le maintien de la vigilance. Electroencephalogr Clin Neurophysiol 20: 149–164
64. Nauta WJH (1946) Hypothalamic regulation of sleep in rats: Experimental study. J Neurophysiol 9: 285–316
65. Neil JF, Holzer BC, Spiker DG, Cobb PA, Kupfer DJ (1980) EEG sleep alterations in olivopontocerebellar degeneration. Neurology 30: 660–662
66. Newcombe F, Ratcliff G (1979) Long-term psychological consequences of cerebral lesions. In: Gazzaniga MS (ed) Handbook of behavioral neurology, Vol 2: Neuropsychology. Plenum, New York
67. Osario I, Daroff RB (1980) Absence of REM and altered NREM sleep in patients with spinocerebellar degeneration and slow saccades. Ann Neurol 7: 277–280
68. Parmeggiani PL (1982) Regulation of physiological functions during sleep in mammals. Experientia 38: 1405–1408
69. Parmeggiani PL, Morrison A, Drucker-Colin RR, McGinty D (1985) Brain mechanisms of sleep: An overview of methodological issues. In: McGinty D, Drucker-Colin R, Morrison A, Parmeggiani PL (eds) Brain mechanisms of sleep. Raven, New York, pp 1–34
70. Parons LC, von Beek D (1982) Sleep-awake patterns following cerebral concussion. Nurs Res 31: 260–264
71. Passouant P, Cadilhac J, Delanges M, Baldy-Moulinier M, El Kassabgui NE (1964) Différentes stades électriques et organisation en cycles des comas post-traumatiques: Enregistrement polygraphique de longue durée. Rev Neurol 111: 391
72. Perret JL, Jouvet M (1979) Etude du sommeil dans la paralysie supra-nucléaire progressive. Electroencephalogr Clin Neurophysiol 47: 323–329
73. Plum F, Posner JB (1980) The diagnosis of stupor and coma. Davis, Philadelphia
74. Prigatano GP, Stahl ML, Orr WC, Zeiner HK (1982) Sleep and dreaming disturbances in closed head injury patients. J Neurol Neurosurg Psychiatry 45: 78–80
75. Purpura DP (159) Nature of electrocortical potentials and synaptic organizations in cerebral and cerebellar cortex. Int Rev Neurobiol 1: 47–163
76. Ranson SW (1939) Somnolence caused by hypothalamic lesion in the monkey. Arch Neurol Psychiatry (Chic) 41: 1–23
77. Ron S, Algom D, Hary D, Cohnen M (1980) Time related changes in the distribution of sleep stages in brain injured patients. Electroencephalogr Clin Neurophysiol 48: 432–441
78. Rossi GF (1965) Brain stem facilitating influences on EEG synchronization: Experimental findings and observations in man. Acta Neurochir 13: 257–288
79. Rusak B, Zucker I (1979) Neural regulation of circadian rhythms. Physiol Rev 59: 449–526
80. Sakai K (1985) Anatomical and physiological basis of paradoxical sleep. In: McGinty DJ, Drucker-Colin R, Morrison A, Parmeggiani PL (eds) Basic mechanisms of sleep. Raven, New York, pp 111–138
81. Sassin JF, Parker DH, Mace JW, Gotlin RW, Johnson LC, Rossman LG (1969) Human growth hormone release: Relation to slow wave sleep and sleep-waking cycles. Science 165: 513–515
82. Schroder H, Gotlimsen O, Scomedal G (1980) Multiple sclerosis and narcolepsy cataplexy in a monozygotic twin. Neurology 30: 105–108
83. Schwartz W, Stokes J, Hobson JA (1984) Transitory cataplexy after removal of a craniopharyngeoma. Neurology 34: 1372–1375

84. Segunda JP, Arana-Iniquez R, French JD (1955) Behavioral arousal by stimulation of the brain in the monkey. J Neurosurg 12: 601–613
85. Simerly TB, Gorski RA, Swanson LW (1986) Neurotransmitter specificity of cells and fibers in the medial preoptic nucleus: An immunohistochemical study in the rat. J Comp Neurol 246: 343–363
86. Stephan FK, Zucker I (1972) Circadian rhythms in drinking behavior and locomotor activity of rat are eliminated by hypothalamic lesions. Proc Natl Acad Sci USA 69: 1583–1586
87. Sterman MB, Clemente CD (1962) Forebrain inhibitory mechanisms: Sleep patterns induced by basal forebrain stimulation in the behaving cat. Exp Neurol 6: 102–117
88. Swett CP, Hobson JA (1968) The effects of posterior hypothalamic lesions on behavioral and electrographic manifestations of sleep in cats. Arch Ital Biol 106: 283–289
89. Vanni-Mercier C, Sakai K, Jouvet M (1984) "Waking-stato specific" neurones in the caudal hypothalamus of the cat. C R Acad Sci 298: 195–200
90. Villablanca J (1962) Electroencephalogram in the permanently isolated forebrain of the cat. Science 138: 44–45
91. Wasman M, Flynn JP (1962) Directed attack elicited from the hypothalamus. Arch Neurol 6: 220–227
92. Webb WB, Dube MG (1981) Temporal characteristics of sleep. In: Aschoff J (ed) Handbook of behavioral neurobiology, Vol 4: Biological rhythms. Plenum, New York, pp 499–522
93. Yokoyama S, Katayama S, Tsunashima Y, Kimura T, Araki M, Yamani K, Ishii S (1981) PGO-like EEG in a patient with spinocerebellar degeneration. Folia Psychiat Neurol Jap 35: 399
94. Zulley J, Campbell S (1985) Napping behavior during spontaneous internal desynchronization. Hum Neurobiol 4: 123–126

2 Nucleus suprachiasmaticus und Steuerung biologischer Rhythmen

A. WEINDL

Die Lokalisation der Hirnstrukturen, die für die Regulation des Schlaf-Wach-Rhythmus verantwortlich sind, ist noch nicht in allen Einzelheiten aufgeklärt. Obwohl von einem Zentrum für Schlaf- und Wachregulation im engeren Sinne nicht gesprochen werden kann, ergibt sich derzeit folgendes Bild (s. auch Kap. 1): Die Formatio reticularis des Hirnstamms, insbesondere des Mesenzephalon, und ihre Fortsetzung in den Hypothalamus posterior, den medialen Thalamus und von dort zur Hirnrinde projizierende Fasern [14] scheinen für das „arousal" (activating reticular arousal system – ARAS) eine Rolle zu spielen. Neurochemisch sind serotonerge Neurone des dorsalen Raphekerns, dopaminerge Neurone der Substantia nigra/Area tegmentalis ventralis und cholinerge Neurone des Mesenzephalon beteiligt. Der Hypothalamus posterior, der eine große Zahl von Histamin-Neuronen enthält, spielt eine Rolle für die Aufrechterhaltung des Wachzustands. Läsionen des Hypothalamus posterior und der mesenzephalen Formatio reticularis führen zu Somnolenz und Koma [27].

Der vordere Hypothalamus und die präoptische Area sind vermutlich für die Schlafauslösung verantwortlich. Bei Läsionen dieser Region wurde Insomnie beobachtet. Elektrische Stimulation dieser Region führt zur Hemmung der Aktivität der Formatio reticularis. Weitere Regionen, von denen Schlaf induziert werden kann, sind die medialen Thalamuskerne, mesenzephalen Raphekerne und der Nucl. solitarius.

Eine für die Steuerung der zirkadianen Rhythmik kritische Region wurde im vorderen Hypothalamus gefunden [31]. Durch weitere Untersuchungen von Moore u. Lenn [21] wurde der Nucl. suprachiasmaticus als der Sitz des internen Oszillators („innere Uhr") identifiziert. Diese winzige bilaterale Kernregion ist verantwortlich für die rhythmische Steuerung von Schlaf-Wach-Aktivität, lokomotorischer Aktivität, vegetativen Funktionen, Temperaturschwankungen, neuroendokrinen Aktivitäten (Anstieg der Wachstumshormonsekretion im Schlaf, Anstieg der Kortisolausschüttung am Morgen, vermehrte Kaliumausscheidung am Tag) sowie von immunologischen Vorgängen. Der Nucl. suprachiasmaticus konnte bei zahlreichen Vertebraten, einschließlich Säugern und beim Menschen als der primäre Oszillator nachgewiesen werden. Folgende Experimente haben dies bestätigt:

1) Nach stereotaktischer Läsion des Nucl. suprachiasmaticus gehen alle biologischen Rhythmen verloren [20, 39].

2) Nach Deafferenzierung des Nucl. suprachiasmaticus konnte elektrophysiologisch das Fortbestehen rhythmischer Aktivität nachgewiesen werden [13]. Rhythmische elektrische Aktivität wurde auch in explantiertem und in Gewebekultur gehaltenem Nucl.-suprachiasmaticus-Gewebe abgeleitet [34].
3) Nach Transplantation von fetalem Nucl.-suprachiasmaticus-Gewebe in das Gehirn von erwachsenen Ratten, die durch Läsion des Nucl. suprachiasmaticus arrhythmisch gemacht wurden, können zirkadiane Rhythmen wiederhergestellt werden [16].

Lage und Struktur des Nucl. suprachiasmaticus

Der kleinzellige sehr zelldichte und synapsenreiche Nucl. suprachiasmaticus liegt dorsal des Chiasma opticum beidseits in unmittelbarer Nähe der Wände des III. Ventrikels [17]. Aufgrund zytoarchitektonischer Eigenschaften läßt sich ein ventrolateraler von einem dorsomedialen Anteil unterscheiden [5]. Im Gegensatz zur Pars dorsomedialis zeigen die zytoplasma- und organellenreicheren Neurone in der Pars ventrolateralis eine stärkere dendritische Verzweigung. Im Nucl. suprachiasmaticus wurde ein Geschlechtsdimorphismus mit größerer rostrokaudaler Ausdehnung bei der Frau als beim Mann gefunden [42]; Geschlechtsunterschiede wurden sowohl in der intrinsischen synaptischen Verschaltung als auch in den efferenten Projektionen beschrieben.

Afferente Verbindungen des Nucl. suprachiasmaticus (Abb.1)

Neben der Umgebungstemperatur stellt Licht den wichtigsten externen „Zeitgeber" für den internen zirkadianen Oszillator im Nucl. suprachiasmaticus dar.

Durch Licht in der Retina ausgelöste elektrische Signale erreichen den Nucl. suprachiasmaticus direkt über retinohypothalamische Fasern [21]; dort enden sie ausschließlich im ventrolateralen Bereich. Signale von der Retina erreichen den Nucl. suprachiasmaticus indirekt über sekundäre optische Fasern vom ventralen Corpus geniculatum laterale. Eine weitere indirekte afferente Verbindung von der Retina geht über die Area hypothalami lateralis und von dort zum Nucl. suprachiasmaticus. Alle optischen Afferenzen enden in der Pars ventrolateralis; der dorsomediale Anteil erhält keine extrinsichen Afferenzen. Benachbarte Kerne des Hypothalamus projizieren zum Nucl. suprachiasmaticus. Weitere Afferenzen zum Nucl. suprachiasmaticus stammen von den mesenzephalen Raphekernen [1, 3] und vom Subiculum [18].

Beide Nucl. suprachiasmatici sind gegenläufig untereinander verbunden. Afferente und efferente Verbindungen bestehen außer zur Area hypothalami lateralis zur Area retrochiasmatica und zum Nucl. ventromedialis hypothalami; diese drei Strukturen werden als weitere, im Vergleich zum Nucl. suprachiasmaticus jedoch schwache Oszillatoren angesehen [19].

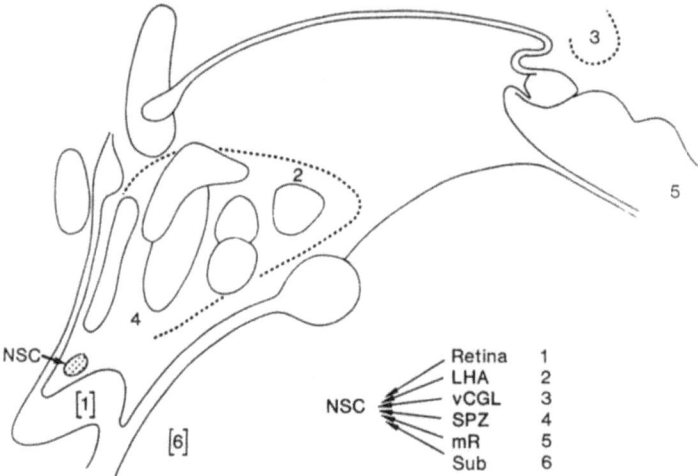

Abb. 1. Afferente Verbindungen des Nucl. suprachiasmaticus (*NSC*) stammen von Retina (*1*), lateraler hypothalamischer Area (*LHA, 2*), ventralem Corpus geniculatum laterale (*vCGL, 3*), subparaventrikulärer Zone (*SPZ, 4*), mesenzephalen Raphekernen (*mR, 5*), Subiculum (*Sub, 6*)

Efferente Verbindungen des Nucl. suprachiasmaticus (Abb. 2)

Den verschiedenen zirkadian rhythmisch gesteuerten biologischen Funktionen liegen efferente Verbindungen vom Nucl. suprachiasmaticus zu mehreren hypothalamischen und extrahypothalamischen Regionen zugrunde [25].

Vom Nucl. suprachiasmaticus ziehen Fasern zur medialen präoptischen Region, zum lateralen Septum, zum Nucl. interstitialis striae terminalis, zum Nucl. dorsomedialis hypothalami, zur Area hypothalami lateralis, zum Nucl. periventricularis thalami, ventralem Corpus geniculatum laterale [2, 4, 40, 43, 44]. Die vom Nucl. suprachiasmaticus ausgehende Faserprojektion mit dem weitaus dichtesten terminalen Feld zieht zu einer benachbarten periventrikulären Region, die vom Nucl. anterior hypothalami zum Nucl. paraventricularis reicht [44]. Diese sogenannte subparaventrikuläre Zone [44] projiziert im wesentlichen zu den selben Zielregionen wie der Nucl. suprachiasmaticus, jedoch mit größerer Faserdichte; ferner laufen von ihr Fasern zurück zum Nucl. suprachiasmaticus. Die subparaventrikuläre Zone innerviert einen größeren Bereich des lateralen Septums als der Nucl. suprachiasmaticus. Von der subparaventrikulären Zone gehen efferente Fasern zum periaquäduktalen Grau [44, 45]. Der Nucl. suprachiasmaticus hat neben direkten Efferenzen zusätzlich indirekte Efferenzen über die subparaventrikuläre Zone. Die rhythmische Steuerung der Sektretion von Melatonin in der Zirbeldrüse (Pinealorgan) erfolgt über indirekte efferente Faserverbindungen vom Nucl. suprachiasmaticus zu Sympathikusneuronen des Hypothalamus. Die Impulsweiterleitung erfolgt über deszendierende Fasern zum obe-

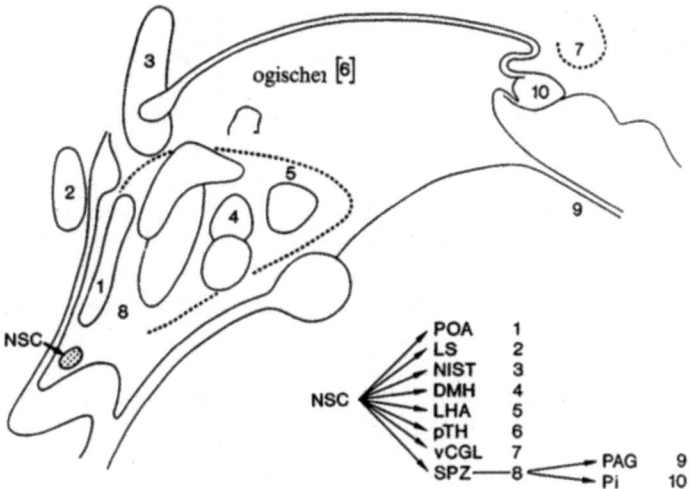

Abb. 2. Efferente Verbindungen des Nucl. suprachiasmaticus ziehen zur präoptischen Area (*POA, 1*), lateralem Septum (*LS, 2*), Nucl. interstitialis striae terminalis (*NIST, 3*), dorsomedialem Hypothalamus (*DMH, 4*), lateraler hypothalamischer Area (*LHA, 5*), periventrikulärem Thalamus (*pTH, 6*), ventralem Corpus geniculatum laterale (*vCGL, 7*) subparaventrikulärer Zone (*SPZ, 8*) und von dort zum periaquäduktalen Grau (*PAG, 9*) und Pinealorgan (*Pi, 10*)

ren Zervikalmark und von dort über das Ganglion cervicale superius und perivaskuläre Sympathikusfasern der A. carotis und ihrer Äste zum Pinealorgan.

Neurotransmitter und Neuropeptide in Neuronen und Fasern des Nucl. suprachiasmaticus

Zahlreiche Neurotransmitter und Neuropeptide sind im Nucl. suprachiasmaticus nachweisbar.

Perikaryen: Vasoaktives intestinales Polypeptid (VIP) enthaltende Perikaryen sind vorwiegend in der Pars ventrolateralis lokalisiert [5, 41]. Es handelt sich um intrinsische Neurone, deren Axone sich in der Pars dorsomedialis verzweigen und innerhalb des Kerns in der Pars ventrolateralis ankommende afferente Impulse mit efferenten Neuronen der Pars dorsomedialis integrieren. Efferente VIP-Fasern ziehen rostrokaudal zum Nucl. paraventricularis und kaudal zum Nucl. dorsomedialis hypothalami, Nucl. ventromedialis hypothalami und zu den prämamillären Kernen. Vasopressin- [37, 41] und Somatostatin [46] Perikaryen liegen in der Pars dorsomedialis. Diese Perikaryen scheinen gegenläufige Verbindungen zu den VIP-Neuronen in der Pars ventrolateralis zu haben. TRH-Perikaryen im Nucl. suprachiasmaticus wurden von Hökfelt et al. [11] gefunden. Weitere Peptide, die in Neuronen des Nucl. suprachiasmaticus beschrieben wurden, sind Substanz P, Cholecystokinin, Neurotensin, und Corticotropin Releasing Factor (Übersicht s. [24]).

Fasern und Terminale: Die Verteilung von Serotonin, Glutaminsäuredecarboxylase (GAD, biosynthetisches Enzym für GABA), VIP, Neuropeptid Y, Somatostatin und Vasopressin wurde von Card u. Moore [5] untersucht. Von den mesenzephalen Raphekernen stammende Serotoninfasern [38] bilden einen Plexus in der Pars ventromedialis. Serotoninfasern enden an VIP-Neuronen [15]. Glutaminsäuredecarboxylase und VIP enthaltende Fasern sind im gesamten rostralen Anteil des Kernes nachweisbar. NPY-Fasern verzweigen sich im ventrolateralen Teil des Kerns; sie stammen vom ventralen Corpus geniculatum laterale [5]. Vasopressinfasern bilden einen dichten Plexus im dorsomedialen Bereich. Ähnlich ist die Verteilung der Somatostatinfasern [46]. Die Anordnung von Vasopressin- und Somatostatinaxonen entspricht der anderer intrinsischer lokaler Schaltneurone. Das dichte Geflecht von GAD-Fasern im Nucl. suprachiasmaticus stammt wahrscheinlich von intrinsischen Neuronen. Ferner wurden LRH-Fasern im Nucl. suprachiasmaticus beschrieben [35].

Nucl. suprachiasmaticus und Schlaf-Wach-Rhythmus

Nach Läsion des Nucl. suprachiasmaticus wurde bei Ratten keine Veränderung der Gesamtdauer des paradoxen Schlafs oder des Slow-Wave-Schlafs beobachtet, jedoch eine Reduktion um 50 % der Amplitude der zirkadianen Variationen [6]. Auch Ibuka et al. [12] beschrieben, daß nach bilateraler Nucl.-suprachiasmaticus-Läsion der zirkadiane Schlaf-Wach-Rhythmus aufgehoben ist. Bei Ratten mit vollständiger Läsion der Nucl. suprachiasmaticus war die Amplitude der zirkadianen Variation des S-W-Schlafs und des paradoxen Schlafs stark vermindert [23]. Auch beim Menschen wurden Schlafstörungen infolge Tumoren im vorderen Hypothalamus mit Zerstörung des Nucl. suprachiasmaticus beobachtet [19].

Zirkadiane Rhythmen bei neuroendokrinen und immunologischen Funktionen

Alle neuroendokrinen Funktionen lassen eine ausgeprägte zirkadiane Rhythmik erkennen [47]. Während der nächtliche Anstieg der Wachstumshormonsekretion schlafabhängig ist und damit indirekt vom Nucl. suprachiasmaticus gesteuert wird, scheinen ACTH- und Nebennierenrindenhormonsekretion direkt von der zirkadianen Uhr beeinflußt zu werden [7]. Das Maximum der ACTH- und Kortisolsekretion beim Menschen ist am frühen Morgen [47]. Änderungen der Plasmakortikoidspiegel wurden in Zusammenhang gebracht mit zirkadianen Veränderungen in der Myelopoese [36], der Zahl zirkulierender Myelozyten sowie der zirkulierenden Lymphozyten. Auch andere immunologische Funktionen wie makrophagozytäre Phagozytose, und zellvermittelte Hypersensitivität [29] zeigen zirkadiane Rhythmik; dies hat auch eine klinische Bedeutung für Empfindlichkeit gegenüber infektiösen Erregern, Toxinen oder die optimale Applikation von Chemotherapeutika [10, 33].

Änderungen der zirkadianen Rhythmik im Alter

Mit zunehmendem Alter kommt es zu Änderungen zirkadianer Rhythmen, insbesondere zu einer Reduktion der Amplitude des Schlaf-Wach-Rhythmus mit morgendlicher Insomnie und vermehrter Tagesschläfigkeit [8]. Ähnliche Veränderungen wurden bei jungen Tieren mit experimentellen Teilläsionen des Nucl. suprachiasmaticus beobachtet [26]. Ein Neuronenverlust, einschließlich von Vasopressin-Neuronen im Nucl. suprachiasmaticus [32] scheint hierbei eine Rolle zu spielen. Mit der zeitlichen Vorverlagerung des Schlaf-Wach-Rhythmus ändert sich die Rhythmik anderer Funktionen, einschließlich der Kortisolsekretion. Im Alter kommt es zu Amplitudenminderung mehrerer biologischer Rhythmen, einschließlich der Körpertemperatur [8].

Altersbedingte Änderungen in der Kontrolle biologischer Rhythmen sind für die Überlebenschancen des älteren Menschen unter den Bedingungen der Zivilisation weniger kritisch als im Tierreich [30]. Hingegen könnten Änderungen der internen zeitlichen Ordnung im Alter weitreichende Auswirkungen auf den Gesundheitszustand insgesamt haben.

Literatur

1. Azmitia EC, Segal M (1978) An autoradiographic analysis of the differential ascending projections of the dorsal and median raphe nuclei in the rat. J Comp Neurol 179: 641–668
2. Berk ML, Finkelstein JA (1981) Afferent projections to the preoptic area and hypothalamic regions in the rat brain. Neuroscience 6: 1601–1624
3. Bobillier P, Seguin S, Petitjean F, Salvert D, Touret M, Jouvet M (1976) The raphe nuclei of the cat brain stem: A topographical atlas of their efferent projections as revealed by autoradiography. Brain Res 113: 449–486
4. Bons N, Combes A, Szarfarczyk A, Assenmacher I (1983) Extrahypothalamic efferent connections from the suprachiasmatic nucleus in the rat. C R Acad Sci (Ill) 297: 347–350
5. Card JP, Moore RY (1984) The suprachiasmatic nucleus of the golden hamster: Immunohistochemical analysis of cell and fiber distribution. Neuroscience 13: 415–431
6. Coindet J, Chouvet G, Mouret J (1975) Effects of lesions of the suprachiasmatic nuclei on paradoxical sleep and slow wave sleep circadian rhythms in the rat. Neurosci Lett 1: 243–247
7. Czeisler CA, Allan JS, Strogatz SH et al. (1986) Bright light resets the human circadian pacemaker independent of the timing of sleep. Science 233: 667
8. Dement W, Richarson GS, Prinz P, Carskadon M, Kripke D, Czeisler CA (1985) Changes of sleep and wakefulness with age. In: Finch CE, Schneider EL (eds) Handbook of the biology of aging, 2nd edn. Reinhold, New York, p 692
9. Fulton JF, Bailey P (1929) Tumors in the region of the third ventricle: Their diagnosis and relation to pathological sleep. J Nerv Ment Dis 69: 1
10. Haus E, Lakatua DJ, Swoyer J, Sackett-Lundeen L (1983) Chronobiology in hematology and immunology. Am J Anat 168: 467
11. Hökfelt T, Fuxe K, Johansson O, Jeffcoate S, White N (1975a) Distribution of thyrotropin releasing hormone (TRH) in the central nervous system as revealed with immunohistochemistry. Eur J Pharmacol 34: 289–392
12. Ibuka N, Inouye S-I, Kawamura H (1977) Analysis of sleep-wakefulness rhythms in male rats after suprachiasmatic nucleus lesions and ocular enucleation. Brain Res 122: 33–47

13. Inouye ST, Kawamura H (1979) Persistence of circadian rhythmicity in mammalian hypothalamic „island" containing the suprachiasmaticus nucleus. Proc Natl Acad Sci USA 76: 5961
14. Jasper HH (1954) Functional properties of the thalamic reticular system. In: Delafresnaye JE (ed) Brain mechanisms and consciousness. Blackwell, Oxford, pp 374–395
15. Kiss J, Léranth CS, Halasz B (1984) Serotonergic endings on VIP-neurons in the suprachiasmatic nucleus and on ACTH-neurons in the arcuate nucleus of the rat hypothalamus. A combination of high resolution autoradiography and electron microscopic immunocytochemistry. Neurosci Lett 44: 119–124
16. Lehman MN, Silver R, Gibson M, Bittman EL (1987) Dispersed cell suspensions of fetal suprachiasmatic nucleus (SCN) restore circadian locomotor rhythms to SCN-lesioned hamsters. Society for Neuroscience 17th Annual Meeting, New Orleans Abstract 65.6: 212
17. Lydic R, Schoene WC, Czeisler CA, Moore-Ede MC (1980) Suprachiasmatic region of the hypothalamus: Homolog to the primate circadian pacemaker? Sleep 2: 335
18. Mantyh PW (1982) Forebrain projections to the periaqueductal gray in the mokey, with observations in the cat and rat. J Comp Neurol 206: 146–158
19. Moore RY (1982) The suprachiasmatic nucleus and the organization of a circadian system. Trends Neurosci 5: 404–407
20. Moore RY, Eichler VB (1972) Loss of a circadian adrenal corticosterone rhythm following suprachiasmatic lesions in the rat brain. Brain Res 42: 201
21. Moore RY, Lenn NJ (1972) A retinohypothalamic projection in the rat. J Comp Neurol 146: 1
22. Moore-Ede MC, Czeisler CA, Richardson GS (1983) Circadian timekeeping in health and disease. N Engl J Med 309: 469
23. Mouret J, Coindet J, Debilly G, Chouvet G (1978) Suprachiasmatic nuclei lesions in the rat: Alterations in sleep circadian rhythms. EEG Clin Neurophysiol 45: 402–408
24. Nieuwenhuys R (1985) Chemoarchitecture of the brain. Springer, Berlin Heidelberg New York Tokyo
25. Nieuwenhuys R, Voogd J, van Huijzen C (1988) The human central nervous system. A synopsis and atlas, 2nd ed. Springer, Berlin Heidelberg New York Tokyo
26 Pickard GE, Turek FW (1985) Effects of partial destruction of the suprachiasmatic nuclei on two circadian parameters: Wheel running activity and short-day-induced testicular regression. J Comp Physiol 156: 803
27. Ranson SW (1939) Somnolence caused by hypothalamic lesions in the monkey. Arch Neurol Psychiatry 41: 1–23
28. Reinberg A (1967) The hours of changing responsiveness or susceptibility. Perspect Biol Med 11: 111
29. Reinberg A, Zagula-Mally ZW, Ghata J, Halberg F (1969) Circadian reactivity rhythm of human skin to house dust, penicillin and histamine. J Allerg Clin Immunol 44: 292
30. Richardson GS, Martin JB (1988) Circadian rhythms in neuroendocrinology and immunology: Influence of aging. Prog Neuroendocrinol 1: 16–20
31. Richter CP (1965) Biological clocks in medicine and psychiatry. Thomas, Springfield /Ill.
32. Roozendaal B, van Gool WA, Swaab DF, Hoogendijk JE, Mirmiran M (1987) Changes in vasopressin cells of the rat suprachiasmatic nucleus with aging. Brain Res 409: 259
33. Scheving LE, Burns ER, Pauly JE, Halberg F, Haus E (1977) Survival and cure of leukemic mice after circadian optimization with treatment of cyclophosphamide and 1-ß-D arabinofuranosylcytosine. Cancer Res 37: 3648
34. Shibata S, Moore RY (1988) Electrical and metabolic activity of the suprachiasmatic nucleus neurons in hamster hypothalamic slices. Brain Res 438: 374
35. Silverman AJ, Krey LC (1978) The luteinizing hormone-releasing hormone (LH-RH) neuronal networks of the guinea pig brain. I. Intra- and extrahypothalamic projections. Brain Res 157: 233–246
36. Sletvold O, Laerum OD, Riise T (1988) Age related differences and circadian and seasonal variations of myelopoetic progenitor cell (CFU-GM) numbers in mice. Eur J Haematol 40: 42

37. Sofroniew MV, Weindl A (1980) Identification of parvocellular vasopressin- and neurophysin-containing neurons of the suprachiasmatic nucleus. Am J Anat 153: 391–430
38. Steinbusch HWM, Nieuwenhuys R (1981) Localization of serotoninlike immunoreactivity in the central nervous system and pituitary of the rat, with special references to the innervation of the hypothalamus. Adv Exp Med Biol 133: 7–36
39. Stephan FK, Zucker I (1972) Circadian rhythms in drinking behavior and locomotor activity of rats are eliminated by hypothalamic lesions. Proc Natl Acad Sci USA 69: 1583
40. Stephan FK, Berkley KJ, Moss RL (1981) Efferent connections of the rat suprachiasmatic nucleus. Neuroscience 6: 2625–2641
41. Stopa EG, King JC, Lydic R, Schoene WC (1984) Human brain contains vasopressin and vasoactive intestinal polypeptide neuronal subpopulations in the suprachiasmatic region. Brain Res 297: 159–163
42. Swaab DF, Fliers E, Partiman TS (1985) The suprachiasmatic nucleus of the human brain in relation to sex, age and senile dementia. Brain Res 342: 37–44
43. Swanson LW, Cowan WM (1975) The efferent connections of the suprachiasmatic nucleus of the hypothalamus. J Comp Neurol 150: 1
44. Watts AG, Swanson LW, Sanchez-Watts G (1987) Efferent projections of the suprachiasmatic nucleus: I. Studies using anterograde transport of Phaseolus vulgaris leucoagglutinin in the rat. J Comp Neurol 258: 204
45. Watts G, Swanson LW (1987) Efferent projections of the suprachiasmatic nucleus: II. Studies using retrograde transport of fluorescent dyes and simultaneous immunohistochemistry in the rat. J Comp Neurol 258: 230
46. Weindl A, Sofroniew MV (1979) Immunohistochemical localization of hypothalamic peptide hormones in neural target areas. In: Wuttke W, Weindl A, Voigt KH, Dries R-R (eds) Brain and pituitary peptides. Ferring Symp. Munich 1979. Karger, Basel, pp 97–109
47. Weitzman ED, Boyar RM, Kapen S, Hellman L (1975) The relationship of sleep and sleep stages to neuroendocrine secretion and biological rhythms in man. Rec Prog Horm Res 31: 399

3 Physiologie und Pathophysiologie der Schlaf-Wach-Regulierung

H. SCHULZ

So wie in der Sprache die kleinste Einheit das Wort ist, so ist es in der Schlafforschung die *Epoche*.[1] Die Epoche, meist ein Zeitintervall von 30 s Dauer, wird als Zeitbasis für die Auswertung der Schlafpolygraphie gewählt. Die Vorteile dieser Segmentierung bestehen darin, daß sich damit einerseits der Schlafverlauf in eine Sequenz von wenigen, wohldefinierten *Zuständen* einteilen läßt, die Epochen andererseits aber kurz genug sind, um Zustandswechsel angemessen abbilden zu können. Sehr viel kürzere Zeitintervalle brächten das Problem mit sich, daß sehr vielfältige Musterkonfigurationen sich nur schwer als Zustände definieren ließen; sehr viel längere Zeitintervalle wären gegenüber schnellen Zustandswechseln unempfindlich. Diese Überlegungen gelten primär für die visuelle Auswertung von Schlafregistrierungen [4] und schließen daher nicht aus, daß für die computerunterstützte Analyse des Schlafes ganz andere Strategien gewählt werden können [9, 10].

Die Unterteilung des Schlaf-Wach-Kontinuums in diskrete Verhaltenszustände und deren zeitliche Sequenz erlaubt eine *transversale* und eine *longitudinale* Betrachtung physiologischer und pathophysiologischer Phänomene im Schlaf und im Wachen.

Die transversale Betrachtung von Schlafen und Wachen

Die transversale Betrachtung gibt Auskunft über den Funktionszustand verschiedener physiologischer Systeme zu einem bestimmten Zeitpunkt. Die gleichzeitige Betrachtung des Elektroenzephalogramms (EEG), des Elektromyogramms (EMG) und des Elektrookulogramms (EOG) etwa erlaubt die Unterscheidung zwischen den Zuständen Wach, Non-REM(NREM)-Schlaf und REM-Schlaf.

Normvarianten und bestimmte pathophysiologische Phänomene können aufgrund dieser transversalen Betrachtungsweise beschrieben werden. Hierzu gehören etwa die Vermischung elektrophysiologischer Merkmale der Schlafstadien S2 und REM bei depressiven Patienten, nämlich das gleichzeitige Auftreten von

---

[1] Unterhalb der Epochenebene gibt es natürlich kürzerdauernde transiente oder phasische Ereignisse sowie Graphoelemente (Spindeln, K-Komplexe, Sägezahnwellen etc.) im s- oder ms-Bereich. Diese würden – um im Bild der Sprache zu bleiben – den Buchstaben eines Wortes entsprechen.

Schlafspindeln und raschen Augenbewegungen bei muskulärer Atonie [6] oder α/δ-Schlafmuster sowohl bei Schlafgestörten [8] als auch bei gesunden Schläfern [17].

Koella [12] hat die transversale Betrachtungsweise wesentlich erweitert, indem er ein Konzept der *lokalen Vigilanzen* entwickelte, das den momentanen Zustand aller physiologischen Funktionen in Form eines Vigilanzprofils darstellt. Wie Abb. 1 zeigt, unterscheiden sich die Zustände Wach, REM und NREM im Schlaf-Vigilanz-Relief, bei dem außerdem die Zeit als Dimension berücksichtigt wird. Gegenüber dem Wachzustand sind die fünf großen Funktionssysteme (HF = höhere Funktionen, NF = niedere Funktionen, SF = Sinnesfunktionen, MF = motorische Funktionen, VF = vegetative Funktionen) in ihrer Bereitschaft im NREM-Schlaf reduziert, während dies im REM-Schlaf nur für die motorischen (MF) und vegetativen (VF) Funktionen, nicht aber für die höheren und niedrigen zentralnervösen Funktionen (HF und NF) zutrifft.

Eine etwas andere Betrachtungsweise der funktionellen Organisation physiologischer Prozesse während des Schlafens und im Wachen hat Parmeggiani [14] mit seinem Permutationsmodell vorgeschlagen (Abb. 2). Danach kommt es beim Übergang vom Wachen in den NREM-Schlaf zu einer Dominanz dienzephaler über telenzephale und rhombenzephale Strukturen. Dies hat eine hohe Stabilität autonomer Funktionen im NREM-Schlaf zur Folge. Die homöostatische Regulation ist der im Wachen vergleichbar; durch veränderte metabolische und thermoregulatorische Prozesse ist allerdings das energetische Niveau im NREM-Schlaf erniedrigt. Im REM-Schlaf hingegen dominieren rhombenzephale über die telenzephalen und dienzephalen Strukturen. Daraus resultiert in diesem phylogenetisch alten Schlafzustand ein Verlust an homöostatischer Kontrolle, da höhere Regelkreise ihre Kontrollfunktion verlieren; der Organismus verhält sich wie ein „Open-loop"-System.

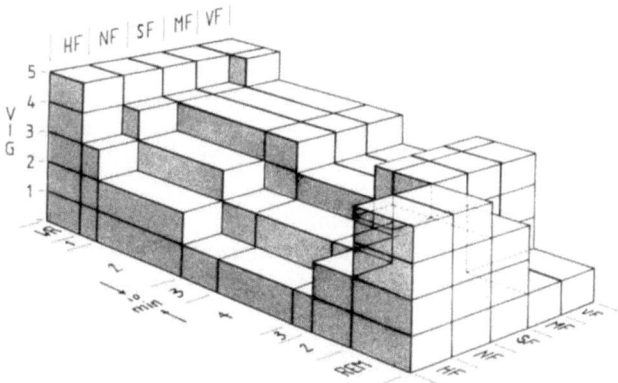

Abb. 1. Das Schlaf-Vigilanz Relief. Entlang der x-Achse ist die Zeit eines Schlafzyklus mit den entsprechenden Schlafstadien (WR, 1, 2, 3, 4 und REM) aufgetragen, entlang der y-Achse (VIG) die willkürlich skalierte Vigilanzhöhe und entlang der z-Achse die 5 Funktionssysteme (*HF* höhere; *NF* niedrige; *SF* sensorische; *MF* motorische; *VF* vegetative Funktionen). (Aus KOELLA [12])

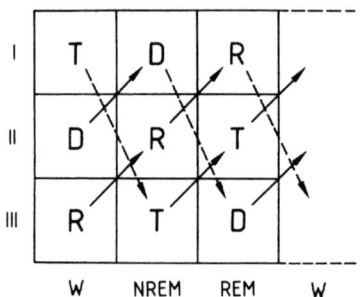

Abb. 2. Das hierarchische Permutationsmodell der funktionellen Organisation zentralnervöser Strukturen im Schlaf. Diagramm der Rangordnung I, II, III der funktionellen Dominanz des Telenzephalons T, Dienzephalons D und Rhombenzephalons R in den Verhaltenszuständen Wach W, REM- und NonREM (NREM)-Schlaf. Die Pfeile deuten die Veränderungen bei Zustandsübergängen an. (Nach PARMEGGIANI [15])

Dies hat Veränderungen in der Funktionsweise thermoregulatorischer, kardiovaskulärer und respiratorischer Systeme zur Folge, die klinisch relevant sein können. Ein Beispiel dafür ist die insuffiziente Regelung der Sauerstoffsättigung im REM-Schlaf bei der Schlafapnoe (vgl. Kap. 11).

Der größte Erkenntnisgewinn, den die Schlafforschung für die Physiologie und Pathophysiologie gebracht hat, ist vielleicht die Herausarbeitung des Konzepts von Verhaltenszuständen („behavioural states") und der experimentelle Nachweis seiner zentralen Bedeutung für das Verständnis physiologischer Regulationsprozesse. Zwei Beispiele dafür sind die zustandsabhängige Kontrolle der Motoneurone [5] und temperatursensitiver Neurone [15]. Dies ermöglichte die Überwindung des klassischen Konzepts eines starren Reflexapparates.

Die longitudinale Betrachtung von Schlafen und Wachen

Die longitudinale Analyse des Schlaf-Wach-Zyklus bezieht sich auf die zeitliche Verteilung der Zustände (und Schlafstadien), ihre Verweildauer und die Übergänge zwischen Zuständen. Neue Gesichtspunkte ergeben sich bei dieser Analyse durch die Einbeziehung rhythmischer biologischer Prozesse im zirkadianen [21] und ultradianen [19] Zeitbereich.

Der Zeitpunkt des Schlafes, seine Dauer und seine innere Struktur hängen sowohl von *reaktiv* als auch von *prädiktiv homöostatischen* Prozessen ab. Unter reaktiver Homöostase wird die funktionelle Abhängigkeit des Schlafes oder einzelner Schlafstadien von der vorausgehenden Wachzeit verstanden. Diese Betrachtung steht in enger Beziehung zur Frage der Erholungsfunktion des Schlafes. Als prädikative Homöostase bezeichnet Moore-Ede [13] die zirkadian-rhythmische Komponente des Schlafes, die es dem Organismus erlaubt, Aktivitäts- und Ruhephasen mit den vorhersagbaren Veränderungen in seiner Umwelt optimal zu synchronisieren. Ein schönes Beispiel dafür ist das Auftauchen von Aktivitätsschüben bei Tieren schon kurz vor der Verfügbarkeit von Futter in einem zirkadian organisierten Nahrungsangebot.

Eine Vielzahl experimenteller Untersuchungen hat gezeigt, daß sich reaktiv und prädiktiv homöostatische Regelungsvorgänge ganz unterschiedlich auf die verschiedenen Schlafstadien auswirken.

Der Betrag an *Deltaschlaf* (Stadien S3 + S4) oder „slow wave sleep" (SWS) ist eine Funktion der vorausgehenden Wachdauer. Bei zunehmender Dauer der vorausgehenden Wachzeit kommt es zu einem monotonen Anstieg von Deltaschlaf und zu einer erhöhten Leistung („Power") im Deltafrequenzbereich (0,5 - 4,0 Hz) des spektralanalysierten Schlaf-EEG. Diese reaktiv-homöostatische Regulation des Deltaschlafes repräsentiert den Erneuerungsprozeß in dem von Borbély vorgeschlagenen Zwei-Prozeß-Modell des Schlafes ([2], s. auch Kap. 4).

Der *REM-Schlaf* hingegen zeigt eine ausgeprägte zirkadiane Variation, wobei der Tagesgang des REM-Schlafbereitschaft eng mit dem Tagesgang der tiefen Körpertemperatur korreliert. Das Maximum der REM-Schlafbereitschaft fällt mit der Phase des Temperaturminimums zusammen, das REM-Schlaf-Minimum hingegen mit dem Temperaturmaximum. Die Phasenkoppelung zwischen den zirkadianen Rhythmen des REM-Schlafes und der tiefen Körpertemperatur wurde sowohl in Zeitisolationsstudien [7, 22] als auch unter Zeitgeberbedingungen [11, 20] beobachtet.

Die REM-Schlafbereitschaft läßt sich bestimmen über (a) die REM-Latenz, d. h. das Zeitintervall zwischen dem Einschlafen und dem ersten Auftreten von REM-Schlaf, und (b) die REM-Schlafmenge. Betrachtet man sehr kurze REM-Latenzen (< 20 min) – sog. Einschlaf-REM-Episoden – gesondert, dann zeigt sich, daß die Wahrscheinlichkeit für deren Auftreten zwischen 2.00 und 6.00 Uhr, also in der Nähe des Temperaturminimums, steil ansteigt, am Vormittag wieder absinkt, und daß in den Nachmittags- und Abendstunden solche Episoden völlig fehlen ([18], s. Abb. 3).

Bei Schlafstörungen, bei denen bevorzugt die Produktion des Deltaschlafes verändert ist, und bei solchen mit Störungen des REM-Schlafes (z. B. Narkolepsie) sind daher unterschiedliche Regulationsstörungen anzunehmen.

Transversale und longitudinale Aspekte bei Schlafstörungen

Nach dem Klassifikationsvorschlag der Gesellschaft amerikanischer Schlafkliniken (ASDC 1979) werden Schlafstörungen in vier Hauptgruppen eingeteilt:

1) Ein- und Durchschlafstörungen (DIMS: disorders of initiating and maintaining sleep). Hierzu gehören die Insomnien oder Hyposomnien.
2) Störungen mit gesteigerter Tagesschläfrigkeit (DOES: disorders of excessive somnolence). Hierzu gehören die Hypersomnien.
3) Parasomnien: Dies sind Störungen aufgrund von Verhaltensweisen und Funktionsabläufen, die mit dem Schlaf inkompatibel sind.
4) Störungen der Schlaf-Wach-Regulation.

Einzelheiten zu diesen Störungen finden sich in den klinischen Kapiteln dieses Bandes.

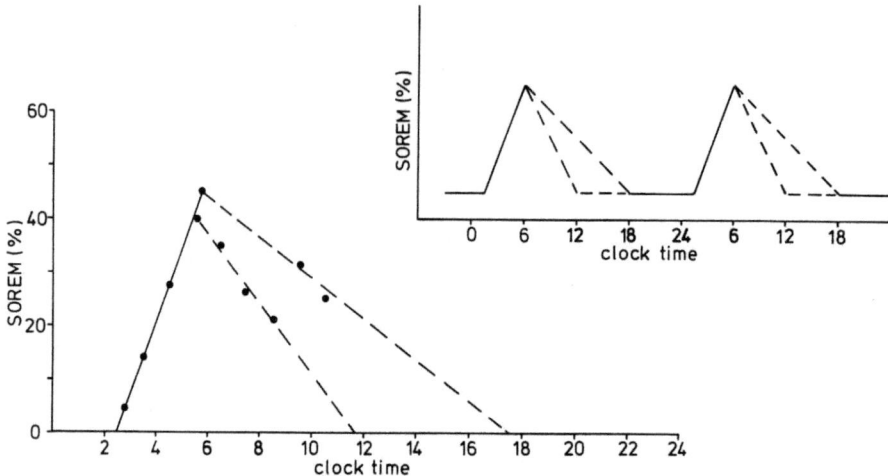

Abb. 3. Prozentualer Anteil der Einschlaf-REM-Episoden (SOREM) nach dem Einschlafen zwischen 2 Uhr nachts und 12 Uhr mittags. Zwischen 2 Uhr und 6 Uhr nachts steigt der Anteil von SOREM-Episoden von 0 auf über 40% an, danach kommt es zu einem Abfall der Werte. Jeder Punkt repräsentiert den prozentualen Anteil von SOREMSs nach dem Einschlafen von jeweils 20 Probanden. Die beiden *gestrichelten Linien* sind zwei geschätze Extrapolationen der abnehmenden Wahrscheinlichkeit für SOREM-Episoden in den Vor- und Nachmittagsstunden. *Oben rechts* sind die Daten doppelt aufgetragen, um den vermuteten Tagesgang der Wahrscheinlichkeit für Einschlaf-REM-Episoden zu verdeutlichen. (Unveröffentlichte Daten)

Um primär *transversale Störungen* des Schlafes handelt es sich bei den Parasomnien. Der Schlaf wird dabei entweder durch inadäquate motorische (Schlafwandeln, Jactatio capitis nocturna u. a. m.) oder autonome (Pavor nocturnus u. a. m.) Aktivierungen gestört oder unterbrochen. Dies sind typische Beispiele für eine Vigilanzsteigerung in lokalisierten Systemen (sensu Koella) bei weiterhin verminderter Vigilanz in anderen Systemen. Daher sind die Verhaltensweisen bei motorischen Parasomnien außerhalb der Kontrolle durch den Betroffenen, und es besteht eine mehr oder weniger ausgeprägte Anmesie für das Geschehen.

Viele Parasomnien sind im Übergangsbereich zwischen zwei Verhaltenszuständen lokalisiert: So tritt Schlafwandeln bevorzugt beim Übergang von tiefem Deltaschlaf in leichtere Schlafstadien auf. Ebenso kann es beim Übergang vom Schlaf- in den Wachzustand zu Phänomenen des dissoziierten Erwachens oder der Schlaftrunkenheit kommen. Broughton [3] hat solche Parasomnien als Arousalstörungen interpretiert.

Charakteristisch für die transversalen Störungen des Schlafes ist es, daß die Stadiensequenzen und -übergänge weitgehend normal sind, daß hingegen Verschiebungen zwischen verschiedenen physiologischen Systemen für die parasomnische Störung verantwortlich sind.

Typische *longitudinale Schlafstörungen* sind die Störungen der Schlaf-Wach-Regulation in der ASDC-Klassifikation. Bei diesen Störungen ist entweder der Schlaf-Wach-Rhythmus vorübergehend nicht mit den externen Zeitgebern synchronisiert (Schichtarbeit, Transmeridianflüge u. a. m.) oder aber es besteht eine persistierende Störung der Schlaf-Wach-Regulation, die sich etwa in der Tendenz ausdrückt, entweder wesentlich verspätet (Phasenrückverlagerung, „phase delay") oder verfrüht (Phasenvorverlagerung, „phase advance") zu Bett zu gehen. Diese und andere Regulationsstörungen des Schlaf-Wach-Rhythmus führen zu Anpassungsschwierigkeiten an die Umwelt und damit häufig auch zu sozialen Problemen oder zu Problemen am Arbeitsplatz. Bei persistierenden Störungen der Schlaf-Wach-Regulation kann sowohl die reaktive als auch die prädiktive homöostatische Kontrolle betroffen sein, d. h. sowohl die Dauer wie auch die Binnenstruktur des Schlafes kann gegenüber dem Schlaf mit „normaler" zirkadianer Phasenposition verändert sein.

Bei den meisten Hypo- und Hypersomnien sind sowohl transversale als auch longitudinale Merkmale des Schlafes gestört. Da es bei diesen Störungen häufig zu positiven Rückkoppelungen kommt, ist es nicht immer leicht, verursachende Faktoren und resultierende Effekte zu unterscheiden.

Die automatische Analyse: Ein neuer Blick auf die Physiologie und Pathophysiologie des Schlafes

Die traditionelle visuelle Analyse der Schlafpolygraphie ist mit Einschränkungen verbunden, die erst durch die automatische Analyse elektrophysiologischer Schlafdaten beseitigt werden können. Da die visuelle Auswertung immer „musterorientiert" ist, bereitet die Analyse „unstrukturierter" Signale – wie etwa des EMG – dem visuellen Auswerter nahezu unlösbare Probleme. Dies hat dazu geführt, daß sich die Definition und Analyse der Schlafstadien fast ausschließlich am EEG orientiert. Zu den wenigen Ausnahmen von dieser Regel gehört die Berücksichtigung der Muskelatonie und der raschen Augenbewegungen bei der Erkennung des REM-Schlafes.

An zwei Beispielen soll gezeigt werden, daß die kontinuierliche automatische Analyse verschiedener elektrophysiologischer Maße neue Einsichten in pathophysiologische Prozesse beim Menschen vermitteln kann. Die Analyse beschränkt sich in beiden Fällen auf je eine EEG(C3-A2)- und eine EMG (M.-mentalis)-Registrierung.

In Abb. 4 sind außer dem Schlafprofil ein EEG- und zwei EMG-Parameter nach Haustein et al. [10] dargestellt. Der EEG-Verlauf einer Nacht eines normalen Probanden (Abb. 4, linker Teil) zeigt, daß Schlaf anstatt durch diskrete Schlafstadien auch als wiederholter Wechsel zweier gegenläufiger Phasen im EEG beschrieben werden kann, nämlich einer Phase mit zunehmender EEG-Synchronisation (W → SWS) und einer Phase mit abnehmender EEG-Synchronisation (SWS → REM oder W). Diese beiden Phasen korrespondieren mit dem NREM/REM-Zyklus im Schlafprofil.

Vergleicht man die kurzfristige, transiente EMG-Aktivität mit dem EEG-Verlauf, dann findet man einen Zusammenhang zwischen geringer oder fehlender transienter EMG-Aktivität und Phasen mit EEG-Synchronisation, während hohe

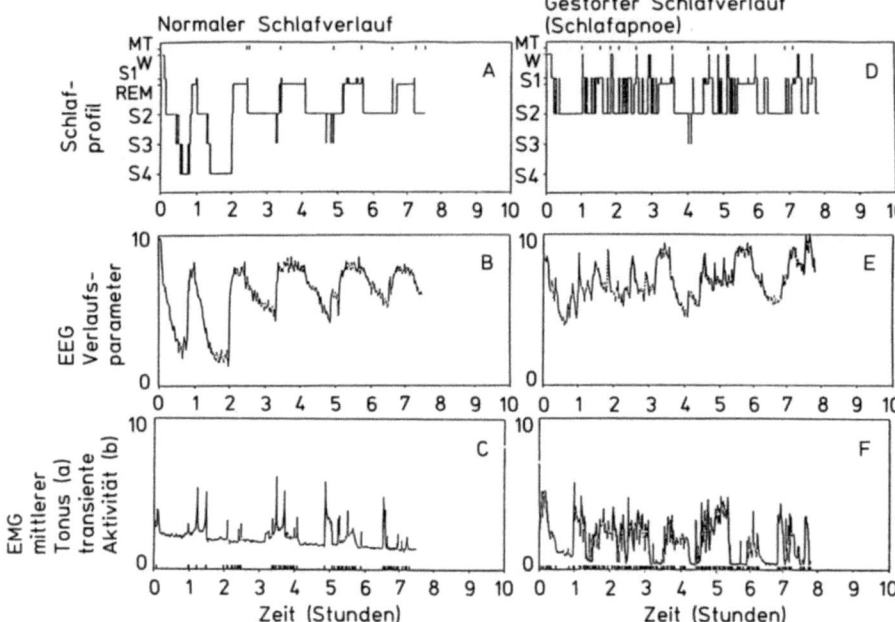

Abb. 4. Schlafprofil (*oben*), automatisch analysierter EEG-Parameter (*Mitte*) und EMG-Parameter (*unten*). Aus dem Kinn-EMG wurden zwei Parameter berechnet. Der kontinuierliche Kurvenzug repräsentiert die mittlere EMG-Aktivität, die Striche über der x-Achse geben Abschnitte mit schnell wechselndem, transienten Muskeltonus an. Transiente EMG-Aktivität korreliert mit Phasen abnehmender Synchronisation im EEG. *Links*: normaler Schläfer; *rechts*: Patient mit Schlafapnoe

transiente EMG-Aktivität mit Phasen abnehmender EEG-Synchronisation korrelieren [16]. Die tonische Aktivität des EMG hingegen zeigt einen leichten Abfall über die gesamte Schlafzeit mit minimalen Werten (Atonie) im REM-Schlaf.

Im Vergleich dazu zeigt die Verlaufskurve des EEG-Parameters eines Patienten mit Schlafapnoe (Abb. 4, rechte Seite) einen unregelmäßigen Verlauf mit Abschwächung der ultradianen, rhythmischen Schwankungen. Außerdem zeigt der Verlauf des mittleren Muskeltonus eine ausgeprägte Instabilität, und bei der transienten Muskelaktivität fehlt die Clusterung in aktive und ruhige Episoden. Während das gestörte Schlafprofil dieser Nacht rein deskriptiver Natur ist, verspricht die Analyse einzelner physiologischer Funktionen und ihrer Interaktion ein eher kausal orientiertes Verständnis pathophysiologischer Prozesse im Schlaf.

Dies soll abschließend an einem weiteren Beispiel demonstriert werden. In Abb. 5 wurden der Verlauf der EEG- und EMG-Parameter eines normalen Schläfers und einer depressiven Patientin unter antidepressiver Medikation einander gegenübergestellt. Unter der Behandlung mit Clomipramin ist der rhythmische Verlauf des EEG-Parameters vollkommen aufgehoben zugunsten einer anfänglichen Phase rascher Synchronisation mit einem nachfolgenden, nahezu monotonen Anstieg des EEG-Parameters (abnehmende Synchronisation während der restlichen Ruhezeit).

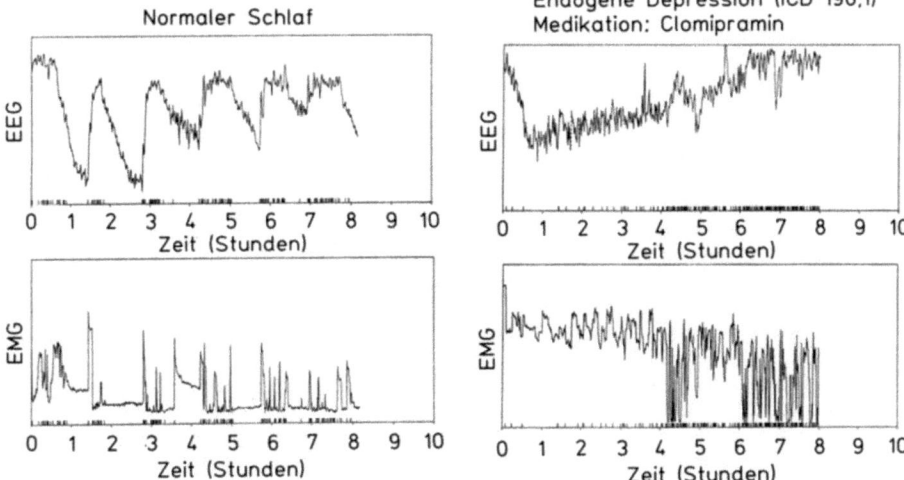

Abb. 5. Verlauf des EEG-Parameters (*oben*) und der EMG-Parameter (*unten*). Beschreibungen wie bei Abb. 4. *Links*: normaler Schläfer; *rechts*: depressive Patientin unter Behandlung mit trizyklischem Antidepressivum

Drastisch verändert ist auch der Zeitverlauf des EMG. Der mittlere Muskeltonus bleibt in der ersten Nachthälfte durchgehend auf einem sehr hohen Niveau. In der zweiten Nachthälfte kommt es hingegen wiederholt zu kurzfristigen, kompletten Einbrüchen im Zeitverlauf des tonischen EMG-Parameters. In der Schlafpolygraphie entsprechen diese kurzen Strecken abortiven REM-Schlafepisoden.

Aus der vergleichenden Betrachtung des EEG- und EMG-Verlaufs läßt sich die Hypothese ableiten, daß der bekannte REM-Schlaf-inhibierende Effekt von trizyklischen Antidepressiva nur so lange wirksam ist, wie das Schlaf-EEG ein kritisches Ausmaß an synchronisierter, langsamwelliger Aktivität aufweist. Liegt dieser Wert jedoch über einer kritischen Schwelle, dann reagiert das Gesamtsystem im Sinne einer Bahnung des REM-Schlafes. Auch die transiente EMG-Aktivität zeigt eine von der Norm abweichende Verteilung mit geringer Aktivität in der ersten und hoher Aktivität in der zweiten Nachthälfte.

Diese Beispiele mögen ein Hinweis darauf sein, daß es lohnend sein dürfte, in Zukunft bei der Untersuchung pathophysiologischer Prozesse im Schlaf neben globalen Maßen – wie den Schlafstadien – vermehrt die Interaktion definierter physiologischer Systeme zu analysieren.

Literatur

1. Association of Sleep Disorders Centers (ASDC) (1979) Diagnostic classification of sleep and arousal disorders, 1st edn. Prepared by the Sleep Disorders Classification Committee, Roffwarg HP, Chairman. Sleep 2: 1–137

2. Borbély AA (1982) A two process model of sleep regulation. Hum Neurobiol 1: 195–204
3. Broughton R (1968) Sleep disorders: disorders of arousal? Science 159: 1070–1078
4. Carskadon MA, Rechtschaffen A (1989) Monitoring and staging human sleep. In: Kryger MH, Roth T, Dement WC (eds) Principles and practice of sleep medicine. Saunders, Philadelphia, pp 665–683
5. Chase MH, Morales F (1989) The control of motoneurons during sleep. In: Kryger MH, Roth T, Dement WC (eds) Principles and practice of sleep medicine. Saunders, Philadelphia, pp 74–85
6. Coble P, Foster FG, Kupfer DJ (1976) Electroencephalic sleep diagnosis of primary depression. Arch Gen Psychiatry 33: 1124–1127
7. Czeisler CA, Zimmermann JC, Ronda JM, Moore-Ede MC, Weitzman ED (1980) Timing of REM sleep is coupled to the circadian rhythm. Sleep 2: 329–346
8. Frederickson PA, Krueger BR (1989) Insomnia associated with specific polysomnographic findings. In: Kryger MH, Roth T, Dement WC (eds) Principles and practice of sleep medicine. Saunders, Philadelphia, pp 476–489
9. Gath I, Bar-On E (1980) Computerized method for scoring of polygraphic sleep recordings. Comp Prog Biomed 11: 217–223
10. Haustein W, Pilcher J, Klink J, Schulz H (1986) Automatic analysis overcomes limitations of sleep stage scoring. Electroencephalogr Clin Neurophysiol 64: 364–374
11. Hume KI, Mills JN (1977) Rhythms of REM and slow-wave sleep in subjects living on abnormal time schedules. Waking Sleeping 1: 291–296
12. Koella WP (1988) Die Physiologie des Schlafes. Eine Einführung. G. Fischer, Stuttgart
13. Moore-Ede MC (1986) Physiology of the circadian timing system: predictive versus reactive homeostasis. Am J Physiol 250: R735–R752
14. Parmeggiani PL (1985) Homeostatic regulation during sleep: Facts and hypothesis. In: McGinty DJ et al. (eds) Brain mechanisms of sleep. Raven, New York, pp 385–397
15. Parmeggiani PL, Azzaroni A, Cevolani D, Ferrari G (1986) Polygraphic study of anterior hypothalamic-preoptic neuron thermosensitivity during sleep. Electroencephalogr Clin Neurophysiol 63: 289–295
16. Pilcher JJ, Schulz H (1987) The interaction between EEG and transient muscle activity during sleep in humans. Hum Neurobiol 6: 45–49
17. Scheuler W, Kubicki S, Marquardt J, Scholz G, Weiß K, Henkes H, Gaeth L (1988) The α-sleep pattern – quantitative analysis and functional aspects. In: Koella WP, Obál F, Schulz H, Visser P (eds) Sleep '86. G. Fischer, Stuttgart, pp 284–286
18. Schulz H (1987) REM latency after deliberate sleep interruptions. Sleep Res 16: 223
19. Schulz H, Lavie P (eds) (1985) Ultradian rhythms in physiology and behavior. Exp Brain Res [Suppl 12]
20. Webb WB, Agnew HW jr (1967) Sleep cycling within twenty-four hour periods. J Exp Psychol 74: 158–160
21. Wever RA (1979) The circadian system of man. Results of experiments under temporal isolation. Springer, New York Heidelberg Berlin
22. Zulley J, Wever R, Aschoff J (1981) The dependence of onset and duration of sleep on the circadian rhythm of rectal temperature. Pflügers Arch 391: 314–318

4 Pharmaka und Schlafregulation*

A. A. Borbély

Prinzipien der Schlafregulation – das Zwei-Prozeß-Modell

Das Schlafbedürfnis nimmt mit fortdauernder Wachheit zu. Während des Schlafes läuft dieser Prozeß in umgekehrter Richtung ab: Der anfänglich tiefe Schlaf wird oberflächlicher, was sich u. a. in der Verringerung der Weckschwelle und in der Zunahme der Körperbewegungen äußert. Der Organismus scheint also bestrebt zu sein, ein optimales Schlaf-Wach-Verhältnis beizubehalten. In diesem Sinne kann der Schlaf als Teil eines homöostatisch regulierten Vorganges verstanden werden. Die langsamen Wellen im Schlaf-EEG haben sich als recht gut meßbarer Parameter für die „Schlafintensität" erwiesen. Im EEG-Spektrum weist die langsamwellige Aktivität (LWA) zu Nachtbeginn hohe Gipfel auf, die dann von Zyklus zu Zyklus kleiner werden. Wird der Schlaf während einer Nacht entzogen, so sind die langsamen Wellen in der folgenden Nacht viel ausgeprägter [11]. Dieser Befund diente als Grundlage für ein Modell der Schlafregulation. Auch der REM-Schlaf unterliegt einer spezifischen, wenn auch etwas unterschiedlichen Regulation. Weckt man beispielsweise eine Versuchsperson während mehrerer Nächte bei jedem REM-Schlafansatz auf und verhindert auf diese Weise dieses Schlafstadium, so kann man beobachten, daß die Zahl der erforderlichen Weckungen von Nacht zu Nacht zunimmt ([8], S. 202). In den nachfolgenden Erholungsnächten kann es zu einer Zunahme des REM-Schlafanteils („REM-Schlaf-Rebound") kommen.

Bei Experimenten mit längerem Schlafentzug wurde immer wieder beobachtet, daß es den Versuchspersonen in den frühen Morgenstunden ganz besonders schwerfiel, wachzubleiben. War diese kritische Periode einmal überstanden, machte es weniger Mühe wachzubleiben. Diese Beobachtung zeigt, daß das Schlafbedürfnis auch vom Tagesrhythmus mitbestimmt wird. Wir wissen heute, daß eine „innere Uhr" den Tagesrhythmen zugrunde liegt [6]. Ihr Einfluß wird besonders deutlich erkennbar, wenn Versuchspersonen während längerer Zeit ohne jegliche Zeitinformation leben. Auch unter diesen Versuchsbedingungen ist eine Schlaf-Wach-Rhythmik zu beobachten. Die Periodendauer ist allerdings gewöhnlich etwas länger als 24 h. Solche zirkadiane Rhythmen (von „circadies" = ungefähr ein Tag) wurden nicht nur für den Schlaf, sondern auch für eine Reihe anderer Körperfunktionen beschrieben (z. B. Körpertemperatur, Hormonsekre-

---

* Die Arbeiten des Autors wurden unterstützt durch den Schweizerischen Nationalfonds.

tion). Für das Problem der Schlafregulation ist besonders wichtig, daß Phasenlage und Periodendauer des zirkadianen Schlafrhythmus nicht von der vorgängigen Wachzeit abhängen, somit relativ starr programmiert sind und sich nur langsam an veränderte Umweltbedingungen anpassen. Diese langsame Anpassung ist die Ursache von Schlafstörungen, die nach Flugreisen mit Zeitzonenverschiebung und bei Schichtarbeit auftreten.

Sowohl die vorangehende Wachzeit als auch ein zirkadianer Vorgang sind also für die Schlafregulation verantwortlich. Wie diese beiden Faktoren zusammenwirken, ist auf Abb. 1 schematisch dargestellt [7, 13].

Prozeß S entspricht der vom Schlaf-Wach-Verhalten abhängigen Schlafbereitschaft bzw. der Schlafintensität. Der Kurvenverlauf im Schlaf und während der Wachzeit wurde aus der LWA des Schlaf-EEGs abgeleitet [11, 14]. Die Kurve steigt in der Wachzeit an (zunehmende Schlafbereitschaft) und fällt während des Schlafes ab (abnehmender Tiefschlafanteil). Prozeß C entspricht dem Anteil der Schlafbereitschaft, der zirkadian bestimmt wird und von der vorausgegangenen Schlaf- oder Wachdauer unabhängig ist. Sie ist frühmorgens (ca. 4 Uhr), zur Zeit, da es besonders schwerfällt, wachzubleiben, am höchsten und nachmittags am tiefsten. Die auf Abb. 1 dargestellten sinusförmigen Kurvenpaare entsprechen allerdings nicht dem Prozeß C selbst, sondern seinem Spiegelbild. Die untere Kurve jeden Paares kann als Schwellenwert des Aufwachens betrachtet werden, dessen tiefster Wert somit dem Maximum der Schlafbereitschaft entspricht. Die obere Kurve entspricht dem Schwellenwert des Einschlafens. Im Modell nehmen wir an, daß Prozeß C nicht nur durch die „innere Uhr" bestimmt wird, sondern

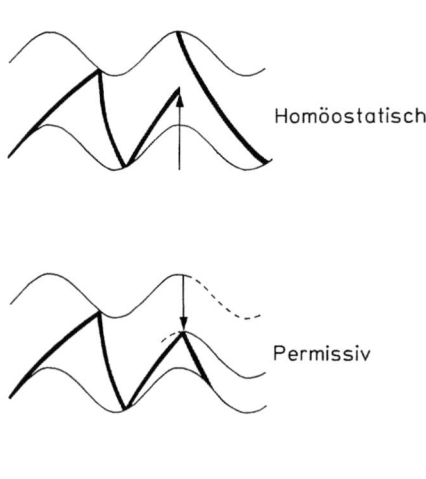

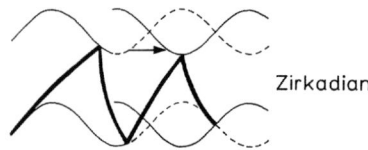

Abb. 1. Schematische Darstellung von drei Möglichkeiten, die Schlafregulation pharmakologisch zu beeinflussen. Der Zeitpunkt der Verabreichung ist durch Pfeile angegeben

auch durch äußere Reize beeinflußt werden kann [13]. „Permissive" Einflüsse können die Schwelle senken und den Schlaf begünstigen. Im Modell entspricht die Schlafbereitschaft der Differenz zwischen S und dem unteren Schwellenwert. Verfolgen wir nun den Verlauf dieser Differenz nach dem Aufwachen (ganz links). Die Kurven liegen zu Beginn eng beisammen, das Schlafbedürfnis ist somit klein. Im Laufe der Wachzeit wird die Differenz zunehmend größer, bis zur Zeit des Einschlafens die obere Schwelle erreicht wird. Nun verläuft Prozeß S in entgegengesetzter Richtung. Im Laufe des Schlafes verringert sich der Abstand der Kurven fortlaufend, um schließlich zur Aufwachzeit ganz zu verschwinden.

Falls der Schlaf nicht zur üblichen Zeit eintritt, steigt Prozeß S weiter an. Die Differenz zwischen S und C erreicht frühmorgens zur Zeit der „Krise" ein erstes Maximum. In den folgenden Stunden nähern sich die beiden Kurven wieder, das Schlafbedürfnis wird kleiner. Beim Einschlafen am folgenden Abend hat S einen hohen Wert erreicht. Die große Differenz zwischen S und dem unteren Schwellenwert nach Beginn des Erholungsschlafs entspricht einem intensiven Tiefschlaf, in welchem langsame Wellen vorherrschen. Weil indessen S exponentiell abfällt, ist die Schlafdauer im Vergleich zum Normalschlaf nur wenig verlängert. Das Modell stimmt mit verschiedenen experimentellen Befunden gut überein [13].

Möglichkeiten der pharmakologischen Beeinflussung

Auf Abb. 1 sind drei Möglichkeiten der pharmakologischen Beeinflussung dargestellt. Die Beeinflussung der Schlafhomöostase entspricht im Modell der direkten Einwirkung auf Prozeß S. Auf der Abbildung wird angenommen, daß durch die exogene Zufuhr einer spezifischen Substanz Prozeß S plötzlich angehoben, und damit künstlich eine physiologische Situation herbeigeführt wird, die gewöhnlich am Ende der Wachzeit vorherrscht. Tierexperimentelle Untersuchungen haben tatsächlich Hinweise für „Schlaffaktoren" erbracht, die der Schlafhomöostase zugrunde liegen könnten (s. Borbély u. Tobler [10] für eine Übersicht). So entsprach in einem Versuch die somnogene Wirksamkeit der im Liquor enthaltenen Schlaffaktoren der Wachdauer des Spendertiers. Es gibt auch Hinweise für einen homöostatisch regulierten REM-Schlaf-Faktor. Da indessen der Wirkmechanismus der vermutlich an der Schlafhomöostase beteiligten endogenen Substanzen noch nicht genügend geklärt ist, kommt ihre pharmakologische Verwendung vorerst nicht in Betracht.

Im Rahmen des Modells darf angenommen werden, daß Hypnotika durch eine permissive Wirkung den Schlaf herbeiführen. Eine Erniedrigung der Einschlafwelle kann nicht nur durch pharmakologische Wirkungen, sondern auch durch Umwelteinflüsse (z. B. Umgebungstemperatur, Dunkelheit, rhythmische Stimuli) zustandekommen. Es gibt Anhaltspunkte, daß gewisse endogene schlaffördernde Substanzen über einen permissiven Mechanismus ihre Wirkung ausüben [10].

Wie bereits erwähnt, wurde der Verlauf von Prozeß S von der LWA des Schlaf-EEGs abgeleitet, einem Parameter, der mit der Non-REM-Schlafintensität korreliert. Dieser Befund erscheint in einem gewissen Widerspruch mit der Beobachtung zu stehen, daß Benzodiazepin-Hypnotika die LWA reduzieren [12]. Wie indessen neue Untersuchungen ergaben, werden durch diese Pharmaka weder die Zyklizität innerhalb des Schlafs, noch der abnehmende Trend der LWA während der Nacht verändert. Demnach scheinen die Unterdrückung der LWA und die Tiefschlafreduktion [15] durch Benzodiazepine nicht einer Beeinflussung der Schlafhomöostase, sondern der Einwirkung auf die EEG-Generatoren zu entsprechen. Diese Interpretation wird durch den Befund unterstützt, daß die Reduktion der LWA nicht auf die Stadien 3 und 4 beschränkt ist, sondern auch in den anderen Schlafstadien zu beobachten ist [12].

Das unterste Schema der Abb. 1 stellt eine schlafbegünstigende Wirkung durch eine Phasenverschiebung von Prozeß C dar. Es wird angenommen, daß durch Einwirkung einer Substanz das Maximum der zirkadianen Schlafbereitschaft während der habituellen Wachzeit und nicht während der Schlafzeit auftritt. Diese hypothetische Manipulation würde einen Schlaf zu einer ungewohnten Tageszeit herbeiführen. Obwohl eine derartige Wirkung nicht beschrieben wurde, gibt es Hinweise, daß der zirkadiane Oszillator durch chemische Substanzen beeinflußt werden kann. In diesem Zusammenhang wird in letzter Zeit dem Melatonin großes Interesse entgegengebracht. Die Sekretion dieses Hormons weist einen ausgesprochenen 24-h-Rhythmus mit Maximalwerten in der Nachtzeit auf. Eine orale Dosis von 2 mg erhöht den Plasmaspiegel um das 10- bis 100fache der physiologischen Konzentration [3]. Beim Menschen wurden Dosen zwischen 1,7 mg und 1000 mg getestet, und z. T. wurde eine schlafbegünstigende Wirkung festgestellt (s. Borbély [9] für eine Übersicht). Es gibt Hinweise aus tierexperimentellen Untersuchungen [5] und Humanversuchen [3, 4], daß Melatonin die Phasenlage von zirkadianen Rhythmen beeinflußt. So wurden eine Verminderung des Jet Lag nach Zeitzonenverschiebungen [1] und eine Resynchronisation des Schlaf-Wach-Rhythmus bei blinden Patienten beschrieben [2]. Trotz dieser interessanten Befunde ist es noch verfrüht, eine therapeutische Anwendung des Melatonins ins Auge zu fassen. Weitere Untersuchungen und auch Abklärungen von unerwünschten Wirkungen sind noch erforderlich. Eine Beeinflussung der Phasenlagen der zirkadianen Rhythmen beim Menschen konnte für Benzodiazepine nicht gezeigt werden.

Die Ausführungen in dieser Arbeit sollen deutlich machen, daß es nicht nur darum geht, die somnogene Wirksamkeit eines Pharmakons oder einer experimentellen Substanz zu belegen, sondern auch abzuklären, auf welche Weise die physiologische Schlafregulation beeinflußt wird.

Literatur

1. Arendt J, Aldhous M, Marks V (1986) Alleviation of jet-lag by melatonin: Preliminary results of controlled double blind trial. Bri Med J 292: 1170
2. Arendt J, Aldhous M, Wright J (1988) Synchronisation of a disturbed sleep-wake cycle in a blind man by melatonin treatment. Lancet I: 772–773

3. Arendt J, Bojkowski C, Folkard S et al. Some effects of melatonin and the control of its secretion in man. Ciba Symposium: Photoperiodism, the pineal gland and melatonin. Pitman, London, pp 266–279
 4. Arendt J, Borbély AA, Franey C, Wright J (1984) The effects of chronic, small doses of melatonin given in the late afternoon on fatigue in man: A preliminary study. Neurosci Lett 45: 317–321
 5. Armstrong SMV, Cassone VM, Chesworth MJ, Redman JR, Short RV (1986) Synronization of mammalian circadian rhythms by melatonin. J Neural Trans 21: 375–394
 6. Aschoff J (ed) (1981) Biological rhythms. Handbook of behavioral neurobiology, Vol 4. Plenum, New York
 7. Borbély A (1982) A two-process model of sleep. Human Neurobiol 1: 195–204
 8. Borbély A (1984) Das Geheimnis des Schlafs. Deutsche Verlags-Anstalt, Stuttgart
 9. Borbély AA (1986) Endogenous sleep-substances and sleep regulation. J Neural Transm 21: 243–254
10. Borbély AA, Tobler I (1989) Endogenous sleep-promoting substances and sleep regulation. Physiol Rev 69: 605–670
11. Borbély AA, Baumann F, Brandeis D, Strauch I, Lehmann D (1981) Sleep deprivation: Effect on sleep stages and EEG power density in man. Electroenceph Clin Neurophysiol 51: 483–493
12. Borbély AA, Mattmann P, Loepfe M, Strauch I, Lehmann D (1985) Effect of benzodiazepine hypnotics on all-night sleep EEG spectra. Human Neurobiol 4: 89–194
13. Daan S, Beersma DGM, Borbély AA (1984) The timing of human sleep: recovery process gated by a circadian pacemaker. Am J Physiol 246: R161–R178
14. Dijk DJ, Beersma DGM, Daan S (1987) EEG power density during nap sleep: reflection of an hourglass measuring the duration of prior wakefulness. J. Biol Rhythms 2: 207–219
15. Gaillard JM, Schulz P, Tissot R (1973) Effects of three benzodiazepines (nitrazepam, flunitrazepam and bromazepam) on sleep of normal subjects, studied with an automatic sleep scoring system. Pharmacopsychiatry 6: 207–217

5 Schlaf und Chronobiologie

J. ZULLEY

Die zirkadiane Periodik

Unter natürlichen Bedingungen steht der Wechsel von Schlafen und Wachen im Einklang mit dem 24stündigen Wechsel von Tag und Nacht. Dies trifft auch für den tagesperiodischen Wechsel anderer physiologischer und psychologischer Variablen zu. Der Frage, inwieweit der 24-h-Tag bzw. die mit diesem Tag variierenden Umweltfaktoren diese Rhythmen erzeugen, wurde durch Experimente nachgegangen, die diese Einflußgrößen ausschlossen. In Humanexperimenten erreicht man dies durch einen längeren Aufenthalt (ca. 4 Wochen) freiwilliger Versuchspersonen in einem von der Umwelt isolierten unterirdischen Versuchsraum [9]. Die Versuchspersonen leben hier ohne sozialen Kontakt (außer schriftlichem) und können somit ihr Schlaf-Wach-Verhalten vollständig den eigenen Bedürfnissen anpassen. Der Schlaf-Wach-Wechsel wie auch andere psychologische und physiologische Funktionen verliefen in diesen Experimenten weiterhin regelmäßig und ungedämpft weiter (Abb. 1). Diese sog. freilaufenden oder auch autonomen zirkadianen (circa – dies; etwa 24 h) Rhythmen zeigten in der überwiegenden Mehrzahl eine mittlere Periode von mehr als 24 h (im Mittel 25,0 h). Da diese Periodenlänge in der natürlichen Umwelt nicht vorkommt, wurde vor allem hieraus geschlossen, daß ein endogenes System für die zirkadianen Schwankungen der Variablen verantwortlich ist. Als eine wichtige Hirnstruktur, die für die zirkadiane Rhythmizität mitverantwortlich ist, wurde in Tierversuchen der Nucleus suprachiasmaticus (SCN) im ventralen Hypothalamus lokalisiert [2].

Als Modell wird angenommen, daß ein System gekoppelter Oszillatoren den zeitlichen Ablauf der verschiedenen Variablen steuert und sie im Hinblick auf eine optimale Funktionalität koordiniert.

Verschiedene Modelle werden diskutiert, die sich vor allem durch die Anzahl der postulierten inneren „Uhren" unterscheiden, wobei das Spektrum vom „Ein-Oszillator-Modell" bis zum „Multioszillatorenmodell" [9] reicht. In letzter Zeit wird vor allem das „Zwei-Prozeß-Modell" von Borbély [3, 4] diskutiert, ein Ein-Oszillator-Modell, welches neben einem zirkadianen Faktor (Faktor C) auch den Einfluß eines homöostatischen Faktors (S) im Sinne einer Schlafsubstanz annimmt.

Die zirkadiane Periodik wird durch innere Uhren erzeugt, sie kann jedoch durch entsprechend periodisch auftretende Außenreize (Zeitgeber) auch auf bestimmte andere Periodenwerte (Mitnahmebereich) synchronisiert werden.

Schlaf und Chronobiologie

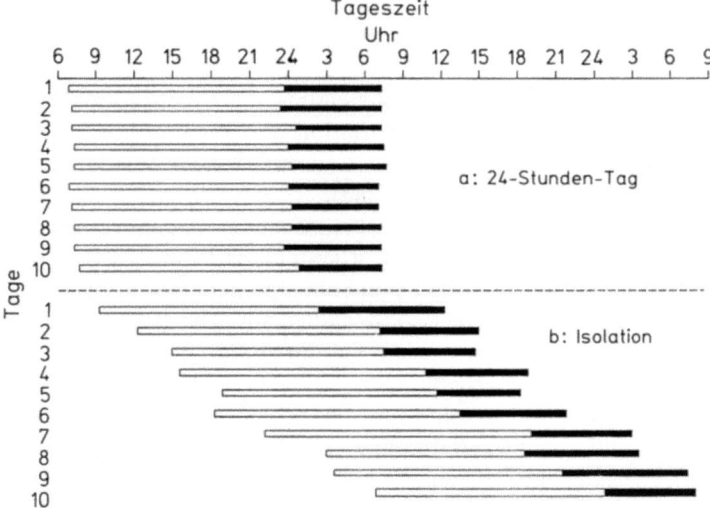

Abb. 1 a, b. Aufeinanderfolgende Tage (*untereinandergezeichnet*) einer Versuchsperson. **a** Im normalen 24-h-Tag und **b** unter Isolationsbedingungen mit einer freilaufenden zirkadianen Periodik (*offene Balken* Wachzeit, *schwarze Balken* Schlafzeit). Die Verlängerung des Schlaf-Wach-Rhythmus zeigt sich in der Verschiebung der Schlaf-Wach-Balken. (Daten aus [11])

Unter natürlichen Lebensbedingungen stammen diese Zeitgeber aus der Umwelt (z.B. die mit dem Tag-Nacht-Wechsel verbundenen Licht- und Temperaturveränderungen) und synchronisieren die zirkadianen Rhythmen auf 24 h. Beim Menschen scheint jedoch die „soziale Relevanz" solcher Zeitgeberreize ausschlaggebend für deren synchronisierende Wirkung zu sein.

In Experimenten wurden durch künstliche Zeitgeber (z. B. vorgegebene Hell-Dunkel-Wechsel) die Grenzen der Synchronisierbarkeit (Mitnahmebereich) für die verschiedenen Variablen festgestellt. Auf diese Weise konnte die unterschiedliche Stärke verschiedener Zeitgeber untersucht werden.

Beim Menschen erwies sich ein reiner Hell-Dunkel-Wechsel mit normaler Raumbeleuchtung (etwa 400 Lux) als schwacher Zeitgeber. Erst wenn zusätzliche Informationen (regelmäßige Gongsignale am Tage) gegeben wurden, konnten die physiologischen Variablen auf Werte zwischen 23 und 27 h synchronisiert werden. Weit größer wird der Mitnahmebereich, wenn die Beleuchtungsstärke die Intensität von hellem Tageslicht (> 2000 Lux) hat [10].

Die Körpertemperatur als Repräsentant der physiologischen Funktionen und der Schlaf-Wach-Wechsel als Verhaltensparameter stellen die bedeutendsten Meßgrößen in der Human-Chronobiologie dar. Im Freilauf (s. oben) verlaufen sie in der Mehrzahl der Fälle synchron (interne Synchronisation), in etwa 30 % der Fälle dagegen kommt es zur internen Desynchronisation.

– Bei interner Synchronisation haben alle zirkadianen Rhythmen die gleiche Periodenlänge bei fester Phasenbeziehung. Dies zeigt sich im normalen Alltag durch eine feste Lage des Minimums der Körpertemperatur in der zweiten Hälfte der Schlafzeit. Entsprechendes gilt für die anderen zirkadianen Rhythmen.

– Ein Übergangsstadium zwischen interner Synchronisation und Desynchronisation stellt die interne Dissoziation dar. Hierbei kommt es vorübergehend zu einer Phasenverschiebung mit anschließender Wiederherstellung einer festen Phasenbeziehung (z. B. Jet-lag).

– Interne Desynchronisation ist ein Zustand, in dem verschiedene interne Rhythmen ihre Phasenbeziehungen systematisch ändern (bestimmte Zustände der verschiedenen Schwingungen kommen nicht gleichzeitig vor); sie treten hierbei mit unterschiedlicher Periodenlänge auf. Der periodische Verlauf der Körpertemperatur bleibt in diesem Fall im zirkadianen Bereich, während der Schlaf-Wach-Rhythmus erheblich abweichen kann. Zu unterscheiden ist zwischen einer Verlängerungsdesynchronisation (Schlaf-Wach-Periode nimmt Werte bis zu 50 h an) und einer Verkürzungsdesynchronisation (Schlaf-Wach-Periode nimmt Werte bis zu 12 h an). Bisher wurde dieses Phänomen nur beim Menschen gefunden. Möglicherweise handelt es sich hierbei um ein Abweichen des „subjektiven Tages" und nicht einer zugrundeliegenden physiologischen Schlaf-Wach-Rhythmik von der zirkadianen Periodik [13].

Diese Befunde stützen die Annahme, daß dem Schlaf-Wach-Wechsel innerhalb des zirkadianen Systems eine eher untergeordnete Rolle zukommt. Beim Menschen besteht die Möglichkeit, sowohl experimentell wie auch willkürlich den Schlaf-Wach-Rhythmus von der inneren Uhr abzukoppeln. Der Wechsel von Schlafen und Wachen ist dann nicht mehr Ausdruck des zugrundeliegenden zirkadianen Systems. Die Anbindung des Schlaf-Wach-Wechsels an den zirkadianen Oszillator zeigt sich dann aber weiterhin in der Bevorzugung bestimmter Einschlafzeitpunkte innerhalb der zirkadianen Periodik und in der Abhängigkeit der Schlafdauer von diesem Einschlafzeitpunkt [12]. Eine weitere Abhängigkeit des Schlafes vom zirkadianen System spiegelt sich auch in der Schlafstadienstruktur wider: das Auftreten von REM-Schlaf unterliegt einer zirkadianen Schwankung [11].

Ultradiane Periodik

Sowohl vom experimentellen Ansatz wie auch von der Datenauswertung her lag das Schwergewicht in der bisherigen Forschung auf Periodenlängen um 24 h (zirkadiane Periodik). Dabei wurden kürzere (ultradiane) Periodenwerte zwar bemerkt, jedoch in der weiteren Bearbeitung kaum berücksichtigt. Dies trifft für physiologische Variablen wie Körpertemperatur und Kortisol und für psychologische Meßgrößen wie subjektive Wachheit und Leistungsfähigkeit ebenso zu wie für das Schlaf-Wach-Verhalten. Der Zustand des menschlichen Organismus zeigt somit am Tage mehrere deutliche Schwankungen, die sich auch in veränderter Leistungsfähigkeit und Müdigkeit ausdrücken. Als Beispiel sei hier die orthostatische Kreislaufreaktion genannt. Die Untersuchungen der orthostatischen Labilität ergaben zwei Maxima innerhalb eines 24-h-Tages. Neben einem deutlich ausgeprägten Maximalwert gegen 3 Uhr morgens zeigte sich auch ein Maximum gegen Mittag [1].

Im Unterschied zur Untersuchung zirkadianer Aspekte ist es bei der Analyse ultradianer Verläufe erforderlich, die Daten in einem schmaleren Zeitraster zu erheben, das Spontanverhalten der Versuchspersonen mit möglichen kurzfristigen Änderungen ausdrücklich zuzulassen und bei der Datenverarbeitung die entsprechend kurzen Periodenwerte zu analysieren.

In den folgenden Experimenten, in welchen das spontane Schlaf-Wach-Verhalten untersucht wurde, lebten die Versuchspersonen isoliert von der Umwelt, wie in den Standardexperimenten der Chronobiologie. Zusätzlich hatten die Versuchspersonen keinerlei Beschäftigungsmaterial, ihnen wurden keine Anweisungen über ihr Schlafverhalten gegeben und sie sollten ihren Tagesablauf nicht strukturieren. Außerdem konnten sie im Gegensatz zu den bisherigen Untersuchungen keine koffeinhaltigen oder alkoholische Getränke zu sich nehmen. Die Ergebnisse zeigten, daß sich unter diesen monotonen Bedingungen das unimodale Schlaf-Wach-Muster in eine bimodale Verteilung der Häufigkeit der Schlafepisoden über den „zirkadianen" Tag verändert [5]. Dies bedeutet, daß neben der Hauptschlafphase während der Nachtzeit sich unter diesen Bedingungen auch ein zweiter bevorzugter Zeitpunkt für Schlaf zeigt. Er ist gegenüber der Hauptschlafphase um ca. 12 Stunden verschoben (Abb. 2a). Als Modellannahme läßt sich eine „Schlafschwelle" beschreiben. Wird diese „Schlafschwelle" gesenkt, d. h. die Wahrscheinlichkeit für Schlaf erhöht, so drückt sich dies im Auftreten einer zweiten Schlafepisode mit einer bestimmten bevorzugten Phasenlage aus, wobei sich dann für das gesamte Schlaf-Wach-Muster eine ca. 12stündige Schlaf-Wach-Periodik zeigt [6].

Ein zirkadianer Einfluß ist weiterhin in der Schlafdauer zu sehen, der Nachtschlaf ist deutlich länger als der Tagschlaf, der sich in seiner Struktur ansonsten nicht vom Nachtschlaf unterscheidet. Dies entspricht den bisherigen Befunden über den Zusammenhang zwischen Schlafdauer und Zeitpunkt des Schlafbeginns [12].

Das Auftreten einer zweiten Schlafphase entspricht im Alltag dem Mittagsschlaf. Dessen Auftreten scheint davon abzuhängen, ob die Umweltbedingungen eine solche Ruhepause zulassen. Kinder, Studenten und ältere Menschen zeigen in der Mehrzahl einen Mittagsschlaf. Ebenso gehört ein Mittagsschlaf in vielen nichtindustrialisierten Kulturen zum Alltag. In Isolationsuntersuchungen zeigte sich ein deutlicher Anstieg der Tagschlafhäufigkeit, wenn es den Probanden völlig freigestellt war, wann sie schliefen. Diese Befunde weisen darauf hin, daß diese zweite bevorzugte Schlafphase zwar biologisch verankert ist, beim erwachsenen Menschen aber durch Umwelteinflüsse oder willkürliche Verhaltenskontrolle übersprungen werden kann.

Ein weiterer Beleg für eine vorgegebene zweite Ruhephase ist der Befund, daß viele psychologischen und physiologischen Variablen zu diesem Zeitpunkt auch ohne Mittagsschlaf einen ähnlichen Verlauf zeigen wie während des zweiten Teils der Nachtzeit. Eine Verringerung der Leistungsfähigkeit, größere Fehlerraten, verstärkte Müdigkeit sowie eine Absenkung der Körpertemperatur unabhängig von einer Mahlzeiteinnahme zeigen an, daß der Organismus einen ähnlichen Umstellungsprozeß wie in der zweiten Nachthälfte erfährt. Der Gesamtorganismus ist demnach von seiner Kapazität her grundsätzlich nicht auf eine lange Aktivitätsdauer und eine einzige Ruhephase innerhalb eines zirkadianen Zyklus eingestellt, sondern zeigt innerhalb der Aktivitätsphase zumindest einen Wechsel in die trophotrope Phasenlage. Dieser Zeitpunkt, der beim Erwachsenen normalerweise problemlos ohne Schlaf überwunden werden kann, wird z. B. dort relevant, wo ein größeres Schlafbedürfnis vorhanden ist (Schichtarbeit, Zeitzonenflüge, Belastungsbedingungen). Es stellt sich jedoch die Frage, ob diese bimodale Schlafverteilung das eigentlich grundlegende Schlaf-Wach-Muster ist und wie sich dieses Muster bei experimenteller stufenweiser Veränderung der Schlafmöglichkeit und des Schlafbedürfnisses ändert.

In einer weiteren Versuchsserie [14] wurde die „Schlafschwelle" gegenüber dem oben geschilderten Experiment noch weiter gesenkt. Die Versuchsperson befand sich allein in einem von der Umwelt abgeschirmten Raum, ohne die Möglichkeit einer Beschäftigung nachgehen zu können. Zusätzlich hatte sie während des gesamten Zeitraumes von 32 h kontinuierlich im Bett zu liegen.

Die Ergebnisse zeigten, daß neben den Hauptschlafphasen während der Nächte auch tagsüber vermehrt geschlafen wurde. Der Tagschlaf wies hierbei einen Tagesgang auf, der zusätzlich eine ultradiane Modulation zeigte. Der zirkadiane Anteil drückt sich in einem Abfall der Schlafhäufigkeit über den Tag hinweg, mit einer Phase deutlich verminderter Schlafbereitschaft um 19.00 Uhr, aus. Dieses Ergebnis entspricht den Befunden aus der Literatur, in denen für

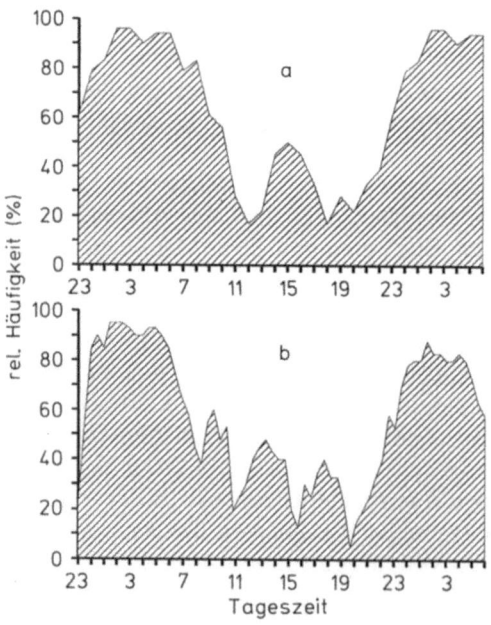

Abb. 2 a, b. Verteilung der Schlafhäufigkeit über den Versuchszeitraum von 32 h (Anteil schlafender Versuchspersonen an der Gesamtstichprobe; Stundenmittelwert). **a** 10 Versuchspersonen unter „Disentrainment"-Bedingungen (erzwungene Untätigkeit) (nach [5]). **b** 40 Versuchspersonen unter „Bettruhe"-Bedingungen (erzwungene Untätigkeit bei konstanter Bettruhe) (siehe [14])

diesen Zeitraum eine „forbidden zone of sleep" angegeben wird [8]. Dieser Abfall zeigt auch, daß die zirkadiane Verteilung von Schlafen und Wachen sich nicht nur auf die monophasische Plazierung des Nachtschlafes beschränkt, sondern sich auch in der Veränderung der Schlafbereitschaft während des Tages ausdrückt. Das ultradiane Muster zeigt eine Bevorzugung bestimmter Tageszeiten für das Auftreten von Schlaf (9.00, 13.00 und 17.00 Uhr) (Abb. 2b). Der zeitliche Abstand dieser Schlafgipfel deutet eine 4-h-Periodik von Schlafen und Wachen an.

Interpretieren lassen sich die experimentellen Ergebnisse unter der Annahme einer weiteren Absenkung der „Schlafschwelle". Das Ergebnis dieser zusätzlichen Absenkung ist das Auftreten zweier dem „Mittagsschlaf" benachbarter Phasen bevorzugten Einschlafens im Abstand von jeweils 4 h. Eine durch die Lebensbedingungen erfolgte Absenkung der „Schlafschwelle" findet sich bei Kleinkindern und auch bei pathologischen Zuständen im hohen Alter. Bei diesen Personenkreisen wurde ebenfalls von einer 4-h-Periodik berichtet [7].

Ein weiterer Hinweis auf das Vorhandensein einer 4-h-Periodik ist der Befund, daß die Schlafdauer in diesen Untersuchungen eine zweigipflige Verteilung zeigt. Kurze Schlafepisoden haben eine mittlere Dauer von 1,5 h und lange Schlafepisoden von 7,5 h. Schlafepisoden mit einer Dauer zwischen 4–5 h scheinen eine seltene Ausnahme zu sein. Dieses Ergebnis kann dahingehend interpretiert werden, daß während des Schlafes eine Bereitschaft zu erwachen besteht, die nach 4 h ein Maximum erreicht und somit als Bestandteil der 4stündigen Schlaf-Wach-Rhythmik anzusehen ist.

Insgesamt zeigen die Untersuchungen, daß der Zustand des menschlichen Organismus bei erhöhter Müdigkeit einer 12stündigen und bei weiter zunehmendem Schlafbedarf einer 4stündigen Periodik folgt. Diese ultradiane Periodik scheint die zeitliche Grundstruktur der Schlafbereitschaft des Organismus zu sein.

Literatur

1. Aschoff J, Aschoff J (1969) Tagesperiodik der orthostatischen Kreislaufreaktion. Pflügers Arch 306: 146–152
2. Aschoff J, Daan S, Groos GA (eds) (1982) Vertebrate circadian systems. Springer, Berlin Heidelberg New York
3. Borbély A (1982) A two process model of sleep regulation. Hum Neurobiol 1: 195–204
4. Borbély A (1987) Das Geheimnis des Schlafs. dtv, München
5. Campbell S, Zulley J (1985) Ultradian components of human sleep/wake patterns during disentrainment. In: Experimental brain research, Suppl 12. Springer, Berlin Heidelberg New York Tokyo, pp 234–254
6. Campbell S, Zulley J (1989) Napping in time-free environments. In: Dinges DF, Broughton RJ (eds) Sleep and alertness. Raven Press, New York, pp 121–138
7. Dinges DF, Broughton RJ (eds) (1989) Sleep and alertness. Raven Press, New York
8. Lavie P, Scherson A (1981) Ultrashort sleep-waking schedule. I. Evidence of ultradian rhythmicity in »sleepability«. EEG Clin Neurophysiol 52: 163–174
9. Wever R (1979) The circadian system of man. Springer, New York
10. Wever R (1989) Light effects on human circadian rhythms: A review of recent Andechs experiments. J Biol Rhythms 4: 161–185

11. Zulley J (1979) Der Einfluß von Zeitgebern auf den Schlaf des Menschen. Rita G. Fischer, Frankfurt
12. Zulley J, Wever R, Aschoff J (1981) The dependence of onset and duration of sleep on the circadian rhythm of rectal temperature. Pflügers Arch 391: 314–318
13. Zulley J, Campbell S (1985) Napping behavior during „spontaneous internal desynchronisation": Sleep remains in synchrony with body temperature. Hum Neurobiol 4: 123–126
14. Zulley J, Bailer J (1988) Polyphasic sleep/wake pattern and their significance to vigilance. In: Leonhard JP (ed)Vigilance: Methods, models and regulation. Lang, Frankfurt, pp 167–180

6 Schlaf und Hormone

H. L. FEHM, W. KERN, R. PIETROWSKY und J. BORN

Einleitung

Wir wissen heute, daß die meisten Hormone nicht gleichförmig, sondern pulsatil sezerniert werden. Dies bedeutet, daß das jeweilige Hormon nur während relativ kurzer Zeitspannen freigesetzt wird. Im Falle des Kortisols beträgt die Zeitdauer aller sekretorischer Episoden während 24 h nur etwa 6 h [19]. Während der sekretorischen Episoden steigen die Plasmaspiegel der Hormone steil an; die übrigen Zeitabschnitte sind durch einen exponentiellen Abfall der Spiegel charakterisiert. Die auf diesem Wege erzeugten Schwankungen der Blutspiegel der Hormone sind für die physiologische Funktion der verschiedenen endokrinen Systeme offensichtlich von größter Bedeutung. So wissen wir, daß durch die pulsatile Gabe des LH-RH (Releasing Hormon des Luteinisierungs-Hormons LH) die LH-Sekretion stimuliert werden kann; die kontinuierliche Gabe bewirkt das Gegenteil, nämlich durch Down-Regulation der Rezeptoren eine vollständige Blockade des Systems [7]. Auch während des Schlafes setzt sich die pulsatile Sekretion der Hormone fort. Nicht selten sind Frequenz und Amplitude der Pulse während des Schlafes sogar deutlich höher als während des Wachzustandes. Dies ist ein erster Hinweis darauf, daß zentralnervöse Prozesse während des Schlafes von großer Bedeutung für die endokrine Sekretion überhaupt sind. Nun wissen wir, daß die zentralnervösen Prozesse während des Schlafes selbst zyklischer Natur sind: Jede Schlafepisode besteht aus einer Abfolge von Non-REM-REM-Zyklen, die eine durchschnittliche Länge von 100 min haben. Damit erhebt sich die Frage, ob diese beiden oszillierenden Systeme, Schlaf und endokrine Sekretion, in irgendeiner Weise aneinander gekoppelt sind. Van Cauter u. Honinckx [18] haben 1985 den Stand der Kenntnisse wie folgt zusammengefaßt: „Taken together the available evidence indicates that increases or decreases of pituitary secretion may be "evoked" by sleep onset or the occurrence of SW stages. The hypothesis of a consistent entrainment of nocturnal pulsatile release by the REM-NREM cycle has little support at the present time" [S.53]. Im folgenden sollen eine Reihe von Untersuchungen dargestellt werden, die wir in den letzten Jahren durchgeführt haben und belegen, daß dieser Standpunkt überdacht werden muß; tatsächlich bestehen zwischen dem zyklischen Geschehen im ZNS während des Schlafes und der pulsatilen Hormonsekretion zwar komplizierte, aber dennoch sehr enge Verknüpfungen. Dies soll im folgenden am Beispiel des Wachstumshormons, des Kortisols, des Luteinisierungs-Hormons (LH) und der Plasma-Renin-Aktivität (PRA) gezeigt werden.

Die Untersuchung des Einflusses von Schlafprozessen auf die Hormonsekretion berücksichtigt nur einen Aspekt der Beziehungen zwischen ZNS und Endokrinium, nämlich den efferenten Teil. Ebenso wichtig ist jedoch der afferente Schenkel, d. h. die Wirkungen im Blut zirkulierender Hormone auf das zentralnervöse Schlafgeschehen [10]. Diese Effekte sollen in einem zweiten Teil dargestellt werden.

Einfluß von Schlafprozessen auf die Hormonsekretion

Wachstumshormon (somatotropes Hormon, STH, GH)

Vom Wachstumshormon ist am längsten bekannt, daß die Freisetzung in strenger Assoziation an Schlafprozesse erfolgt. In Abb. 1 (oberer Teil) sind das Schlafprofil und die Plasmaspiegel des Wachstumshormons eines gesunden männlichen Probanden dargestellt. Man erkennt, daß es sofort nach dem Einschlafen zu einem dramatischen Anstieg des Wachstumshormons kam. In einer zweiten Nacht durfte der Proband erst ab 2 Uhr morgens schlafen (mittlerer Teil der Abb. 1), was eine entsprechende Verschiebung des STH-Peaks zur Folge hatte. Dies zeigt, daß die STH-Sekretion tatsächlich kausal an den Schlafprozeß gekoppelt ist. Die gängige Lehrmeinung besagt, daß nicht Schlaf per se der Stimulus für die Wachstumshormonsekretion sei, sondern vielmehr das Auftreten der Schlafstadien 3 und 4, also des Tiefschlafs [17]. Um dies zu überprüfen, durfte der Proband in einer 3. Nacht (unterer Teil der Abb. 1) zwar zur üblichen Zeit einschlafen; immer dann, wenn er in das Schlafstadium 3 oder 4 eintreten wollte, ging ein Summer an, wodurch dies verhindert werden konnte, ohne daß der Proband erwachte, d. h. er verharrte in einem leichteren Schlafstadium. Auch unter diesen Umständen kam es unmittelbar nach Schlafbeginn zum Auftreten des STH-Peaks. Diese Zusammenhänge zeigt auch die Auswertung des Gesamtexperiments, das insgesamt 10 Probanden umfaßte [3] (Abb. 2). Unabhängig von der Anwesenheit von Tiefschlaf führt der Übergang vom Wachzustand zum Schlaf zur Stimulation der STH-Sekretion. Im oberen Teil der Abb. 2 ist aufgezeichnet, wieviele der Probanden sich zu einem gegebenen Zeitpunkt im Tiefschlaf befanden. Diese Histogramme erlauben eine annähernde Definition zumindest der ersten beiden Schlafzyklen. Man erkennt, daß mit Beginn des 2. Schlafzyklus (wenn erneut vermehrt Tiefschlaf auftritt) die STH-Spiegel einen erneuten kleinen Anstieg zeigen, so daß das STH während der ersten beiden Schlafzyklen erhöht ist. Wir folgern aus diesen Ergebnissen, daß nicht der Tiefschlaf, sondern vielmehr der Beginn des 1. und 2. Schlafzyklus den eigentlichen Stimulus für die Wachstumshormonsekretion darstellen. Interessanterweise bewirken die späteren Schlafzyklen nur noch gelegentlich einen Anstieg des Wachstumshormons, der sich in der Mittelwertskurve nicht abbildet.

Schlafprozesse stellen somit den mächtigsten Stimulus für die STH-Sekretion dar. Selbst im GH-RH-Test werden nicht immer so hohe Spiegel wie während des Schlafs erreicht. Die Untersuchung der schlafassoziierten Sekretion von Wachs-

Schlaf und Hormone

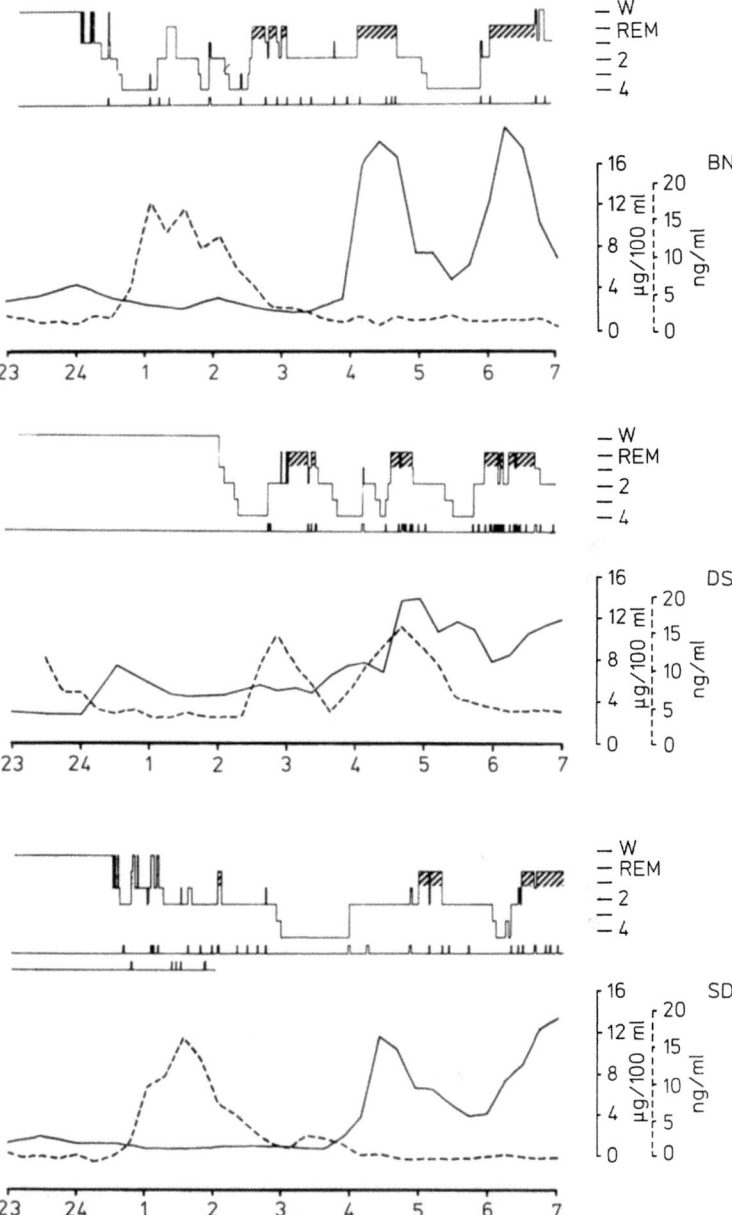

Abb. 1. Schlafprofile, Plasma-STH- *(punktierte Linie)* und Plasmakortisolspiegel *(durchgezogene Linie)* eines einzelnen Probanden. Im *oberen Teil* sind diese Parameter unter Baseline-Bedingungen dargestellt. *Mittlerer Teil:* Schlafverzögerung mit Einschlafzeitpunkt frühestens 2 Uhr. *Unterer Teil:* Unterdrückung des Deltaschlafes zwischen 23 Uhr und 2 Uhr. Es ist deutlich zu erkennen, daß die Schlafverzögerung eine entsprechende Verschiebung des STH-Peaks bewirkt, nicht dagegen die Unterdrückung des Deltaschlafes

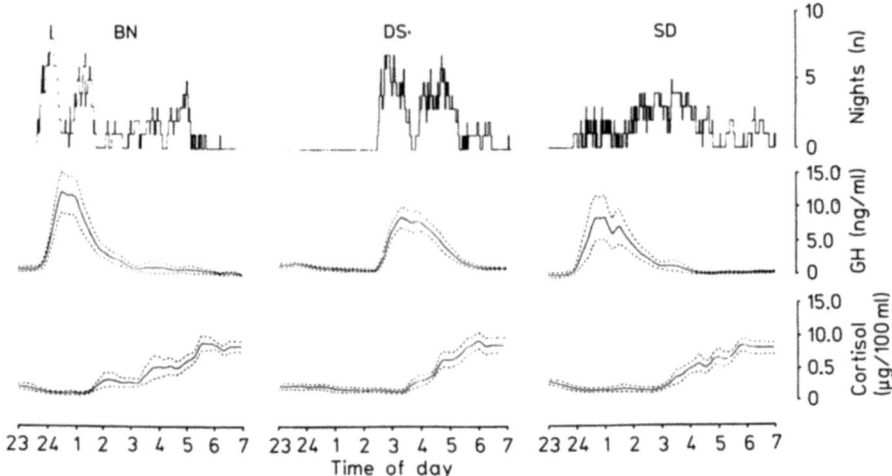

Abb. 2. Plasma-STH- und Kortisolspiegel von 10 Probanden unter Baseline-Bedingungen *(linker Teil* der Abb.), Schlafverzögerung *(mittlerer Teil)* sowie Unterdrückung des Deltaschlafes zwischen 23 Uhr und 2 Uhr *(rechter Teil* der Abb.). Im *oberen Teil* der Abb. ist dargestellt, wieviele der 10 Probanden sich zu einem gegebenen Zeitpunkt im Deltaschlaf befanden. Alle Daten wurden auf den Einschlafzeitpunkt synchronisiert

tumshormon stellt damit den besten Test zur Untersuchung von Störungen der Wachstumshormonsekretion überhaupt dar. Unsere derzeitigen Hypothesen über den Zusammenhang zwischen STH-Sekretion und Schlafprozessen sind in Abb. 7 dargestellt.

Kortisolsekretion

Beim Kortisol lassen sich im 24-h-Zyklus ca. 19 sekretorische Episoden unterscheiden. Im Laufe des Tages nehmen die Amplituden der sekretorischen Episoden ab, so daß das Plasmakortisol zum Abend hin auf sehr niedrige Werte abfällt. Zum Zeitpunkt des Einschlafens hat das Plasmakortisol in der Regel sein Minimum bereits erreicht und bleibt während der 1. Hälfte des Schlafes auf diesen sehr niedrigen, häufig nicht meßbaren Werten. In der 2. Hälfte des Nachtschlafes kommt es dann zu einem Anstieg des Plasmakortisols, so daß es kurz vor oder nach dem Erwachen sein Maximum erreicht. In der Regel wird ein so hoher Wert im Laufe des Tages nicht mehr erreicht. Damit gilt auch für das Kortisol, daß Schlafprozesse offenbar zu den stärksten physiologischen Stimuli gehören.

Da in der 2. Hälfte der Schlafepisode REM-Phasen gehäuft auftreten, lag die Vermutung nahe, daß der REM-Schlaf den eigentlichen Stimulus für die Kortisolsekretion darstellt [14]. Untersuchungen, die diesen Sachverhalt zeigen sollten, erbrachten jedoch widersprüchliche Ergebnisse, so daß schließlich ein Zusammenhang zwischen REM-Schlaf und Kortisolsekretion abgelehnt wurde. Wir ha-

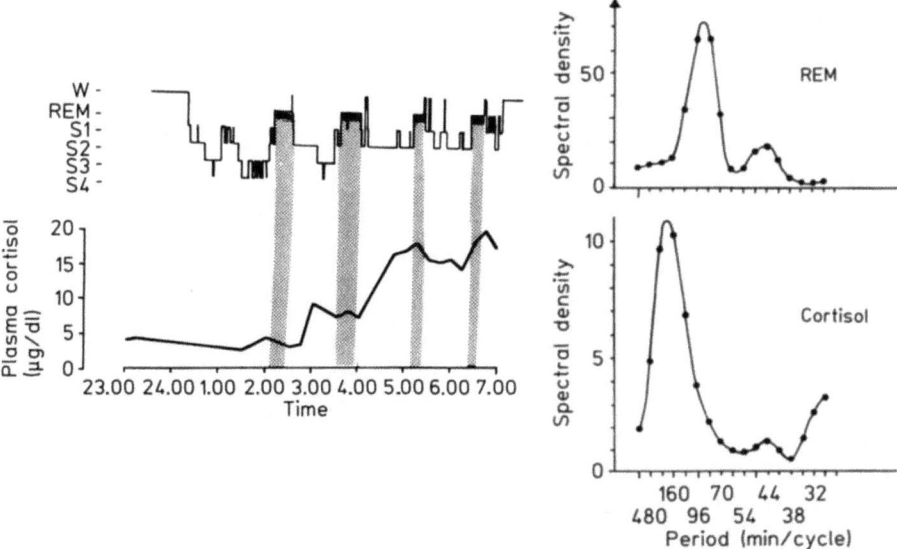

Abb. 3. Schlafprofil und Plasma-Kortisolspiegel eines einzelnen Probanden. Die REM-Schlafepisoden sind gekennzeichnet. Mit Ausnahme des letzten Schlafzyklus besteht eine Assoziation des REM-Schlafes mit abfallenden Kortisolspiegeln. Auf der *rechten Seite* der Abb. sind die dazugehörenden Frequenzanalysen für das Auftreten von REM-Schlaf sowie für die Plasma-Kortisolkonzentrationen dargestellt. In beiden Fällen konnten deutliche Peaks identifiziert werden, die hauptsächliche Periodendauer ist jedoch offensichtlich unterschiedlich

ben nun in einer Reihe von Untersuchungen zeigen können, daß ein signifikanter Zusammenhang zwischen dem Auftreten von REM-Schlaf und abfallenden Kortisolspiegeln besteht [1,8], wie es in Abb. 3 für einen einzelnen Probanden gezeigt ist. Wir sind deswegen der Frage des Zusammenhangs zwischen Schlafzyklen und Kortisolsekretion in einer erneuten Studie mit 31 männlichen Probanden (Alter 25-35 Jahre) nachgegangen. Durch Anwendung der Spektralanalyse konnten wir zunächst zeigen, daß die Schwankungen des Kortisolspiegels, wie sie bei den einzelnen Probanden während des Schlafes auftreten, nicht willkürlich episodisch, sondern rhythmisch mit einer Periodenlänge von ca. 150 min auftreten. Dies besagt, daß die Kortisolsekretion während des Schlafes einer ultradianen Rhythmik unterliegt. Bei der Berechnung von Mittelwertskurven geht diese ultradiane Rhythmik vollständig verloren, offensichtlich weil die Oszillationen zu unterschiedlichen Zeitpunkten einsetzen. Dies gilt selbst dann, wenn die Plasma-Kortisolkurven der 31 Probanden auf den Einschlafzeitpunkt synchronisiert werden (Abb. 4, linker Teil). Wenn man dagegen die Plasma-Kortisolverläufe auf den Beginn des 3. Schlafzyklus synchronisiert, bleiben die ultradianen Schwingungen des Plasmakortisols selbst in der Mittelwertskurve erhalten (Abb. 4, mittlerer Teil). Dies wird besonders deutlich, wenn man für die Analysen nur diejenigen Probanden auswählt, die ein ungestörtes Schlafprofil aufwiesen (Abb. 4, rechter Teil).

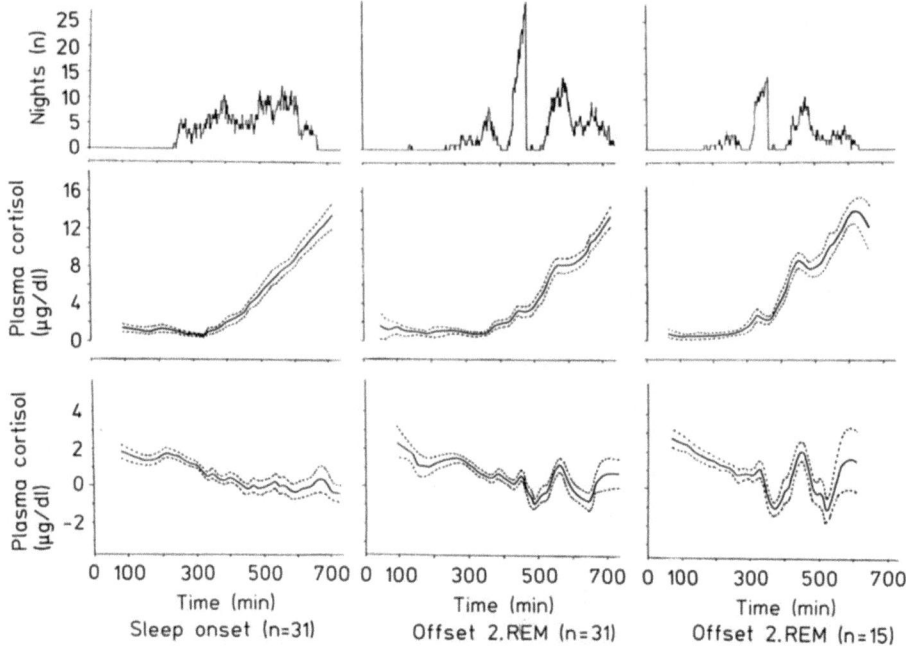

Abb. 4. *Oberer Teil:* Dargestellt ist die Verteilung der REM-Schlafphasen von 31 Probanden. *Mittlerer Teil:* Durchschnittliche Kortisolspiegel. *Unterer Teil:* Durchschnittliche Kortisolprofile der 31 Probanden, nachdem der in den Einzelkurven enthaltene lineare Trend entfernt worden war. Im *linken Teil* der Abb. wurden alle Daten auf den Schlafbeginn synchronisiert. Bei diesem Verfahren gehen die ultradianen Schwankungen des Plasmakortisols in der Mittelwertkurve verloren. Nur wenn die Daten auf den Beginn des 3. Schlafzyklus synchronisiert werden *(mittlerer Teil* der Abb.) bleiben die ultradianen Schwankungen weiterhin erkennbar. Im *rechten Teil* der Abb. wurden die gleichen Analysen bei 15 von den 31 Probanden durchgeführt, bei denen der Schlafablauf ungestört war. Bei diesen Probanden ist auch die ultradiane Rhythmik des Plasmakortisols deutlicher erkennbar

Wir folgern aus diesen Untersuchungen, daß der physiologische Stimulus für die nächtliche Kortisolsekretion der Beginn des 3. Schlafzyklus ist. Zu diesem Zeitpunkt wird die Kortisolsekretion angestoßen; sie folgt dann jedoch ihren eigenen Gesetzmäßigkeiten, wobei die Periodenlänge mit 150 min deutlich länger ist als die Periodenlänge der Schlafzyklen. Dies führte dazu, daß zunächst die REM-Perioden in Phasen abfallenden Kortisols fallen; diese Beziehung kehrt sich jedoch mit zunehmender Schlafdauer um, so daß im 5. Schlafzyklus (wenn er überhaupt auftritt) regelmäßig REM-Schlaf mit ansteigenden Plasma-Kortisolspiegeln assoziiert ist. Dieser Zusammenhang ist in Abb. 7 schematisch dargestellt.

LH-Sekretion

Die LH-Sekretion zeigt eine besonders ausgeprägte Pulsatilität. Beim erwachsenen Mann scheinen diese Pulse gleichmäßig über den 24-h-Zyklus verteilt zu sein; ein Zusammenhang mit Schlafprozessen besteht nach gängiger Auffassung nur während der Pubertät. In der frühen Pubertät kommt es nämlich charakteristischerweise zu einer Zunahme der Amplitude und der Frequenz der LH-Pulse, jedoch nur während des Schlafes [5]. Bei Schlafumkehr, d. h. Verschiebung der Schlafepisode um 12 h, kommt es auch zu einer entsprechenden Verschiebung des LH-Musters. Dies veranlaßte uns, den Zusammenhang zwischen LH-Sekretion und Schlaf auch beim erwachsenen Mann erneut zu untersuchen. Auch für die LH-Sekretion fanden wir (ebenfalls wie Follenius et al. [11]) einen signifikanten Zusammenhang zwischen REM-Schlaf und abfallenden LH-Spiegeln (Abb. 5). Im Vergleich zu einer vorangegangenen Wachperiode von 6 h waren die durchschnittlichen LH-Spiegel während des Schlafs signifikant höher und ebenso die erreichten Maximalspiegel (Tabelle 1). Darüber hinaus fiel auf, daß die LH-Pulse nicht willkürlich über die Schlafperiode verteilt waren. Bei der

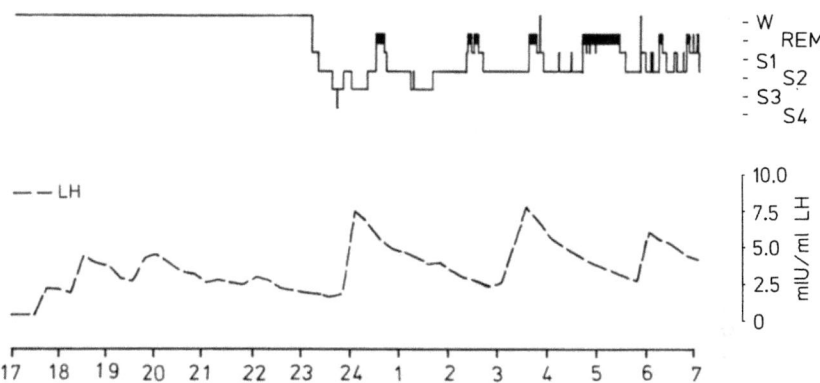

Abb. 5. Schlafprofil und Plasma-LH-Spiegel eines gesunden männlichen Probanden während des Schlafes sowie während der 6 vorausgehenden Stunden

Tabelle 1. Charakteristische Werte der LH-Sekretion während des Schlafes sowie während der 6 h vor Schlafbeginn

	Wachzustand	Schlaf	Signifikanz
durchschn. LH-Spiegel (mIE/ml) $\bar{x} \pm$ SEM	2,6 ± 0,3	3,4 ± 0,2	$p < 0{,}001$
max. Spiegel (mIE/ml) $\bar{x} \pm$ SEM	4,0 ± 0,4	5,4 ± 0,3	$p < 0{,}001$
Pulsfrequenz (P/h) $\bar{x} \pm$ SEM	0,3 ± 0,04	0,4 ± 0,04	$p < 0{,}01$

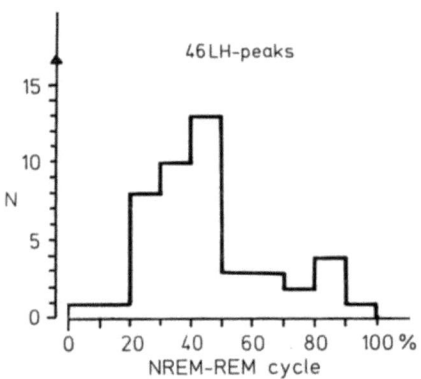

Abb. 6. Verteilung des Beginns der LH-Peaks auf den Schlafzyklus. Untersucht wurden insgesamt 46 LH-Peaks. Es ist deutlich zu erkennen, daß sich die LH-Peaks nicht willkürlich über den Schlafzyklus verteilen, sondern daß eine Häufung in der Mitte des Schlafzyklus auftritt

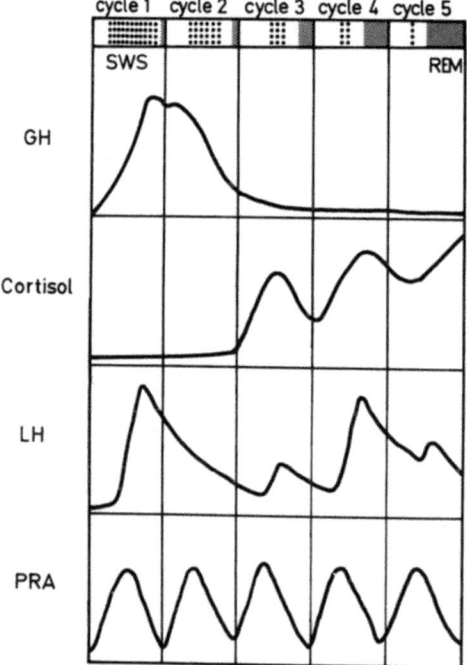

Abb. 7. Schematische Darstellung der postulierten Beziehung zwischen der zyklischen Infrastruktur des Schlafes und der ultradianen Rhythmik der Sekretion von STH, Kortisol, LH und PRA

Analyse von insgesamt 46 beobachteten LH-Pulsen während des Schlafs zeigte sich, daß der größte Teil in der Mitte einer Non-REM-Phase begann (Abb. 6). Diese Beobachtungen weisen darauf hin, daß auch die LH-Sekretion eng mit den zyklischen Schlafprozessen verknüpft ist. Die Beziehungen werden jedoch dadurch verschleiert, daß es keineswegs in jedem Schlafzyklus zum Auftreten eines LH-Pulses kommt. Die von uns postulierten Zusammenhänge zwischen Schlafgeschehen und LH-Sekretion sind in Abb. 7 schematisch dargestellt.

Plasmareninaktivität (PRA)

Auch die Plasmareninaktivität ist während des Schlafes durchschnittlich höher als im Wachzustand. Brandenberger et al. [6] haben darüber hinaus gezeigt, daß die Plasmareninaktivität deswegen besonders interessant ist, weil hier eine ganz strenge Abhängigkeit von der Infrastruktur des Schlafes nachzuweisen ist. Man kann die Ergebnisse von Brandenberger et al. dahingehend interpretieren, daß es gesetzmäßig mit jedem Beginn eines Schlafzyklus zu einem Anstieg der PRA kommt, so daß in den darauffolgenden REM-Phasen die PRA ebenso gesetzmäßig abfällt.

In Abb. 7 sind die Zusammenhänge zwischen zyklischem Schlafgeschehen und Hormonsekretion am Beispiel von STH, Kortisol, LH und PRA dargestellt. Es ist zu erkennen, daß jeder Schlafzyklus durch eine bestimmte Hormonkonstellation charakterisiert ist. Nur im Schlafzyklus 1 und 2 finden sich hohe STH-Werte bei gleichzeitig niedrigem Plasmakortisol. Solche Muster kommen tatsächlich nur während des Schlafes vor. Die meisten Stimuli der Wachstumshormonsekretion führen gleichzeitig zu einem Anstieg des Plasmakortisols bzw. werden zu Zeiten wirksam, in denen das Plasmakortisol bereits spontan hoch ist. Man kann sich leicht vorstellen, daß das Wachstumshormon bei niedrigen Plasmakortisolspiegeln andere Wirkungen entfaltet als bei hohen. Es zeigt sich somit, daß nicht nur der Schlaf bzw. Schlafprozesse den wichtigsten Stimulus für die Sekretion vieler Homone darstellen, sondern daß darüber hinaus schlafspezifische Hormonmuster und -konstellationen existieren, wobei sehr wohl Effekte auftreten könnten, die sich aus der Untersuchung der Wirkungen einzelner Hormone nicht ableiten lassen. So könnte man eine Funktion des Schlafs darin sehen, die verschiedenen endokrinen Rhythmen zu synchronisieren bzw. aufeinander abzustimmen. In letzter Konsequenz läßt sich aus diesen Überlegungen eine endokrinologische Schlaftheorie ableiten, die wenigstens teilweise erklären kann, warum wir schlafen.

Wirkungen von Hormonen auf Schlafprozesse

Wenn zentralnervöse Prozesse während des Schlafs für die endokrine Sekretion so wichtig sind, dann stellt sich die Frage, ob nicht auch die im Blut zirkulierenden Hormone rückwirkend zentralnervöse Funktionen, in diesem Fall Schlafprozesse, beeinflussen. Dieser Aspekt der Neuroendokrinologie, nämlich der Wirkung von Hormonen auf das ZNS, ist merkwürdig wenig untersucht worden. Im folgenden sollen deswegen einige Untersuchungen zum Einfluß von Steroidhormonen auf das Schlafgeschehen beim Menschen dargestellt werden.

Tabelle 2. Einfluß von Aldosteron, Hydrokortison und Fluocortolon auf das Schlafprofil bei gesunden Probanden. Die Tiefschlafstadien S3 und S4 wurden als „slow-wave-sleep" (SWS) zusammengefaßt. Angegeben ist der prozentuale Anteil der einzelnen Schlafstadien am Gesamtschlaf

	Plazebo (P)	Aldosteron (A)	Hydrokortison (H)	Fluocortolon (Fl)	Signifikanz
W	3,5	1,9	3,7	9,2	$p < 0,08$
S1	10,4	8,8	12,6	16,4	$p < 0,001$; P-H, P-Fl, A-H, A-Fl
S2	54,0	54,6	53,8	49,4	–
SWS	11,2	13,7	16,1	13,4	$p < 0,05$; P-H
REM	20,6	20,6	13,7	11,5	$p < 0,001$; P-H, P-Fl

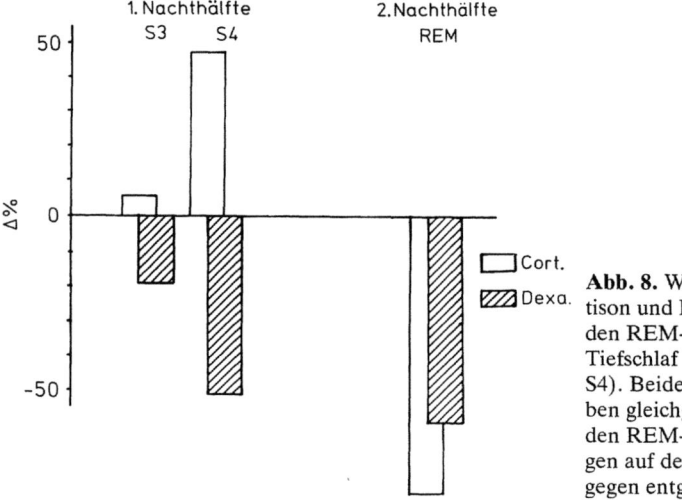

Abb. 8. Wirkung von Hydrokortison und Dexamethason auf den REM-Schlaf und auf den Tiefschlaf (Schlafstadien S3 mit S4). Beide Glukokortikoide haben gleichgerichtete Effekte auf den REM-Schlaf. Die Wirkungen auf den Tiefschlaf sind dagegen entgegengesetzt

Untersucht wurden 10 männliche Versuchspersonen, die entweder 1 mg Aldosteron, 20 mg Fluocortolon oder 80 mg Hydrokortison erhielten [2]. Hydrokortison und Aldosteron wurden als Dauerinfusion gegeben, Fluocortolon als orale Dosis um 23 Uhr. Die Dosierungen wurden so gewählt, daß sie den physiologischen Bereich nicht allzuweit überschritten. Aldosteron beeinflußte das Schlafgeschehen überhaupt nicht, beide Glukokortikoide (Fluocortolon und Hydrokortison) führten zu einer signifikanten Verminderung des REM-Schlafanteils. Dies entspricht früheren Untersuchungen von Gillin et al. [12], die gezeigt haben, daß Prednisolon dosisabhängig zu einer Verminderung des REM-Schlafes führt. Hydrokortison hatte darüber hinaus einen signifikanten Effekt auf den Tiefschlaf, der von 11,2 auf 16,1 % anstieg (Tabelle 2).

In einer zweiten Untersuchung verglichen wir die Effekte von Hydrokortison mit Dexamethason [9]. Erneut zeigte sich, daß beide Glukokortikoide zu einer signifikanten Verminderung des REM-Schlafs führen. Wie im ersten Experiment bewirkte das Hydrokortison eine signifikante Zunahme an Tiefschlaf, Dexamethason dagegen hatte einen gegenteiligen Effekt auf den Tiefschlaf (Abb. 8).

Dieser Befund ist deswegen so überraschend, weil man auf der Grundlage der derzeitigen Vorstellung über die Wirkungen von Glukokortikoiden solche differentiellen Effekte nicht erwarten würde. Wir wissen, daß Glukokortikoide über einen zytoplasmatischen Rezeptor wirken, der in allen Zellen identisch zu sein scheint. Tatsächlich konnte in den letzten Jahren von der Arbeitsgruppe um de Kloet [15,16] gezeigt werden, daß das Zentralnervensystem von dieser Regel eine Ausnahme macht: Im ZNS, und nur dort, gibt es zwei Rezeptoren für Glukokortikoide; der als Typ I bezeichnete Rezeptor ist vor allem im Hippocampus und im Septum angereichert. Dieser Rezeptor kann nur durch das körpereigene Kortisol, nicht dagegen durch synthetische reine Glukokortikoide aktiviert werden. Der Typ-II-Rezeptor dagegen, der chemisch mit dem Glukokortikoidrezeptor in den anderen Geweben, z. B. in der Leber identisch ist, ist gleichmäßig auf Neuronen und Gliazellen des ZNS verteilt. An diesen Rezeptor binden sowohl das körpereigene Kortisol als auch die synthetischen Glukokortikoide. Unsere Ergebnisse sprechen dafür, daß die Glukokortikoideffekte auf den REM-Schlaf über den Typ-II-Rezeptor vermittelt werden, während die Effekte auf den Tiefschlaf offensichtlich vom hippocampalen Typ-I-Rezeptor mediert werden. Dexamethason kann diesen Rezeptor nicht aktivieren, da es jedoch die körpereigene Kortisolsekretion unterdrückt, muß das Dexamethason einen dem Hydrokortison entgegengesetzten Effekt ausüben.

Da der Typ-I-Rezeptor chemisch einem Mineralokortikoidrezeptor entspricht, muß er durch Antimineralokortikoide blockierbar sein. Daraus wäre abzuleiten, daß Substanzen wie Spironolacton zu einer ähnlichen Verminderung des Tiefschlafs führen wie das Dexamethason, jedoch keine Effekte auf den REM-Schlaf ausüben. Eben diesen Sachverhalt konnten wir in einer kürzlich beendeten Studie (noch nicht publiziert) zeigen.

Diese Untersuchungen sprechen dafür, daß die aus den tierexperimentellen Befunden abgeleiteten Hypothesen, wonach es zwei Typen von Glukokortikoidrezeptoren im ZNS gibt, auch für den Menschen Gültigkeit haben. Eine Funktion des zentralnervösen Typ-I-Rezeptors für Glukokortiokoide besteht offenbar darin, den Tiefschlaf zu regulieren. Glukokortikoideffekte auf den REM-Schlaf werden dagegen von Typ-II-Rezeptoren vermittelt. Die geschilderten Ergebnisse beziehen sich ausschließlich auf akute Effekte der Glukokortikoide; bei chronischer Gabe können durchaus andere, evtl. sogar entgegengesetzte Effekte auftreten [13].

Es ist jedoch keineswegs so, daß nur Steroidhormone, die die Blut-Hirn-Schranke ohne weiteres passieren können, den Schlaf beeinflussen. Prinzipiell ist damit zu rechnen, daß auch Peptidhormone, die über die zirkumventrikulären Organe Zugang zum Zentralnervensystem haben können, die Funktion des ZNS während des Schlafs verändern können. So konnten wir kürzlich zeigen [4], daß das ACTH zu einer REM-Schlafreduktion führt, wie man es auf Grund der ACTH-stimulierten Kortisolsekretion erwarten würde. Jedoch scheint das ACTH selbst Effekte auf den Tiefschlaf zu haben, die den Kortisoleffekten auf den Tiefschlaf genau entgegengesetzt sind, so daß sich diese Wirkungen gegenseitig aufhoben und die Menge an Tiefschlaf letztlich unverändert blieb.

Die vorgestellten Befunde sprechen dafür, daß die wechselseitigen Beziehungen zwischen zentralnervösen Prozessen während des Schlafes und endokriner Sekretion sehr viel enger und wichtiger sind als man bisher angenommen hat. Die Untersuchung der endokrinen Sekretion im Wachzustand läßt tatsächlich eine der wichtigsten Einflußgrößen auf die Hormonsekretion außer acht, den Schlaf. Es ist nicht zu übersehen, daß die Schlafendokrinologie ein stark vernachlässigtes Gebiet darstellt. Erfreulicherweise nimmt in der letzten Zeit das Interesse an diesen Zusammenhängen deutlich zu, so daß damit zu rechnen ist, daß wir in naher Zukunft wesentlich besser und gründlicher über die enorme Bedeutung dieser wechselseitigen Beziehungen informiert sein werden.

Literatur

1. Born J, Kern W, Bieber K, Fehm-Wolfsdorf G, Schiebe M, Fehm HL (1986) Night-time plasma cortisol secretion is associated with specific sleep stages. Biol Psychiatry 21: 1415–1424
2. Born J, Zwick A, Roth G, Fehm-Wolfdorf G, Fehm HL (1987) Differential effects of hydrocortisone, fluocortolone, and aldosterone on nocturnal sleep in humans. Acta Endocrinol 116: 129–137
3. Born J, Muth S, Fehm HL (1988) The significance of sleep onset and slow wave for nocturnal release of growth hormone (GH) and cortisol. Psychoneuroendocrinology 13: 233–243
4. Born J, Späth-Schwalbe E, Schwakenhofer H, Kern W, Fehm HL (1989) Influences of corticotropin-releasing hormone, adrenocorticotropin, and cortisol on sleep in normal man. J Clin Endocrinol Metab 68: 904–911
5. Boyar RM, Rosenfeld RS, Kapen S, Finkelstein JW, Roffwarg HP, Weitzman ED, Hellman L (1974) Simultaneous augmented secretion of luteinizing hormone and testosterone during sleep. J Clin Invest 54: 609–618
6. Brandenberger G, Follenius M, Muzet A, Ehrhart J, Schieber JP (1985) Ultradian oscillations in plasma renin activity: Their relationship to meals and sleep stages. J Clin Endocrinol Metab 61: 280–284
7. Crowley WF, Filiconi M, Spratt DJ, Santoro NF (1985) The physiology of gonadotropin-releasing hormone (GnRH) secretion in men and women. Rec Prog Horm Res 41: 473–526
8. Fehm HL, Bieber K, Benkowitsch R, Fehm-Wolfsdorf G, Voigt KH, Born J (1986) Relationship between sleep stages and plasma cortisol: A single case study. Acta Endocrinol 111: 264–270
9. Fehm HL, Benkowitsch R, Kern W, Fehm-Wolfsdorf G, Pauschinger P, Born J (1986) Influences of corticosteroids, dexamethasone and hydrocortisone on sleep in humans. Neuropsychobiology 16: 198–204
10. Fehm HL, Born J (1988) Das Zentralnervensystem: Steuereinheit und Zielorgan des Endokriniums. In: Klußmann R (Hrsg) Stoffwechsel. Springer, Berlin Heidelberg New York Tokyo
11. Follenius M, Brandenberger G, Simon C, Schlienger JL (1988) REM sleep in humans begins during decreased secretory activity of the anterior pituitary. Sleep 11: 546-555
12. Gillin JC, Jakobs LS, Fram DH, Snyder F (1972) Acute effects of a glucocorticoid on human sleep. Nature 237: 398–399
13. Krieger DT, Glick SM (1974) Sleep EEG stages and plasma growth hormone concentration in states of endogenous and exogenous hypercortisolemia or ACTH elevation. J Clin Endocrinol Metab 39: 986–1000

14. Mandell MP, Mandell AJ, Rubin RT, Brill P, Rodnick J, Sheff R, Chaffey B (1966) Activation of the pituitary-adrenal axis during rapid eye movement sleep in man. Life Sci 5: 583–587
15. Ratka A, Sutanto W, Bloemers M, de Kloet ER (1989) On the role of brain mineralocorticoid (type I) and glucocorticoid (type II) receptors in neuroendocrine regulation. Neuroendocrinology 50: 117–123
16. Reul JMHM, de Kloet ER (1985) Two receptor systems for corticosterone in rat brain: Microdistribution and differential occupation. Endocrinology 117: 2505–2511
17. Takahashi Y, Kipnis DM, Daughaday WH (1968) Growth hormone secretion during sleep. J Clin Invest 47: 2079–2084
18. Van Cauter E, Honinckx E (1985) Pulsatility of pituitary hormones. In: Schulz H, Lavie P (eds), Ultradian rhythms in physiology and behavior. Springer, Berlin Heidelberg New York Tokyo
19. Weitzmann ED, Fukushima D, Nogeire C, Roffwarg H, Gallagher TF, Hellmann L (1971) Twenty-four hour pattern of episodic secretion of cortisol in normal subjects. J Clin Endocrinol 33: 14–22

7 Verhalten epileptischer Herde im Schlaf; Befunde bei intrakraniellen Ableitungen

H.-G. WIESER

Spätestens seit den frühen Arbeiten von Gibbs u. Gibbs [2] ist die Bedeutung des Schlafes für die Epilepsiediagnostik bekannt. Ableitungen im Schlaf (das sog. „Schlaf-EEG") werden bei bestimmten Fragestellungen in Zusammenhang mit Verdacht auf epileptische Funktionsstörungen von den meisten EEG-Laboratorien routinemäßig eingesetzt.

Zahlreiche Arbeitsgruppen haben sich seit Jahrzehnten mit den Zusammenhängen zwischen Schlaf und Epilepsie beschäftigt, und es wurden auch in jüngerer Zeit mehrere Symposien zu diesem Thema abgehalten [1, 7].

Durch den verstärkten Einsatz von computerunterstützten EEG-Analysemethoden, die vermehrte Einrichtung von eigentlichen Schlaflaboratorien, und die technologischen Fortschritte im Bereich des Langzeit-Monitoring (Radiotelemetrie und ambulante Kassettensysteme in Verbindung mit Aktivitäts-Monitoring), können heute vigilanz- und schlafabhängige Besonderheiten des EEG genauer studiert und mit einem vergleichsweise geringen Aufwand auch quantifiziert werden. Dabei wird das EEG mittels der Fast-Fourier-Transformation in Leistungsspektren umgewandelt und die Leistungsspektren werden fortlaufend über die Zeit aufgetragen („Chronospektral-Analyse", Compressed Spectral Array). Eine weitere Parameter-Extraktion resultiert in „Chronotrendkurven", die ein geeignetes Maß für die „EEG-Vigilanz" abgeben. Gebräuchliche Deskriptoren sind Spektrale Eckfrequenz, Median, Peakfrequenz und Quotienten von Frequenzbändern (Abb. 1). Chronotrendkurven (Abb. 2) können mit automatischer Spike-Detektion kombiniert werden (Abb. 3). Parallel dazu verwenden wir auch noch Algorithmen zur automatischen Anfallsdetektion. Anfälle lassen sich unter bestimmten Bedingungen aber auch bereits relativ zuverlässig mit einer fortlaufenden CSA (Compressed Spectral Array)-Darstellung erfassen (Abb. 4). Eine wesentliche Voraussetzung dafür sind allerdings artefaktfreie Ableitungen, was bei intrakraniellen (epikortikalen oder intrazerebralen) Ableitungen meist der Fall ist (Abb. 6).

Vigilanz- und schlafstadienabhängige quantitative und qualitative Veränderungen epileptischer EEG-Phänomene

Die im Elektroenzephalogramm von Anfallskranken außerhalb der Anfälle auftretenden epileptiformen Abnormitäten („interiktuale epileptische Spitzenpoten-

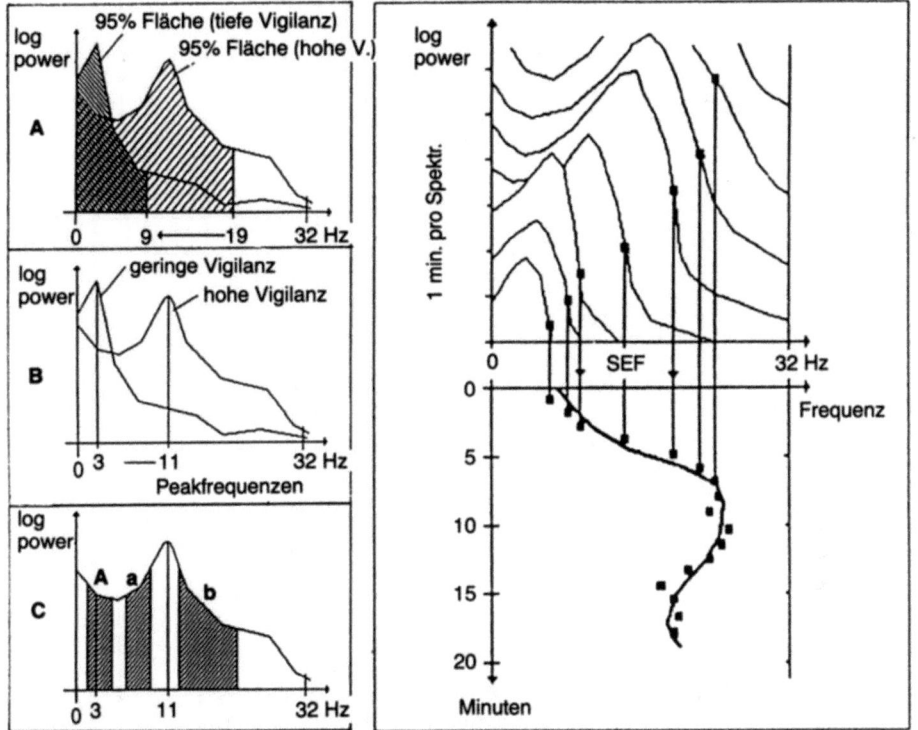

Abb. 1. Illustration einiger gebräuchlicher „EEG-Vigilanz"-Parameter (*links*) und der Beziehung zwischen Einzelspektren mit SEF-Marken und einer zugehörigen Chronotrendkurve (*rechts*). **A** Darstellung von Powerspektren des EEG im Wachzustand (hohe Vigilanz) und im Non-REM-Schlaf (tiefe Vigilanz). Die schraffierten Flächen bezeichnen 95 % der Gesamtfläche zwischen 0 und 32 Hz. Die spektrale Eckfrequenz (SEF) 95 % ist diejenige Frequenz, bei welcher 95 % der Energie des EEG erreicht ist (im Beispiel 9 und 19 Hz). Die Medianfrequenz ist ein Spezialfall von SEF: sie ist die 50 % SEF. **B** Bei Spektren, die sich durch einen deutlichen Peak auszeichnen, können die Peakfrequenzen als geeignetes Maß der EEG-Vigilanz verwendet werden. **C** Ein sehr empfindlicher und flexibler Vigilanzdeskriptor ist das Verhältnis der Leistungen in unterschiedlichen Frequenzbändern. In diesem Beispiel wird die Ratio R berechnet gemäß R = (a + b) / A. (A, a, b sind die schraffierten Leistungen in den entsprechenden Frequenzbändern)

tiale") können in Abhängigkeit von bestimmten Schlafstadien entweder aktiviert oder gehemmt werden. In der Regel manifestieren sich epileptogene Foci – insbesondere solche der Schläfenlappenregion – in oberflächlichen Stadien des Non-REM-Schlafes (auch SWS = Slow-Wave-Sleep) deutlicher, d. h. neben qualitativen Unterschieden nimmt die Auftretenshäufigkeit von epilepsiespezifischen Potentialen zu. Diagnostisch macht man sich diesen Umstand bekanntlich durch Schlafableitungen mit oder ohne vorgängigen Schlafentzug zunutze. Im Gegensatz zum Non-REM-Schlaf werden im REM-Schlaf die meisten epileptogenen Foci inaktiv, d. h. der REM-Schlaf unterdrückt die epileptiformen Graphoelemente und verkleinert das spitzengenerierende „primäre epileptogene Areal".

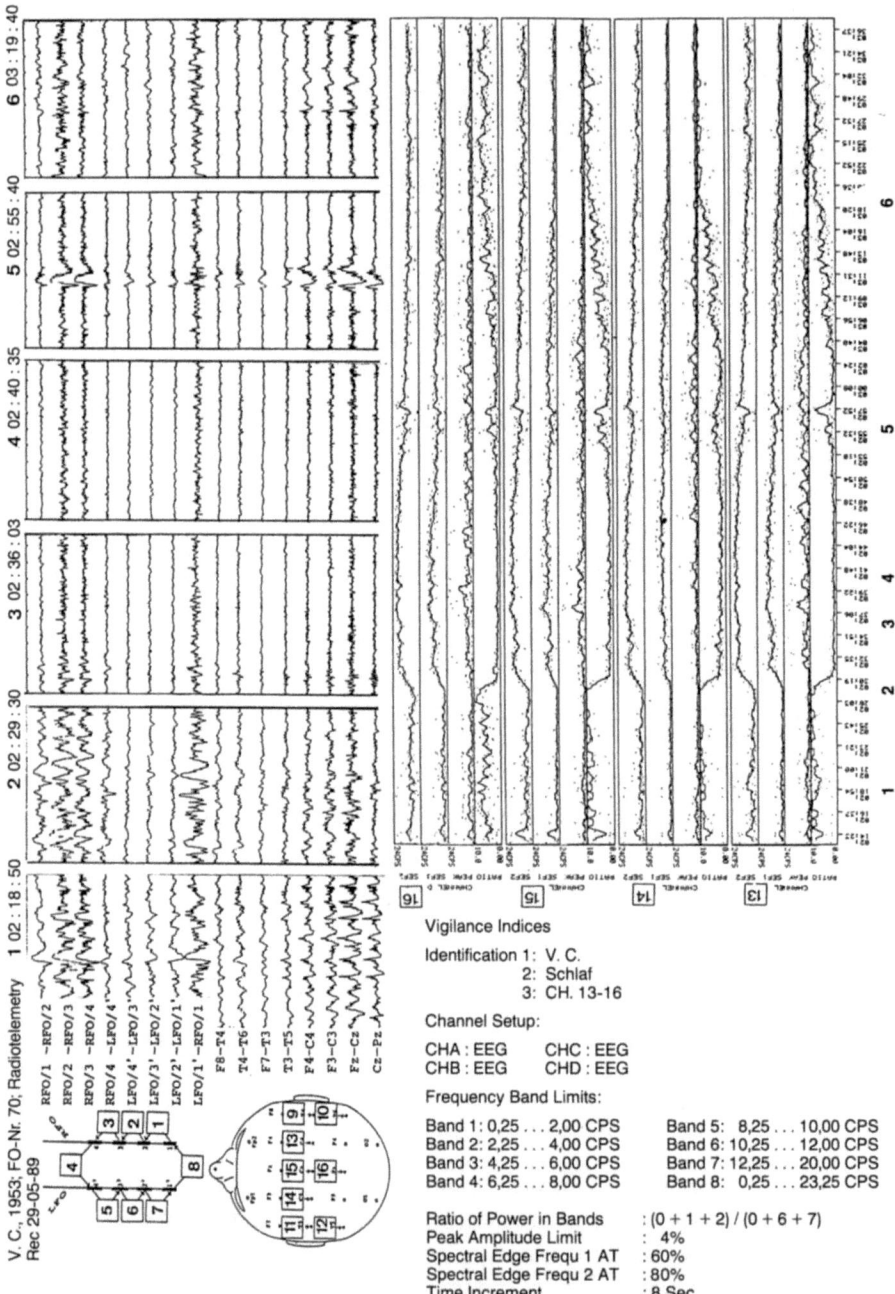

Abb. 2. Illustration der quantitativen Auswertung von radiotelemetrisch registrierten Foramen ovale-Elektroden (Kanäle 1–8) und Skalp-EEG (Kanäle 9 – 16)-Langzeitableitungen. Im linken Abschnitt sind 6 Kurvenausschnitte (1–6) in tiefen (1), mitteltiefen (5,6) und oberflächlichen (3,4) Non-REM-Schlafstadien, im rechten Abschnitt die Chronotrendkurven der Skalp-EEG-Ableitungen (Kanäle 13–16) dargestellt. In diesem Beispiel ist jeder EEG-Kanal durch 4 Vigilanzparameter beschrieben, und zwar (pro Kanal von rechts nach links): Ratio (0,25 – 4 Hz)/(10.25 – 20 Hz); Peakfrequenz; SEF 60%; SEF 80%

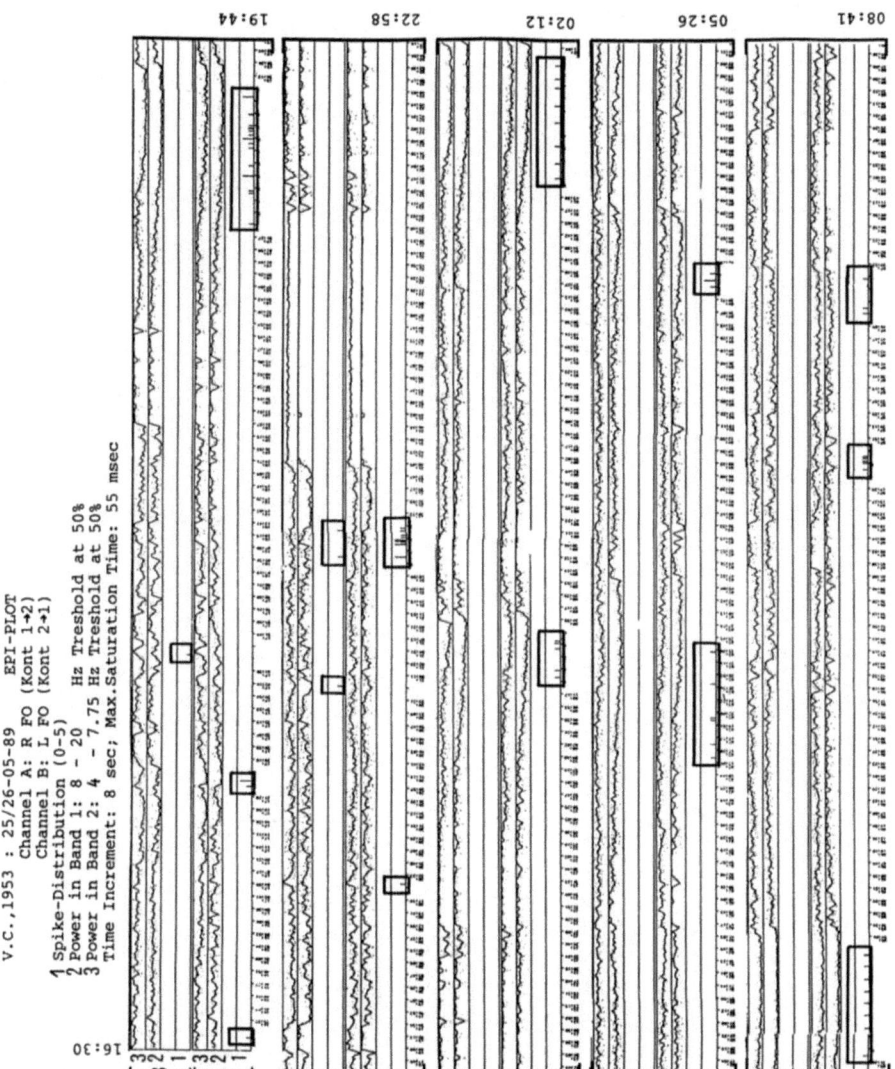

Abb. 3. Fortlaufende Darstellung (von *links unten* nach *rechts oben*) der EEG-Vigilanz (*Spur 2, 3*) und der Spike-Distribution (*Spur 1*) für rechte (*A*) und linke (*B*) Foramen ovale-Elektroden-Ableitungen über mehr als 16 h. Man beachte, daß die Spitzentätigkeit rechts mediobasal überwiegt und daß die Spitzen vorwiegend dann auftreten, wenn die Leistung in den geplotteten höheren Frequenzbändern (erfaßt sind 4–20 Hz) abnimmt, was im EEG vom Gyrus parahippocampalis oberflächlichen Schlafstadien entspricht

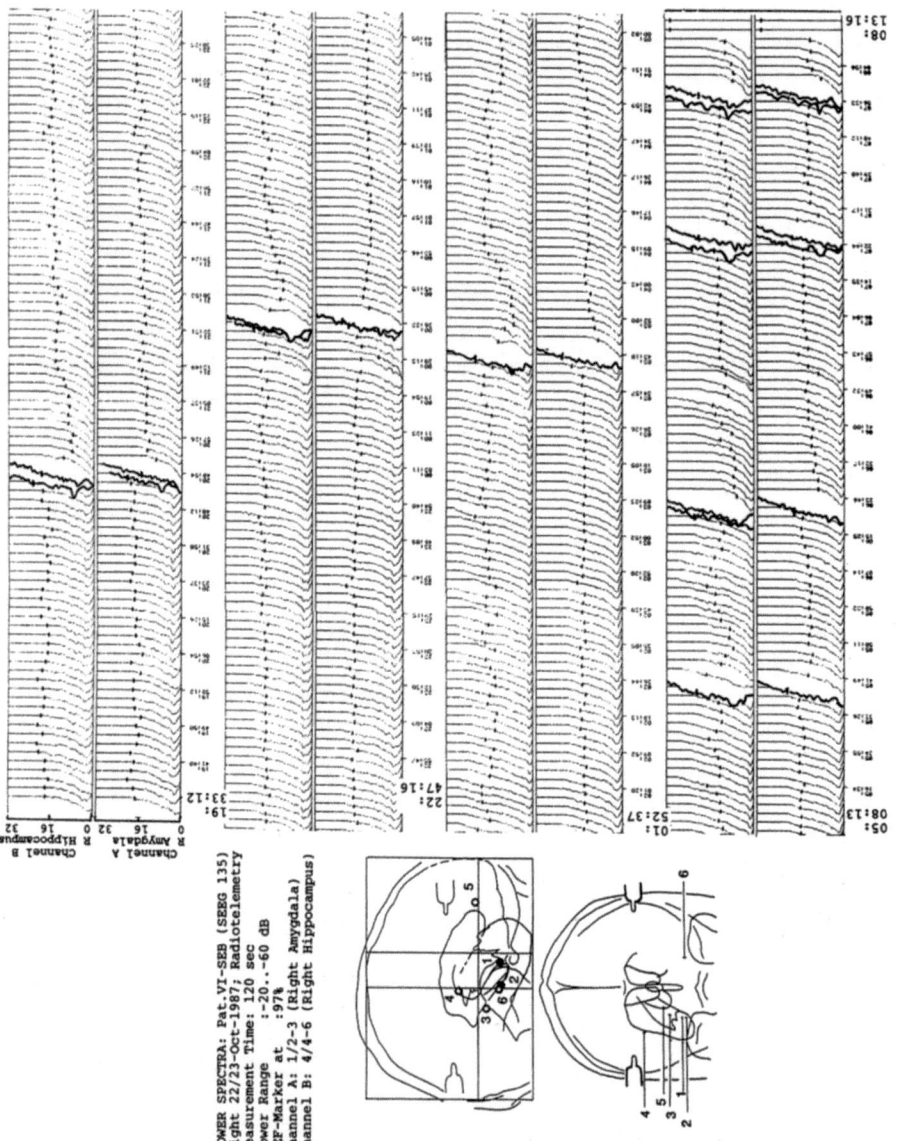

Abb. 4. On-line-Spektralanalyse (CSA) von Ableitungen der rechten Amygdala und der rechten Hippocampusformation über mehr als 12 h mit schöner Darstellung von 7 nächtlichen komplexpartiellen Anfällen, welche sich gegen die Morgenstunden hin häufen. Fortlaufend zu lesen von links unten nach rechts oben

Es ist einleuchtend, daß man von diesem Umstand für genauere lokalisatorische Aussagen profitieren kann, was besonders im Hinblick auf die chirurgische Behandlung fokaler Epilepsien sehr wichtig ist [9, 10, 11]. Einige Epilepsieformen, z. B. solche mit primären Herden im Mandelkern und in der supplementärmotorischen Region, können aber im REM-Schlaf hinsichtlich der Frequenz interiktualer Spitzen quantitativ aktiviert werden. Dies trotz gleichzeitiger Verkleinerung des Volumens („Fokalisierung"), von dem die Entladungen abgeleitet werden [9].

Aber nicht nur interiktuale EEG-Veränderungen weisen in einem hohen Prozentsatz vigilanzabhängige Veränderungen auf, auch die Anfälle selbst zeigen bei vielen Patienten vigilanz- bzw. schlafstadiengebundene Häufigkeitsverteilungen. Man hat vereinfachend den Non-REM-Schlaf als „Konvulsivum" und den REM-Schlaf als „Antikonvulsivum" bezeichnet [5]. Dies ist aber aus zweierlei Gründen nicht ganz zutreffend: Erstens gibt es die soeben erwähnte selektive Aktivierung bestimmter Epilepsieformen im REM-Schlaf, und zweitens – so wissen wir heute – zeigen besonders die Übergangsphasen („Transitphasen" vom Wachen zum Schlafen, von tiefen zu oberflächlichen Non-REM-Stadien, vom REM zum Non-REM und vice versa) eine stark anfallsfördernde Wirkung, so daß nur ihnen das Prädikat „Konvulsivum" uneingeschränkt zustünde.

Ohne hier auf Details der schlafstadiengebundenen Aktivierung oder Desaktivierung bei *verschiedenen* Epilepsieformen eingehen zu können, was infolge der Vielfalt der Phänomene ohnehin problematisch ist, scheinen folgende Aussagen generell akzeptiert zu sein (Tabelle 1): Insgesamt gesehen bewirkt der Schlaf eine starke Fazilitierung epileptischer Paroxysmen: Sie kommen bei Epileptikern im Schlaf etwa doppelt so häufig zur Darstellung wie im Wachzustand. Bei den Temporallappen-Epilepsien (mit psychomotorischen Anfällen) scheint die stärkste Fazilitierung epileptischer Paroxysmen vorzuliegen. Leichtschlaf (Non-REM 1 und 2) aktiviert temporale Spike-Foci am stärksten, so daß Kurzschlafableitungen als ausreichend angesehen werden. Die Transitphasen zeigen die stärkste Aktivierung epileptischer Paroxysmen bei der Petit-mal-Epilepsie, der Myoklonusepilepsie und bei Epilepsien mit sekundär generalisierten Anfällen. Im Non-REM-Schlaf zeigt sich eine starke Tendenz zur „Frontalisierung" und zur Generalisation. Physiologische Schlafmuster können durch epileptische Mechanismen „mißbraucht" werden („epileptische K-Komplexe", Abb. 5; „epileptische Aufwachreaktionen", Abb. 6 unten), was besonders bei generalisierten Epilepsien [4], aber auch bei limbischen Epilepsien [3], beobachtet wird. REM-Schlaf wirkt generell eher hemmend und „fokalisierend" auf die epileptischen Paroxysmen, kann aber auch bestimmte fokale Epilepsien aktivieren. Die Aktivierung epileptischer Paroxysmen im Schlaf kann bei bestimmten Epilepsieformen so massiv sein, daß man zu Recht von einem „elektrischen Status" spricht [6].

Tabelle 1. Synopse der wichtigsten Zusammenhänge Schlaf-Epilepsie. (Nach Wieser et al. [11])

	↑↓ NREM (Generalisierend)			↓↑ REM (Fokalisierend)	▲ Transit („Konvulsivum") IV, III → II, I II → WACH REM → NREM	Semiologie	
	I	II	III	IV			Klinisch	Elektrisch
Grand Maux Prim. Gen. Epi. „Idiopath."		↑				↑ Übergang in Leichtschlaf, Erwachen aus NREM	– GM – mit Automatismen, ± gen. Anfallspot. abortiv tonisch	„Schlaf-GM" (Gibbs) „rapid spike complexes"
Status PM Absenzen	↓ (Passouant)	↑	? (Ross) ↓↑ (Tomka)			↑ präparoxysm. Weckreaktion (Lehmann)		
Status epilepticus hirngesch. Kinder; BNS		↑ (Patry)				↑		
Psychomotorische Epilepsie	▲↑ (Gloor)				▲ bei limbischer Epilepsie (Amygdala + Hippocampus) ↑	↑ NREM ⇄ REM	– im NREM verstärkte Prop. über G. cinguli – im REM fok. subklin. Entladungen	
andere fokale Epilepsien SMA	▲				▲ (Passouant)	↑ generalisierend	– im NREM → generalisiert – im REM → umschrieben / abortiv	
Fronto-Lat.	▲				↑	▲ „Arousal"	– GM	„frontalisiert" → generalisiert
Zentro-Par.	▲				↑	▲	– GM	(KK-Epil., Vertex Epil.)

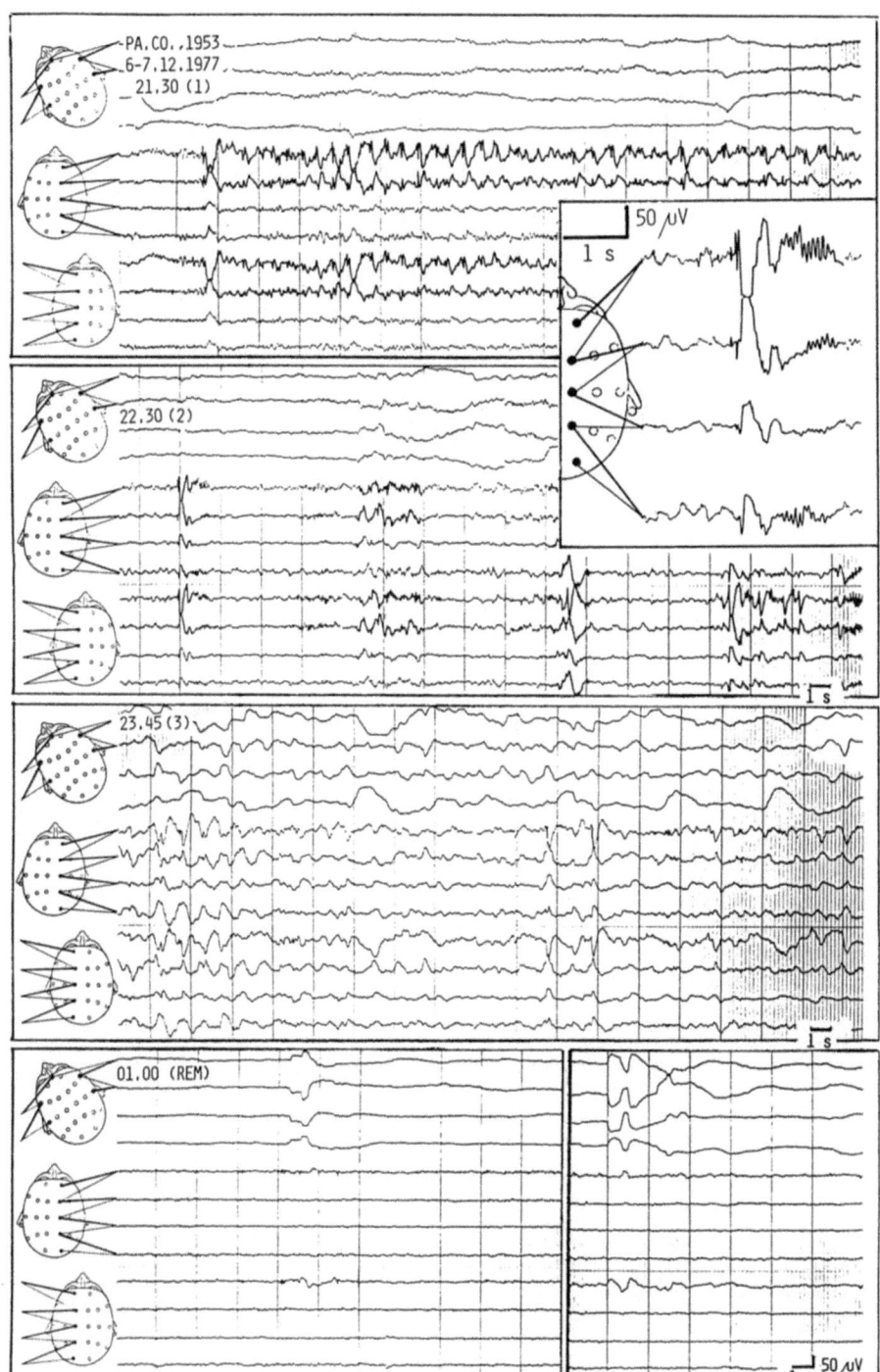

Abb. 5. Konventionelle Skalp-EEG-Ausschnitte mit charakteristischen schlafstadienabhängigen Veränderungen bei generalisierter Epilepsie: Von oben nach unten: Im Non-REM-Stadium 1 (21:30) lange bifrontale Entladungen, die sich im Stadium 2 (22:30) zunehmend in „epileptische K-Komplexe" (s. vergrößerter Ausschnitt) auflösen. Keine epileptiformen Veränderungen im Tiefschlaf (23:45) und im REM (01:10)

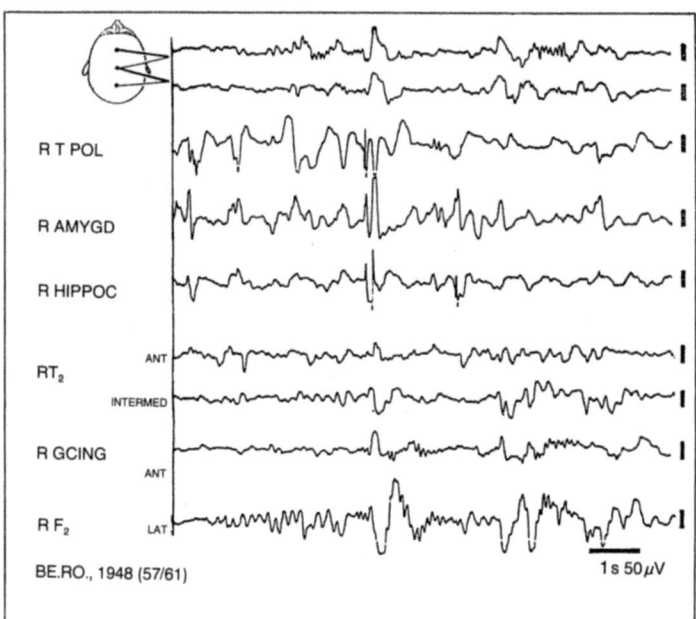
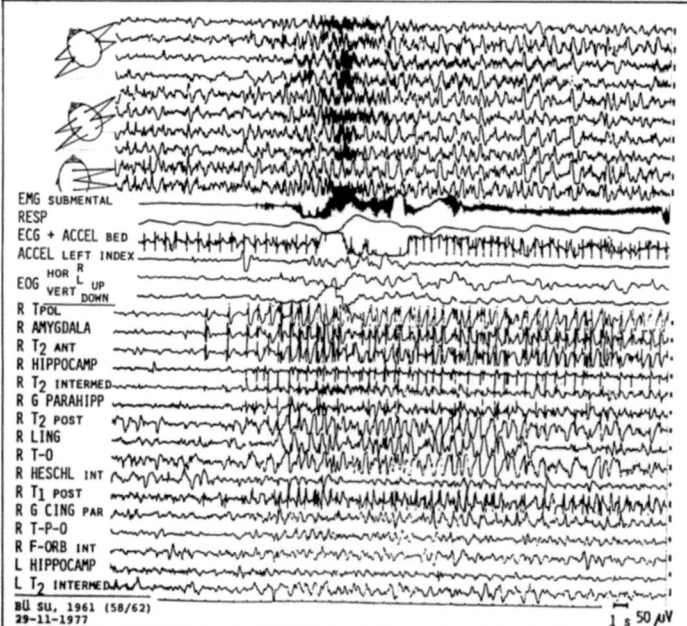

Abb. 6. *Oben:* Ein normaler K-Komplex im Skalp-EEG ist im primär epileptogenen Areal (rechts mediobasal limbisch) mit einem Spitzenpotential assoziiert. *Unten:* Einer „Aufwachreaktion" mit unauffälligem Skalp-EEG geht im Tiefen-EEG eine epileptische Entladung voran, womit es sich um eine „epileptische Aufwachreaktion" handelt

Unbeeinflußbarkeit der Hintergrundtätigkeit und Spitzenaktivität von unterschiedlichen Vigilanz- und Schlafzuständen: „Autonomie" des primär epileptogenen Areals

Die klinisch-epileptologische und elektroenzephalographische Erfahrung lehrt uns, daß das Phänomen der Aktivierung von Spitzenpotentialen im Schlaf ein janusköpfiges Gesicht haben kann: Etwas vereinfachend kann man sagen, daß das Mehr an steilen Potentialen, die im Schlaf-EEG registriert werden können, häufig durch ein Weniger an diagnostischer Zuverlässigkeit derselben wettgemacht wird. Von einigen charakteristischen schlafgebundenen EEG-Mustern – besonders denjenigen mit temporaler Lokalisation – die sich durch steile und/oder rhythmische Wellenformationen auszeichnen, ist dies bestens bekannt. Sie werden daher von verschiedenen Autoren gerne unter der Rubrik „Muster von zweifelhafter Signifikanz" abgehandelt. Beispielhaft wären hier die RMTD (Rhythmic Mid-Temporal Discharges) zu nennen. Umgekehrt gilt, daß diejenigen Spikes, die sich durch eine weitgehende Unbeeinflußbarkeit von unterschiedlichen Vigilanz- und Schlafstadien auszeichnen (also bis zu einem gewissen Grad „autonom" sind), das primär epileptogene Areal am zuverlässigsten anzeigen.

Diese „Autonomie" betrifft aber nicht nur die interiktualen Spitzen, sondern – wenigstens teilweise – auch die Hintergrundtätigkeit (Abb. 7). Ist die Hinter-

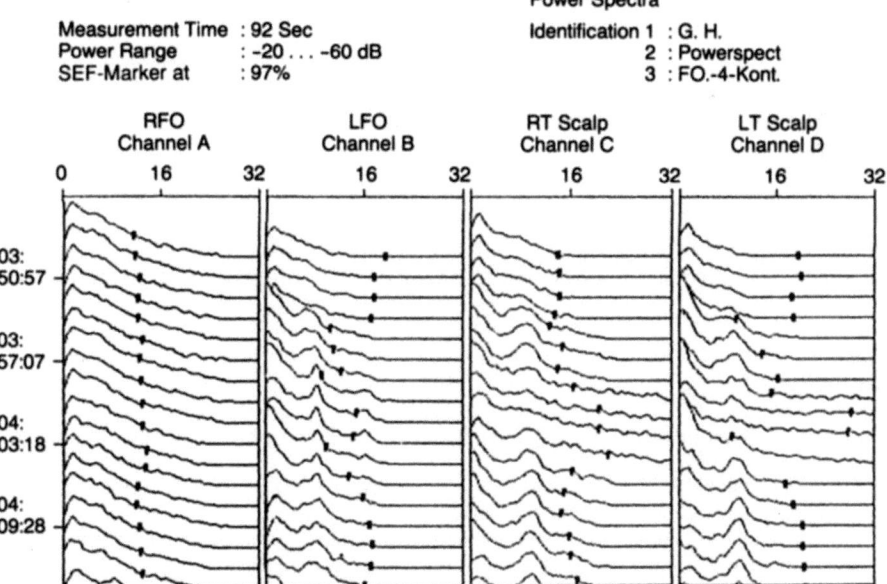

Abb. 7. Illustration der fehlenden vigilanzabhängigen Veränderungen der Hintergrundsaktivität („Starrheit") im primär epileptogenen Areal (RFO, rechte Foramen ovale-Ableitung; linker Bildrand). SEF 97%; RT Scalp, LT Scalp, rechte und linke temporale Skalp-Ableitung

grundtätigkeit lokal oder regional „starr" und zeigt keine vigilanzabhängigen Veränderungen, so darf dies als Hinweis für eine funktionelle Abkoppelung angesehen werden. Mit anderen Worten: es liegt eine Deafferenzierung vor, wodurch das entsprechende Kortexareal nicht mehr für sinnvolle physiologische Aufgaben zur Verfügung steht.

Organisation des Schlafes bei Epileptikern

Epileptiker zeigen nicht selten eine schwere Dysorganisation ihres Schlafablaufes. Infolge der zahlreichen Effekte, die die antiepileptische Medikation auf den Schlaf ausüben kann, läßt sich aber selten schlüssig beweisen, daß die geklagte Tagesmüdigkeit direkt mit der gestörten Schlaforganisation zu tun hat. Fraktionierter Schlaf mit häufigem Erwachen scheint ein hervorstechendes Merkmal zu sein. Zusammen mit Wyss und Urech haben wir seinerzeit 20 Ganznachtschlaf-Ableitungen (SDA: Simultane Infrarot-Video-Bild- und 32-Kanal-Aufzeichnung von Skalp- und Tiefen-EEG und Polygraphie) von 20 Kandidaten einer chirurgischen Epilepsietherapie mit größtenteils temporalen Herden auf „epileptische Aufwachreaktionen" (Abb. 6, unten) untersucht. Wir fanden 197 Aufwachreaktionen, die mit epileptischen Entladungen assoziiert waren. In knapp einem Drittel waren die „Aufwachreaktionen" von epileptischen Entladungen im Tiefen-EEG eingeleitet worden. Bei dieser Konstellation waren die Entladungen meist recht gut auf das primäre epileptogene Areal begrenzt, während in denjenigen Fällen, wo die epileptischen Entladungen gleichzeitig mit dem Aufwachen oder später auftraten, eine starke Ausbreitungstendenz vorherrschte.

In einer anderen Studie über Arousalmuster im EEG bei Temporallappenepilepsien [3] fanden wir, daß von 2108 K-Komplexen 64 % bereits im Oberflächen-EEG mit Spitzen assoziiert waren. Von den verbleibenden 760 K-Komplexen mit normaler Konfiguration im Oberflächen-EEG waren im simultan abgeleiteten Tiefen-EEG 58 % mit epileptiformen Spitzen assoziiert. Diese Ergebnisse stehen im Einklang mit der Ansicht Niedermeyers [4], daß Arousalmuster im EEG als „Vehikel" für Anfallsentladungen dienen können. Mit DC-Ableitungen konnten wir zeigen, daß Arousalreaktionen von negativen DC-Shifts begleitet sind [8].

Literatur

1. Degen R, Niedermeyer E (eds) (1984) Epilepsy, sleep and sleep deprivation. Elsevier, Amsterdam
2. Gibbs EL, Gibbs FA (1947) Diagnostic and localizing value of electroencephalographic studies in sleep. Assoc Res Nerv Ment Dis 26: 336–376
3. Hess R, Urech E, Wieser HG (1982) Arousal patterns in depth recording from epileptics. In: Sterman MB, Shouse MN, Passouant P (eds) Sleep and epilepsy, Academic Press, New York, pp 209–217
4. Niedermeyer E (1984) Awakening epilepsy („Aufwach-Epilepsie") revisited 30 years later. In: Degen R, Niedermeyer E (eds) Epilepsy, sleep and sleep deprivation. Elsevier, Amsterdam, pp 85–96

5. Passouant P (1982) Historical views on sleep and epilepsy. In: Sterman MB, Shouse MN, Passouant P (eds) Sleep and epilepsy. Academic Press, New York, pp 1–6
6. Patry G, Lyagoubi S, Tassinari CA (1971) Subclinical „electrical status epilepticus" induced by sleep in children. Arch Neurol 24: 242–252
7. Sterman MB, Shouse MN, Passouant P (eds) (1982) Sleep and epilepsy. Academic Press, New York
8. Stodiek SRG, Wieser HG (1987) Epicortical DC changes in epileptic patients. In: Wolf P, Dam M, Janz D, Freifuss FE (eds) Advances in epileptology, vol 16. Raven Press, New York, pp 123–127
9. Wieser HG (1984) Temporal lobe epilepsy, sleep and arousal: Stereo-EEG findings. In: Degen R, Niedermeyer E (eds) Epilepsy, sleep and sleep deprivation, Elsevier, Amsterdam, pp 137–167
10. Wieser HG (1985) Human sleep and stereo-EEG findings. In: Kubicki S, Herrmann WM (eds) Methods of sleep research. G. Fischer, Stuttgart, pp 197–219
11. Wieser HG, Urech E, Wyss A, Meles HP (1980) Verhalten fokaler epileptogener Aktivität während Nachtschlafableitungen im Oberflächen- und Tiefen-EEG. Nervenarzt 51: 9–16

Teil II: Klinik

8 Einteilung und Diagnostik der Hyposomnien

P. J. Hauri

Es gibt viele Gründe, weshalb Patienten nicht schlafen können. Eine zerquetschte Zehe kann vom Schlafen abhalten, aber auch eine schwere Depression. Um Schlaflosigkeit zu verstehen und zu behandeln, muß man zunächst versuchen, ihre verschiedenen Ursachen zu ordnen. Die Beurteilung der Phänomene unserer Umwelt hängt davon ab, wie wir sie eingeordnet haben.

Ich möchte hier drei verschiedene Klassifikationssysteme darstellen, die heute in den USA benutzt werden. Dazu sollen einige Punkte erst kurz erläutert werden:

1. Subjektiv sind Schlaflosigkeit und exzessive Schläfrigkeit genau das Gegenteil voneinander. Häufig sind sie aber sehr eng miteinander verbunden. Schläfrigkeit am Tage ist eine natürliche Konsequenz nächtlicher Schlaflosigkeit. Auch können die gleichen Erkrankungen oft entweder Schlaflosigkeit oder exzessive Schläfrigkeit auslösen. Periodische Bewegungen der Unterschenkel oder Schlaf-Apnoe-Syndrome zum Beispiel, können nächtliche Schlaflosigkeit verursachen (speziell wenn sie relativ mild ausgeprägt sind) oder abnorme Tagesschläfrigkeit. Gemütserkrankungen mit affektiven Störungen verursachen häufig Schlaflosigkeit, hie und da aber auch Hypersomnie. Eine Klassifikation, die prinzipiell zwischen Hyposomnie und Hypersomnie unterscheidet, muß solche Krankheiten daher immer in beiden Kategorien aufführen.
2. Schlaflosigkeit kann das Hauptproblem eines Patienten sein oder nur ein kleines Nebenproblem, wie z. B. Insomnie bei Lungenkarzinom. Bei einer Klassifikation von Schlafstörungen ist immer die Frage, wieviel man mit einschließen will und was außerhalb des klassifizierten Bereiches bleiben soll. Periodische Bewegungen der Unterschenkel im Schlaf werden in die Klassifikation mit aufgenommen, Lungenkrebs aber nicht. Wo soll man hier die Grenze ziehen?
3. Am besten wäre es, die Schlafstörungen entsprechend ihrer Ätiologie zu klassifizieren. Bei einigen Fällen verstehen wir den Grund der Schlaflosigkeit, z. B. wenn ein Patient mit Einschlafstörungen eine endogene zirkadiane Rhythmik zeigt, die länger als 24 h ist. In anderen Fällen wissen wir aber nur sehr wenig über die Ätiologie und müssen uns darauf beschränken, das Phänomen einfach zu beschreiben, wenn beispielsweise eine Insomnie seit Geburt lebenslang besteht, ohne daß wir erkennen können, warum. Solange also unsere Kenntnisse über die Schlafstörungen beschränkt sind, wird auch unser Klassifikationssystem unbefriedigend bleiben müssen.

Die drei zu beschreibenden Klassifikationssysteme haben diese hier skizzierten Fragen auf unterschiedliche Weise gelöst. Wenden wir uns also diesen Systemen zu:

Im Jahre 1977 hat die damals gerade gegründete Association of Sleep Disorders Centers (ASDC) eine Arbeitsgruppe beauftragt, eine Klassifikation der Schlafstörungen zu schaffen. Wir waren etwa zehn Schlafforscher und Kliniker, die unter der Leitung von Dr. Roffwarg einige Male zusammenkamen. 1979 veröffentlichten wir dann die ASDC-Nosologie, die bis heute gültig ist (Tabelle 1). Dieses System teilt die Schlafstörungen in vier Hauptgruppen ein. Insomnie wird von exzessiver Schläfrigkeit unterschieden. Das bedingt, daß die meisten Untergruppen zweimal aufgeführt werden müssen, und daß die Rubriken Schlaflosigkeit und exzessive Schläfrigkeit ganz ähnliche Untergruppen aufführen (Ausnahme Narkolepsie). Außerdem sind in dieser Nosologie die primären Schlafkrankheiten mit anderen Erkrankungen vermischt, bei welchen die Schlafstörung nur eine nebensächliche Rolle spielt.

Trotz dieser Nachteile und Fehler hat sich diese Nosologie in den letzten 10 Jahren gut behauptet und hat unser Denken über die Schlafstörungen wesentlich beeinflußt.

Tabelle 1. Klassifikation von Schlaf- und Aufwachstörungen (Association of Sleep Disorders Centers 1979)

A. EDS: Einschlaf- und Durchschlafstörungen (Schlaflosigkeit, Insomnie)	
1. Psychophysiologisch bedingte EDS	
a. Vorübergehende und situationsbedingte EDS	307.41
b. Chronische EDS	307.42
2. EDS einhergehend mit psychiatrischen Erkrankungen (Benutzen Sie den entsprechenden Code für psychiatrische Erkrankungen plus ...)	
a. Symptomatische Erkrankungen und Persönlichkeitsstörungen	307.42
b. Affektive Störungen	307.42
c. Andere funktionelle Psychosen	307.42
3. EDS einhergehend mit Drogen- und Alkoholgebrauch (Benutzen Sie den entsprechenden Code für Drogen- oder Medikamentenabhängigkeit, -mißbrauch und -entzug plus ...)	
a. Toleranzentwicklung gegenüber oder Entzug von zentralnervös wirksamen Tranquilizern	780.52
b. Anhaltender Gebrauch von zentralnervös wirksamen Stimulanzien	780.52
c. Anhaltender Gebrauch oder Entzug anderer Medikamente oder Drogen	780.52
d. Chronischer Alkoholismus	780.52
4. EDS einhergehend mit schlafinduzierter Beeinträchtigung der Atmung	
a. Schlafapnoe-EDS-Syndrom	780.51
b. Alveoläres Hypoventilations-EDS-Syndrom	780.51
5. EDS einhergehend mit schlafabhängigem (nächtlichem) Myoklonus und „Restless-legs"-Syndrom	
a. Schlafabhängiger (nächtlicher) Myoklonus – (781.0)	780.52
b. „Restless-legs"-Syndrome – (333.99)	780.52

Einteilung und Diagnostik der Hyposomnien

Tabelle 1 (Fortsetzung)

6. EDS einhergehend mit anderen medizinischen, toxischen und umweltbedingten Zuständen	780.52
7. EDS mit Beginn in der Kindheit	780.52
8. EDS einhergehend mit anderen Symptomen	
a. Wiederholte REM-Schlafunterbrechungen	307.48
b. Atypische polysomnographische Muster	307.48
c. Nicht näher spezifiziert – 780.52 (organisch)	307.42
9. Keine EDS-Anomalien	
a. Kurzschläfer	307.49
b. Subjektive EDS-Beschwerden ohne objektiven Befund	307.49
c. Nicht näher spezifiziert	307.40
B. SES: Störungen mit exzessiver Schläfrigkeit	
1. Psychophysiologisch bedingte SES	
a. Vorübergehende und situationsbedingte SES	307.43
b. Chronische SES	307.44
2. SES einhergehend mit psychiatrischen Erkrankungen (Benutzen Sie den entsprechenden Code für psychiatrische Erkrankungen plus ...)	
a. Affektive Störungen	307.44
b. Andere funktionelle Störungen	307.44
3. SES einhergehend mit Drogen- und Alkoholgebrauch (Benutzen Sie den entsprechenden Code für Drogen- oder Medikamentenabhängigkeit, -mißbrauch und -entzug plus ...)	
a. Toleranzentwicklung gegenüber oder Entzug von zentralnervös wirksamen Stimulanzien	780.54
b. Anhaltender Gebrauch von zentralnervös wirksamen Tranquilizern	780.54
4. SES einhergehend mit schlafinduzierter Beeinträchtigung der Atmung	
a. Schlafapnoe-SES-Syndrom	780.53
b. Alveoläres Hypoventilations-SES-Syndrom	780.53
5. SES einhergehend mit schlafabhängigem (nächtlichem) Myoklonus und „Restless-legs"-Syndrom	
a. Schlafabhängiger (nächtlicher) Myoklonus – (781.0)	780.54
b. „Restless-legs"-Syndrom – (333.99)	780.54
6. Narkolepsie	347.00
7. Idiopathische ZNS-Hypersomnolenz	780.54
8. SES einhergehend mit anderen medizinischen, toxischen und umweltbedingten Zuständen	780.54
9. SES einhergehend mit anderen Grunderkrankungen	
a. Intermittierende (periodische) SES-Syndrome	780.54
i. Kleine-Levin-Syndrom – (349.89)	780.54
ii. Menstruationsbedingtes SES-Syndrom – (625.4, 626.9)	780.54
b. Nicht-ausreichender Schlaf	307.49
c. Schlaftrunkenheit	307.47
d. Nicht näher spezifiziert* – 780.54 (organisch) oder	307.49
10. Keine SES-Anomalien	
a. Langschläfer	307.49
b. Subjektive SES-Beschwerden ohne objektiven Befund	307.49
c. Nicht näher spezifiziert	307.40

Tabelle 1 (Fortsetzung)

C. Störungen des Schlaf-Wach-Rhythmus

---

1. Passagere Störungen des Schlaf-Wach-Rhythmus
   a. „Jet-lag"-Syndrom (Zeitzonenwechselsyndrom)   307.45
   b. „Schichtwechsel"-Veränderung bei konventionellem Schlaf-Wach-Rhythmus   307.45
2. Persistierende Störungen des Schlaf-Wach-Rhythmus
   a. Häufig wechselnder Schlaf-Wach-Rhythmus   307.45
   b. Syndrom der rückverlagerten Schlafphasen   780.55
   c. Syndrom des vorverlagerten Schlafphasen   780.55
   d. Verlängerter Schlaf-Wach-Rhythmus   780.55
   e. Unregelmäßige Schlaf-Wach-Muster   307.45
   f. Nicht näher spezifiziert* – 780.55 (organisch) oder   307.45

D. Dysfunktionen in Verbindung mit Schlaf, Schlafstadien oder partiellem Erwachen (Parasomnien)

---

1. Schlafwandeln (Somnambulismus)   307.46
2. Pavor nocturnus   307.46
3. Schlafabhängige Enuresis – 780.46 (organisch) oder   307.46
4. Andere Dysfunktionen
   a. An Alpträume gekoppelte Angstattacken   307.47
   b. Schlafabhängige epileptische Anfälle (Benutzen Sie den entsprechenden Code für Epilepsie plus ...)   780.56
   c. Schlafabhängiger Bruxismus   306.8
   d. Schlafabhängige rhythmische Kopfbewegungen (Jactatio capitis nocturna)   307.3
   e. Familiäre Schlaflähmung   780.56
   f. Gestörte nächtliche penile Tumeszenz (Benutzen Sie den entsprechenden Code für Impotenz plus ...)   780.56
   g. Schlafabhängige schmerzhafte Erektionen – 607.3 plus   780.56
   h. Schlafabhängige Kopfschmerzen und chronische paroxysmale Migräne (entsprechender Code für Kopfschmerzen plus ...)   780.56
   i. Schlafabhängiges pathologisches Schlucksyndrom   780.56
   j. Schlafabhängiges Asthma (Benutzen Sie den Code für Asthma plus ...)   780.56
   k. Schlafabhängige kardiovaskuläre Symptome (entsprechender Code für kardiovaskuläre Erkrankungen plus ...)   780.56
   l. Schlafabhängiger gastro-ösophagealer Reflux   780.56
   m. Schlafabhängige Hämolyse (paroxysmale nächtliche Hämoglobinurie)   283.2
   n. Asymptomatische polysomnographische Befunde   780.56
   o. Nicht näher spezifiziert* – 780.56 (organisch) oder   307.47

Im Jahre 1986 kam eine zweite Nosologie heraus, als Bestandteil der Teilrevision des DSM III (DSM = Diagnostic and Statistical Manual). Es handelt sich um das Klassifikationssystem der amerikanischen psychiatrischen Gesellschaft, welches in den USA fast durchweg an die Stelle des ICD-9 getreten ist. In der DSM III klassifiziert man jedes psychiatrische Problem auf fünf Achsen. Für uns wichtig sind die Achse eins, auf der das psychiatrische Hauptproblem klassifiziert wird, und die Achse drei, auf der die medizinischen Probleme des Patienten aufgezählt werden.

Die Schwierigkeit der DSM III Revision (DSM IIIR) war es, daß wir auf der einen Seite eine vollständige Liste aller Schlafstörungen aufführen wollten, ohne aber auf der anderen Seite behaupten zu wollen, daß alle Schlafprobleme psychiatrischen Ursprungs seien. Das Problem wurde so gelöst, daß wir auf Achse 1 die psychiatrischen Konsequenzen der Schlafstörung aufführten und auf Achse 3 die medizinischen Ursachen, soweit diese bekannt sind. Dieses System ist in Tabelle 2 beschrieben.

Wie man sieht, sind hier Schlaflosigkeit, exzessive Tagesschläfrigkeit und Störungen des Schlaf-Wach-Rhythmus unter dem Oberbegriff Dyssomnie zusammengefaßt, während die Parasomnien eine zweite Hauptgruppe bilden.

Ein Vorteil des DSM IIIR ist, daß alle Begriffe definiert sein müssen. Die Definition der Schlaflosigkeit findet sich in Tabelle 3. Wie man dort sieht, genügt

Tabelle 2. Schlafstörungen (American Psychiatric Association 1987)

A: *Dyssomnien:* Störungen in der Menge, der Qualität, oder dem Zeitpunkt des Schlafes

Schlaflosigkeit
  a. Schlaflosigkeit, die mit einer anderen psychiatrischen Krankheit einhergeht (nichtorganisch). Die Krankheit muß auf Achse I oder II des DSM IIIR erfaßbar sein. — 307.42
  b. Schlaflosigkeit, die einen bekannten organischen Grund hat (z. B. Schlafapnoe, Medikament) — 780.50
  c. Primäre Schlaflosigkeit (anscheinend nicht mit psychiatrischer oder organischer Krankheit einhergehend) — 307.42

Exzessive Schläfrigkeit
  a. Exzessive Schläfrigkeit, die mit einer anderen psychiatrischen Krankheit einhergeht (nichtorganisch). Die Krankheit muß auf Achse I oder II erfaßbar sein. — 307.44
  b. Exzessive Schläfrigkeit, die einen bekannten organischen Grund hat — 780.50
  c. Primäre exzessive Schläfrigkeit (z. B. idiopathische ZNS-Hypersomnolenz) — 780.54

Störungen des Schlaf-Wach-Rhythmus
Bezeichnen sie den Typus: Syndrom der vorverlagerten Schlafphasen oder Syndrom der rückverlagerten Schlafphasen, unregelmäßiges Schlaf-Wach-Muster, häufig wechselnder Schlaf-Wach-Rhythmus — 307.45

Nicht näher spezifizierte Dyssomnie — 307.40

B: *Parasomnien:* Störungen innerhalb des Schlafes, oder an der Schlaf-Wach-Schwelle. Man beklagt sich über die Störung, nicht über deren Einfluß auf den Schlaf oder das Wachsein

  a. Alptraum — 307.47
  b. Pavor nocturnus — 307.46
  c. Schlafwandeln (Somnambulismus) — 307.46
  d. Andere Parasomnien — 307.40

Tabelle 3. Schlaflosigkeit, Insomnie (APA 1987)

Definition:

A: Klage über Schlaflosigkeit oder mangelnde Erholsamkeit des Schlafes

B: Die Störung dauert mindestens einen Monat, tritt mindestens dreimal wöchentlich auf und verursacht entweder Klagen über Tagesschläfrigkeit oder deren Symptome (Gereiztheit, verminderte Leistungsfähigkeit)

C: A und B können nicht aufgrund einer Parasomnie oder einer Störung im Schlaf-Wach-Rhythmus erklärt werden.

---

ein längeres Wachliegen während der Nacht nicht den definitorischen Kriterien der Schlaflosigkeit, weil es ja auch Kurzschläfer gibt, die wenig schlafen, aber nicht darunter leiden. Von Schlaflosigkeit kann man erst dann reden, wenn der ungenügende Schlaf sich am Tage leistungshemmend auswirkt.

Die DSM-IIIR-Klassifikation ist sehr leicht zu lernen, aber insgesamt doch etwas grobkörnig. Sie hat nicht viel zum Verständnis der Schlafstörungen beigetragen. ·

Der neueste Versuch einer Klassifikation ist die sog. Internationale Klassifikation der Schlafstörungen, die nun bereits seit 4 Jahren in Vorbereitung ist und 1990 veröffentlicht wird. Wir nennen sie die Internationale Klassifikation, weil Schlafforscher aus verschiedenen Ländern und Kontinenten daran gearbeitet haben. Eine Vorausschau auf diese Nosologie ist in Tabelle 4 zu finden.

Tabelle 4. Internationale Klassifikation der Schlafstörungen, Achse A[1] (American Sleep Disorders Association 1990)

1. *Dyssomnien*
   A. Schlafstörungen von innen (z. B. Narkolepsie)
   B. Schlafstörungen von außen (z. B. alkoholinduzierte Schlafprobleme)
   C. Störungen des zirkadianen Rhythmus (z. B. verlängerter Rhythmus)

2. *Parasomnien*
   A. Erwachensstörungen (z. B. Schlafwandeln)
   B. Störungen beim Schlaf-Wach-Übergang (z. B. rhythmische Bewegungen)
   C. Parasomnien, die gewöhnlich im REM-Schlaf auftreten (z. B. REM-Alpträume)
   D. Andere Parasomnien (z. B. schlafabhängiger Bruxismus)

3. *Schlafstörungen, die mit medizinischen oder psychiatrischen Krankheiten einhergehen*
   A. mit psychiatrischen Krankheiten (z. B. Depression)
   B. mit neurologischen Krankheiten (z. B. Parkinsonismus)
   C. mit andern medizinischen Krankheiten (z. B. Fibrositis)

4. *Vorgeschlagene Schlafstörungen* (wissenschaftlich noch nicht genügend erfaßt); z. B. fragmentierter Myoklonus)

---

[1] Das Klassifikationssystem hat drei Achsen. Auf der zweiten Achse werden die verwendeten diagnostischen Methoden spezifiziert (z.B. Schlafpolygraphie, MSLT), auf der dritten Achse werden zusätzliche Erkrankungen codiert.

Die Internationale Klassifikation verzichtet auf die Unterscheidung zwischen Insomnie und exzessiver Tagesschläfrigkeit. Das vereinfacht das System, weil damit Krankheiten wie Schlaf-Apnoe und periodische Bewegungen der Unterschenkel nur noch einmal aufgeführt werden müssen.

Die Internationale Klassifikation versucht auch, Hauptschlafstörungen von sekundären Schlafstörungen zu unterscheiden. Praktisch bedeutet dies, daß die Dyssomnien wahrscheinlich am besten von einem Schlafspezialisten behandelt werden, während die sekundären Schlafstörungen, die als Folge von medizinischen oder psychiatrischen Krankheiten auftreten, wahrscheinlich besser von einem Spezialisten jener Fachgebiete behandelt werden.

Die Internationale Klassifikation versucht ferner, etwas mehr Ordnung in die Gruppe der Parasomnien zu bringen. Endlich scheidet sie eine Anzahl von Schlafstörungen aus, über welche die Meinungen der Arbeitsgruppe zu sehr auseinandergingen. Dies betrifft z. B. Kurz- oder Langschläfer: Handelt es sich hier überhaupt um Schlafstörungen? Andere Schlafstörungen befinden sich ebenfalls in der Rubrik der vorgeschlagenen Schlafstörungen, weil sie als noch nicht genügend erforscht betrachtet werden.

Bei den Dyssomnien unterscheiden wir drei Gruppen:

- Zunächst die „Schlafstörungen von innen", bei denen der Herd der Schlafstörung sozusagen „unter der Haut" gefunden wird (endogene Schlafstörungen).
- Bei den Schlafstörungen von außen sucht man deren Ursache „außerhalb der Haut", z. B. Lärmeinwirkung, Alkoholgenuß, Erziehungsfehler.
- Die Schlafstörungen der zirkadianen Rhythmik unterscheiden sich von den vorangegangenen dadurch, daß hier die Störung nicht in der Menge des Schlafes liegt, sondern in der Tageszeit, wann der Schlaf auftritt.

Im folgenden möchte ich kurz einige Kennzeichen der verschiedenen Dyssomnien erläutern. Eine Beschreibung der anderen Schlafstörungen würde den Rahmen dieses Beitrages sprengen.

Bei den „Schlafstörungen von innen" finden sich folgende Einheiten:

1. *Psychophysiologisch bedingte Schlafstörung:* Diese Form der Schlaflosigkeit hat zwei Wurzeln:
   a) Eine organische Prädisposition zu leicht störbarem Schlaf.
   b) Konditionierte Faktoren (aus der individuellen Anamnese des Patienten), die ihn zu erhöhter nervlicher Spannung und Ängstlichkeit treiben, sobald er einschlafen will.
2. *Mangelhafte Wahrnehmung des Schlafzustandes:* Solche Patienten glauben wirklich, nicht zu schlafen, wenn auch der Polygraph eindeutigen Schlaf anzeigt. Früher wurde dies „Pseudo"-Schlaflosigkeit genannt. Heute wissen wir, daß bei vielen solcher Patienten mit dem Schlaf etwas nicht stimmt, was der Polygraph nicht messen kann.

Tabelle 5. Internationale Klassifikation der Schlafstörungen, Dyssomnien (American Sleep Disorders Association 1990)

A: Schlafstörungen von innen	
1. Psychophysiologisch bedingte Schlafstörung	307.42-0
2. Fehlwahrnehmung des Schlafzustandes	307.49-1
3. Idiopathische Schlaflosigkeit	780.52-7
4. Narkolepsie	347
5. Wiederkehrende Hypersomnie	780.54-2
6. Idiopathische Hypersomnie	780.54-7
7. Posttraumatische Hypersomnie	780.54-8
8. Obstruktives Schlafapnoe-Syndrom	780.53-0
9. Zentrales Schlafapnoe-Syndrom	780.51-0
10. Zentrales alveoläres Hypoventilations-Syndrom	780.51-1
11. Periodische Bewegungen der Glieder	780.52-4
12. „Restless-legs"-Syndrom	780.52-5
13. Schlafstörung von innen, NAK (nicht anderswo klassifiziert)	780.52-9
B: Schlafstörungen von außen	
1. Schlechte Schlafhygiene	307.41-1
2. Umweltbedingte Schlafstörung	780.52-6
3. Höhenbedingte Schlafstörung	289.0
4. Schlafstörung, bedingt durch Anpassungsschwierigkeiten	307.41-0
5. Ungenügende Schlafdauer	307.49-4
6. Schlafprobleme durch Reglementierung	307.42-4
7. Einschlaf-Assozationsprobleme	307.42-5
8. Schlafprobleme, bei Nahrungsmittelallergien	780.52-2
9. Nächtliches Essen oder Trinken	780.52-8
10. Schlafmittelinduzierte Schlafstörungen	780.52-0
11. Stimulanzieninduzierte Schlafstörungen	780.52-1
12. Alkoholinduzierte Schlafstörungen	780.52-3
13. Giftinduzierte Schlafstörungen, nicht anderswo klassifiziert	780.54-6
14. Schlafstörungen von außen, NAK	780.54-9
C. Störungen des zirkadianen Schlafrhythmus	
1. Zeitzonenwechselsyndrom (Jet lag)	307.45-0
2. Schichtwechsel-Schlafstörung	307.45-1
3. Unregelmäßiges Schlaf-Wach-Muster	307.45-3
4. Verzögertes Schlafphasensyndrom	780.55-0
5. Vorverlagertes Schlafphasensyndrom	780.55-1
6. Nicht-24-Stunden Schlaf-Wach-Syndrom	780.55-2
7. Zirkadiane Schlafrhythmusstörung, nicht anderswo klassifiziert	780.55-9

3. *Idiopathische Schlaflosigkeit:* Unter dieser Rubrik werden Patienten eingeordnet, die eine lebenslange Insomnie zeigen, ohne daß psychiatrische oder medizinische Ursachen vorliegen. Man vermutet hier eine neurologisch oder neurochemisch bedingte Störung in den Schlaf-Wach-Systemen.

4. *Narkolepsie*: Dies ist eine Krankheit, die erhöhte Tagesmüdigkeit mit abnormen Manifestationen des REM-Schlafes verbindet: Kataplexie, Lähmung beim Einschlafen und hypnagoge Halluzinationen.

5. *Episodische Hypersomnie:* In diese Rubrik gehören das Kleine-Levin-Syndrom, aber auch andere Schlafstörungen, bei welchen die exzessive Schläfrigkeit periodisch oder rezidierend auftritt.
6. *Idiopathische Hypersomnie:* Hier handelt es sich um Patienten, die eine chronische Hypersomnie zeigen, ohne daß eine Ursache dafür gefunden werden könnte. Sie haben weder Narkolepsie nach Schlaf-Apnoe, sind aber beim multiplen Schlaflatenztest genauso schläfrig, wie die erstgenannten Patienten. Als Ursache vermutet man neurologisch oder neurochemisch bedingte Störungen im Hirnstamm.
7. *Posttraumatische Hypersomnie:* Es gibt Patienten, die nach einem Kopftrauma keine anderen Symptome zeigen, als exzessive Tagesschläfrigkeit. Für solche Fälle ist diese Kategorie geschaffen worden.
8. *Obstruktives Schlaf-Apnoe-Syndrom:* Hierher gehören Patienten, deren obere Atemwege während des Schlafes kollabieren.
9. *Zentrales Schlaf-Apnoe-Syndrom:* Die Atmung setzt während des Schlafes aus, weil der Atemantrieb fehlt. Das Zwerchfell bewegt sich nicht, und die oberen Atemwege sind frei.
10. *Zentrales alveoläres Hypoventilationssyndrom:* Der Atemantrieb während des Schlafes ist schwach, der Sauerstoffgehalt des Blutes sinkt ab.
11. *Periodische Bewegungen der Extremitäten:* Betroffen sind vorwiegend die Beine, seltener auch die Arme. Alle 10–60 s kommt es während des Schlafes zu kurzen Bewegungen. Bei den meisten Patienten wechseln Bewegungsperioden ab mit anderen Schlafzeiten, in welchen die Extremitäten ruhig liegen.
12. *Restless-legs-Syndrom:* Es handelt sich um unangenehme, bei den meisten Patienten aber nicht eigentlich schmerzhafte Gefühle in den Beinen, die verschwinden, sobald die Beine bewegt werden.
13. *Schlafstörungen „von innen" (endogene Schlafstörungen), die unter keiner anderen Rubrik klassifiziert wurden:* Diese Rubrik wurde geschaffen, um Schlafstörungen aufzunehmen, die wir vielleicht heute noch gar nicht kennen oder die in keine der übrigen Rubriken passen.

Bei den exogenen Schlafstörungen oder Schlafstörungen von außen handelt es sich um folgende Untergruppen:

1. *Schlechte Schlafhygiene:* Hierher gehören schlechte Gewohnheiten des täglichen Lebens, welche den Schlaf beeinträchtigen, z. B. Koffeingenuß am Abend, unregelmäßige Schlafzeiten, ängstliche Beobachtung der Uhr, wenn man nicht schlafen kann, zuwenig körperliche Bewegung am Tage etc.
2. *Umweltbedingte Schlafstörung:* In diese Rubrik gehören Lärm, zu hohe Raumtemperatur, Bewegungen des Bettpartners etc. Wenn diese Ursache behoben wird, schläft der Betroffene sofort wieder normal.
3. *Höhenbedingte Schlafstörung:* Nach raschem Ortswechsel auf Höhen über 1500 Meter über dem Meeresspiegel treten bei manchen Patienten vorübergehend Schlafstörungen auf.
4. *Schlafstörungen, bedingt durch Anpassungsschwierigkeiten:* Wir alle schlafen im allgemeinen in unserer gewohnten Schlafzimmerumgebung am besten. Ein

Stadtbewohner kann Schwierigkeiten haben, auf dem Lande zu schlafen oder ein Matratzenschläfer, wenn er in einer Hängematte liegt.
5. *Verkürzte Schlafzeit:* Es gibt viele Menschen, die sich selbst nicht genügend Zeit zum Schlafen gönnen.
6. *Erziehungsbedingte Schlafprobleme* können z. B. auftreten, wenn den Kindern keine feste Zubettgehzeit vorgeschrieben wird. Das Insbettgehen verzögert sich dann immer mehr, und schließlich wird die Schlaf-Wach-Rhythmik beeinträchtigt.
7. *Einschlafassoziationsprobleme:* Viele Kleinkinder, aber auch Erwachsene, können nur einschlafen, wenn gewisse Vorbedingungen erfüllt sind, z. B. wenn das Kleinkind in den Armen der Mutter liegt. Wenn solche Kinder nachts erwachen, müssen diese Einschlafbedingungen wieder hergestellt werden, ehe sie wieder einschlafen.
8. *Schlafstörungen bei Nahrungsallergien:* Es gibt Patienten, die nach gewissen Nahrungsmitteln nur sehr schlecht einschlafen, obwohl diese keine Stimulanzien enthalten. Bei Kleinkindern handelt es sich meist um Kuhmilch, bei Erwachsenen oft um Eier, Fisch und gewisse chemische Konservierungsmittel.
9. *Nächtliches Essen oder Trinken:* Es gibt Patienten, die nach nächtlichem Erwachen nicht einschlafen können, wenn sie nicht etwas gegessen oder getrunken haben. Danach gelingt es ihnen meist leicht.
10. *Schlafmittelinduzierte Schlafstörungen:* Hier ist einmal die sog. „Rebound-Insomnie" zu nennen, die beim Entzug der meisten Schlafmittel auftritt, andererseits aber auch die dauernde Beeinträchtigung des Schlafes während der Dauereinnahme bestimmter Schlafmittel.
11. *Stimulanzieninduzierte Schlafprobleme:* Wenn Stimulanzien zu spät am Tage eingenommen werden, stören sie den Nachtschlaf. Auch andere Medikamente, die vom Arzt beispielsweise für internistische Krankheiten verordnet werden, können Schlafstörungen verursachen (z. B. zentrale Beta-Blocker als Antihypertonika).
12. *Alkoholinduzierte Schlafprobleme:* Bereits in kleinen Dosen verursacht Alkohol oft häufige Arousal aus dem Schlaf. Bei Alkoholikern, die trocken geworden sind, überdauert der schlechte Schlaf oft noch Monate oder Jahre.
13. *Vergiftungsbedingte Schlafstörungen:* Schlaflosigkeit oder exzessive Schläfrigkeit können beide Ausdruck einer Vergiftung mit Schwermetallen oder anderen Giften sein.

Auch diese neue Klassifikation wird – wie die von 1979 – eines Tages überholt werden müssen. Für uns alle, die wir mit der 79er Klassifikation jetzt vertraut sind, wird die neue am Anfang unbequem sein, etwa wie ein neuer Schuh, der noch nicht getragen ist. Aber ich hoffe doch, daß die neue Klassifikation nach einigen Jahren ihren Platz finden wird. Übersetzungen ins Japanische und ins Französische sind bereits geplant und mein heutiger Kurzversuch auf Deutsch wurde, mit Erlaubnis der amerikanischen Arbeitsgruppe, hier veröffentlicht, noch ehe der englische Originaltext veröffentlicht worden ist.

Literatur

American Psychiatric Association (1987) Diagnostic and Statistical Manual of Mental Disorders, 3rd edn, Revised. Washington, DC, American Psychiatric Association, 1987

Association of Sleep Disorders Centers (1979) Diagnostic Classification of Sleep and Arousal Disorders, 1st edn, prepared by the Sleep Disorders Classification Committee, Sleep 2: 1–137

9 Schlafstörungen bei neurologischen Erkrankungen

K. MEIER-EWERT

Epilepsie

Ausmaß und Intensität von Schlafstörungen bei Epilepsien korrelieren i. allg. sowohl mit der Schwere des Anfallsleidens als auch mit der Ausprägung begleitender neurologischer Ausfälle. Während sich bei Anfallsleiden geringer Intensität – etwa der benignen Epilepsie des Jugendalters mit Rolandischen oder temporalen Spitzen – oft keine Schlafstörungen nachweisen lassen [6, 14], sind bei Patienten mit multiplen Grand-mal-Anfällen im Schlaf die Schlafzyklen oft bis zur Unkenntlichkeit zerstört. Auch bei komplex-fokalen Anfällen korreliert das Ausmaß der Schlafstörung in etwa mit der interiktualen Spike-Dichte [32]. Nach tonisch-klonischen Anfällen [10] und nach komplex-fokalen Anfällen [4] im Schlaf ist die REM-Schlafmenge gewöhnlich vermindert. Bei Patienten mit generalisierten oder therapieresistenten Anfällen scheinen Schlafstörungen häufiger zu sein als bei fokalen Epilepsien. Charakteristische Symptome einer Schlafstörung bei Epilepsie zeigt die folgende Übersicht:

- verlängerte Einschlaflatenz,
- gehäuftes Erwachen während des Nachtschlafes,
- verminderte Schlafeffizienz,
- Zunahme der NREM-Stadien 1 und 2,
- Abnahme der Tiefschlafstadien NREM 3 und 4,
- verminderte Dichte von Schlafspindeln und K-Komplexen,
- verminderter und fragmentierter REM-Schlaf,
- Zunahme der REM-Latenz,
- vermehrte Häufigkeit der Schlafstadienwechsel [58].

Alle diese Phänomene sind offenbar unspezifisch und treten sowohl bei Epilepsien mit primär generalisierten [27], mit fokalen und mit primär generalisierten tonisch-klonischen Anfällen sowie bei Epilepsien mit temporalen und frontalen Herden auf [14, 28]. Bei Epilepsien mit Amygdala-Hippocampus-Fokus wird über vermehrtes nächtliches Erwachen berichtet [52].

Auch tagsüber auftretende imperative Einschlafattacken und vermehrte Tagesmüdigkeit können epileptisch bedingt sein und auf antikonvulsive Medikation ansprechen [48].

Die stärkste Ausprägung von Schlafstörungen werden bei sog. diffusen Epilepsien mit schweren neurologischen Ausfällen gefunden.

Morbus Parkinson

Schlafstörungen bei der Parkinson-Krankheit sind häufig. Ihre Intensität scheint mit der Schwere der Parkinson-Symptome während des Wachzustandes zu korrelieren [18]. Folgende Ursachen werden diskutiert:

1. scheint die Parkinson-Krankheit mit einer veränderten Organisation des Schlaf-Wach-Zyklus und einer vermehrten Fragmentierung des Nachtschlafs einherzugehen;
2. können Tremor, Rigor und Akinese auch während des Schlafes auftreten und häufiges Erwachen verursachen;
3. kann die Behandlung der Erkrankung mit L-Dopa oder Dopaminagonisten Einschlafstörungen verursachen und den REM-Schlaf in die zweite Nachthälfte verlagern [53, 59].

Während in den Anfangsstadien der Erkrankung die Schlafzyklen noch normal sind, kommt es später zu einer Verminderung der Tiefschlafstadien und einer Verkürzung der REM-Perioden. Die Verminderung des REM-Schlafs scheint vor allem bei ausgeprägtem Rigor aufzutreten [45]. Der Parkinson-Patient mit Rigor und Bradykinese kann sich nachts im Bett nicht mehr alleine umdrehen, obwohl er das intensive Bedürfnis dazu verspürt. Dies dürfte zum häufigen Erwachen dieser Patienten beitragen.

Als Symptome der Schlafstörung bei Morbus Parkinson werden genannt:

- verlängerte Einschlaflatenz und häufiges Erwachen mit längeren Wachliegezeiten,
- vermehrtes Auftreten von NREM-Stadium 1 und 2,
- Verminderung der Tiefschlafstadien NREM 3 und 4,
- Verminderung der REM-Schlafmenge,
- Verminderung der Schlafspindeln im NREM-Schlaf,
- Störung der Schlafzyklen.

Diese Symptome finden sich sowohl beim idiopathischen Morbus Parkinson als auch beim sog. „Parkinson Plus". Beim *Steele-Richardson-Olszewski-Syndrom* wurden Schlaflosigkeit, Verminderung der Spindeln, vermehrtes Auftreten von NREM-Strecken im REM-Schlaf und verminderte REM-Schlafmenge beschrieben [33].

Atemstörungen mit zentralen und obstruktiven Apnoephasen oder Hypopnoe sollen bei Parkinson-Patienten bevorzugt auftreten und tragen zur vermehrten Fragmentierung ihres Nachtschlafs bei [2].

Bei Patienten mit familiärer Parkinson-Häufung zeigt die Symptomatik gelegentlich ausgeprägte Tagesschwankungen. Solche Patienten können morgens nach dem Erwachen fast symptomfrei sein. Rigor, Tremor und Dysarthrie nehmen im Laufe des Tages zu und bessern sich vorübergehend nach dem Mittagsschlaf [1, 60].

Parkinsonsymptome im Schlaf

Der *Parkinson-Tremor* verschwindet i. allg. beim Einschlafen, kann jedoch im NREM-Stadium 2, bei nächtlichem Erwachen und bei Körperbewegungen im Schlaf, bei Schlafstadienwechsel sowie während rascher Augenbewegungen im REM-Schlaf wieder auftreten [3]. Seine Amplitude ist während des Schlafes gewöhnlich um mehr als die Hälfte vermindert [57].

Rigor und vermehrte tonische Muskelaktivität können im NREM- und REM-Schlaf auftreten und eine Extremität oder nur bestimmte Muskelgruppen betreffen [29, 45]. Etwa 1/3 aller Parkinson-Patienten leiden unter periodischen Bewegungen der Unterschenkel im Schlaf [1].

Schlafstörungen als Folge von Parkinson-Therapie

Die Behandlung mit Dopaminagonisten kann – ebenso wie der Morbus Parkinson selbst – Störungen des Schlaf-Wach-Rhythmus, häufige Unterbrechungen des Nachtschlafs [9], abnorme Bewegungen und Tonusstörungen im Schlaf verursachen. Je nach Dosis und Zeitpunkt der Einnahme kann die Gabe von L-Dopa auf den Nachtschlaf sehr unterschiedliche Auswirkungen haben. Abendliche Gabe von L-Dopa kann den Schlaf der ersten Nachthälfte stören (Verlängerung von Einschlaf- und REM-Latenz, Verminderung der REM-Menge, Zunahme der Wachliegezeiten) [30, 59], den der zweiten jedoch verbessern.

Therapiebedingte Verminderung des Rigors verbessert die Beweglichkeit der Patienten und ihre Fähigkeit sich selbst im Bett umzudrehen, was zur Normalisierung des Nachtschlafes beiträgt.

Als Nebenwirkung einer L-Dopa-Überdosierung kommt es nicht selten zu nächtlichen Halluzinationen, Angstträumen im REM-Schlaf und „Pavor nocturnus" im NREM-Schlaf, aber auch zu nächtlichen Dyskinesien, die den Patienten wachhalten. In solchen Fällen wird man zunächst L-Dopa und Dopaminagonisten reduzieren und evtl. zusätzlichen Rivotril oder mittellang wirksame Benzodiazepine verordnen.

Narkolepsie

Alle drei Funktionszustände des menschlichen Organismus weisen bei Narkolepsien qualitative Veränderungen auf im Sinne einer Vermischung und Entdifferenzierung. Sie betreffen neben dem Wachzustand auch den NREM- und REM-Schlaf. Quantitative Veränderungen fallen dagegen weniger ins Gewicht. Etwa 5 – 7 Jahre nach Krankheitsbeginn fangen Narkolepsiepatienten an, sich über nächtliches Wachliegen zu beklagen.

Es lassen sich zwei progrediente Veränderungen unterscheiden:

1. treten die normalen Altersveränderungen des Greisenschlafs bei Narkolepsiepatienten vorzeitig auf [39],
2. entwickelt sich eine im 2-h-Takt an- und abschwellende Aufwachtendenz, die mit der tagsüber im 2-h-Rhythmus gipfelnden Einschlaftendenz kontrastiert [8].

Das Ausmaß der nächtlichen Schlafstörungen ist am stärksten ausgeprägt beim Vollbild der Erkrankung, dem Typ REM-NREM, es korreliert jedoch nicht immer mit dem Ausmaß der klinischen Symptomatik. 10 - 20 % aller Narkolepsie-Patienten entwickeln ein Schlaf-Apnoe-Syndrom [50], das zur weiteren Fragmentierung ihres Nachtschlafs beiträgt.

Die nachfolgenden Übersichten fassen die Veränderungen des globalen Nachtschlafs sowie des NREM- und des REM-Schlafs zusammen.

Globale Veränderungen des Nachtschlafs bei Narkolepsie:

- Tendenz zur Zerstörung der Schlafzyklen und ihrer normalen Periodik,
- vermehrte Schlafstadienwechsel,
- vermehrte Körperbewegungen,
- Aufwachtendenz mit Gipfeln im 2-h-Takt.

Veränderungen des NREM-Schlafs bei Narkolepsie:

- Verkürzte Einschlaflatenz,
- vermehrtes Auftreten von NREM-Stadium 1,
- Verminderung von NREM-Stadium 2,
- Tendenz zur Verminderung der Tiefschlafstadien 3 und 4,
- Tendenz zur Vermischung aller NREM-Stadien (z. B. Auftreten langsamer rollender Augenbewegungen auch in NREM-Stadien 2 und 3),
- Eindringen von Phänomenen aus dem REM-Schlaf und dem Wachzustand.

Veränderungen des REM-Schlafs bei Narkolepsie:

- Verkürzte REM-Latenz mit Sleep-onset-REM-Perioden
- mangelhafte Hemmung des Muskeltonus,
- auf das Doppelte erhöhte Dichte phasischer Muskelkontraktionen,
- vermehrte Fragmentierung mit erhöhtem prozentualen Anteil von Wachstrecken,
- Twitchdichte und Sägezahndichte fallen – im Gegensatz zum Gesunden – von der ersten zur zweiten REM-Periode ab. Die gleiche Tendenz zeigt sich bei der Menge der raschen Augenbewegungen in Form eines geringeren Anstiegs der relativen REM-Dichte von der 1. zur 2. REM-Periode im Vergleich zum Gesunden,
- Eindringen von NREM- und Wachkomponenten

NREM-Hypersomnien

Die sog. „idiopathische ZNS-Hypersomnie" läßt sich durch folgende Kriterien charakterisieren (angelehnt an Matsunaga 1987):

1. Abnorme Tagesschläfrigkeit über einen Zeitraum von Jahren.
2. Der Nachtschlaf ist weder subjektiv noch objektiv gestört, er kann verlängert sein.
3. Ausdehnung des Nachtschlafs (Schlafsättigung) bewirkt keine Verminderung der Tagesschläfrigkeit, sie kann sie intensivieren.
4. Andere Ursachen abnormer Tagesschläfrigkeit lassen sich ausschließen.

Häufigkeit: Es handelt sich um die dritthäufigste Form einer Hypersomnie.
Das *klinische Bild* ist geprägt durch

- Tagesschläfrigkeit,
- erschwertes morgendliches Erwachen mit Schlaftrunkenheit,
- fakultativ: Kopfschmerzen, Schweißausbrüche, Ohnmachtsanfälle.

Während es sich bei den Schlafstörungen der meisten neurologischen Syndrome um eine Minussymptomatik handelt, liegt hier eine Plussymptomatik mit pathologischer Intensivierung und Verlängerung des Schlafes vor. Die abnorme Tagesmüdigkeit dieser Patienten ähnelt im Charakter dem „oversleep syndrom", das auch bei Gesunden vorkommt, und unterscheidet sich damit von der Schläfrigkeit der meisten Narkolepsiepatienten.

Das Konzept von zwei Krankheitsentitäten [22, 23]:

1. abnorme Tagesschläfrigkeit mit automatischem Verhalten und abnormem Nachtschlaf mit normalem Liquor 5-Hydroxytryptophan,
2. Hypersomnie mit erhöhtem Liquor 5-Hydroxytryptophan

hat sich nicht bestätigt [5, 25, 42].

Episodische Hypersomnien (Kleine-Levin-Syndrom und Varianten)

Die bekannteste Variante der episodischen Hypersomnien ist das sog. Kleine-Levin-Syndrom. Es handelt sich um eine in der Adolezenz auftretende episodische Hypersomnie mit Hyperphagie und fakultativem Vorkommen von Hypersexualität und Verhaltensauffälligkeiten im Sinne einer Enthemmung. Hypersomnische Phasen ohne Begleitsymptomatik sind als episodische Hypersomnien anzusprechen und sollten nicht unter dem Rubrum „Kleine-Levin" subsumiert werden.

Bei den zahlreichen atypischen Varianten dieses Krankheitsbildes fehlt mindestens eines der Begleitsymptome oder es ist durch sein Gegenteil ersetzt (z.B. Hyperphagie durch Appetitlosigkeit).

Das Geschlechterverhältnis Männer zu Frauen beträgt etwa 3:1. Die Erkrankung beginnt in der Adolezenz, bei Männern etwas früher als bei Frauen. In vielen Fällen verschwindet sie spontan zwischen dem 25. und 40. Lebensjahr. Bei manchen Patienten persistieren die Symptome und können schließlich dauernd vorhanden sein.

Die hypersomnischen Phasen beginnen überzufällig häufig nach Schlafentzug, übermäßigem Alkoholgenuß, Auslandsreisen und Streß jeder Art. Über unspezifische grippe-ähnliche Symptome mit Husten oder Bronchitis („in ca. 50 % der Fälle") wurde berichtet [7].

Klinisch liegt zu Beginn der hypersomnischen Phase nicht immer echte Schläfrigkeit vor. Bei zwei jungen Frauen aus unserem Patientengut begann die Phase (in einem Falle mehrfach) mit psychomotorischer Verlangsamung und ausgeprägtem Desinteresse an der Umgebung ohne echte Schläfrigkeit und ohne Niedergeschlagenheit. Dieses Bild steigerte sich bei einer der beiden Patientinnen jeweils bis zu einem substuporösen Zustand ohne Traurigkeit. Übergangsfälle zu Depressionen wurden mehrfach beschrieben. Sie pflegen auf trizyklische Antidepressiva nur mangelhaft oder nicht anzusprechen. Bei den jungen Männern aus unserem Krankengut dominierte dagegen Schläfrigkeit gepaart mit unhöflich-abweisendem Verhalten gegenüber Anforderungen jeder Art. Solche Patienten möchten vor allem in Ruhe gelassen werden. Wird dieser Wunsch nicht berücksichtigt, reagieren sie kurz angebunden und werden rasch handgreiflich.

In der Literatur wird über visuelle und akustische Halluzinationen sowie über Nystagmus, Dysarthrie und vermehrte Schweißneigung berichtet. Die mittlere Dauer der Phasen schwankt zwischen 12 Stunden und 4 Wochen. Am Ende der Phase kann eine Art von hypomanischer Nachschwankung mit vermindertem Schlafbedürfnis oder mit Schlaflosigkeit auftreten. Auch depressiv getönte Nachschwankungen mit suizidalen Gedanken wurden beschrieben [7].

Das Routine-EEG zeigt während der hypersomnischen Phase eine Verlangsamung der Grundaktivität und gelegentlich fokale oder bitemporale kurze Gruppen steilschenkliger Theta-Wellen [31].

Polysomnographisch sind Gesamtschlafzeit und Wachliegezeiten nach dem Einschlafen (WASO) verlängert, die REM-Latenz verkürzt und REM-Schlaf- und Tiefschlafmenge vermindert.

Therapie

Symptomatisch (während der Attacke)

Durch die Gabe von Stimulanzien wie Pemoline, Amphetaminderivaten, Ephedrin etc. läßt sich die Schläfrigkeit zwar für einige Stunden vermindern oder beheben, die Reizbarkeit der Patienten wird jedoch eher verschärft und die Dauer der Phase nicht verkürzt. Stimulanziengabe während der Phase erscheint daher wenig sinnvoll.

Vorbeugend (im Intervall)

Sinnvoll und effektiv ist dagegen bei häufigen Phasen mit kurzen Intervallen eine vorbeugende Behandlung mit Lithiumpräparaten. Die Dauer der symptomfreien Intervalle läßt sich dadurch signifikant verlängern, insbesondere bei Patienten ohne Hyperphagie. Schlägt die Lithiumbehandlung fehl, kann eine Kombination mit MAO-Hemmern noch zum Erfolg führen (Abe 1986, persönl. Mitteilung).

Bei den menstruationsabhängigen Hypersomnien junger Frauen werden Erfolge mit Ovulationshemmern berichtet [7].

Periodische Bewegungen der Unterschenkel

Definition

Für „stereotype repetitive Bewegungen der unteren Extremitäten, die durch Schlaf ausgelöst werden" [16] gibt es drei diagnostische Kriterien:

1. Die Dauer der Muskelkontraktion liegt zwischen 0,5 und 5 s.
2. Die Amplitude ist mindestens halb so hoch wie die der willkürlichen Dorsalflexion des Vorderfußes vor dem Einschlafen.
3. Es treten mehr als vier Kontraktionen in einer Folge auf. Die häufigsten Intervalle bewegen sich zwischen 20 – 40 s. Sie können minimal 4 und maximal 90 s betragen.

Häufigkeit

In der Normalbevölkerung kommt das Syndrom vor dem 30. Lebensjahr kaum vor. Zwischen dem 30. und dem 50. Lebensjahr wird die Häufigkeit mit 5 % und bei über 65jährigen mit 18 % angegeben. Bei Schlaf-Apnoe-Patienten und bei Schlafgestörten anderer Provenienz tritt das Phänomen offenbar früher und häufiger auf als bei Gesunden gleichen Alters. Beim jeweils betroffenen Individuum nehmen Häufigkeit und Frequenz mit dem Alter zu. Außerdem gehen die periodischen Bewegungen mit zunehmendem Alters häufiger mit einer Weckreaktion einher und werden damit behandlungsbedürftig. Die Zahl der Bewegungen bleibt von Nacht zu Nacht relativ stabil und erweist sich als weitgehend unabhängig vom Tagesstreß.

Etwa 1/3 der Patienten mit periodischen Bewegungen der Beine leiden zusätzlich an einem Restless-legs-Syndrom, und Patienten mit Restless-legs-Syndrom zeigen fast immer periodische Bewegungen im Schlaf.

Pathophysiologische Ursache der periodischen Bewegungen im Schlaf und des Restless-legs-Syndroms ist ein Defekt im Dopaminstoffwechsel mit Verminderung der dopaminergen Aktivität im ZNS und einer verminderten Sensibilität der postsynaptischen Dopaminrezeptoren.

Für diese Annahme spricht die Beobachtung, daß Dopaminagonisten (wie z. B. Bromocryptin) die Bewegungen vermindern und Dopaminantagonisten (z. B. Gamma-Hydroxybuttersäure) sie verstärken.

Auch der Befund, daß die Störung mit zunehmendem Alter häufiger und intensiver wird, ist mit dieser Hypothese vereinbar, denn mit dem normalen Alterungsprozeß vermindert sich die Zahl der postsynaptischen Dopaminrezeptoren.

Das von uns beobachtete vermehrte Vorkommen der Störung bei Narkolepsiepatienten ist u. U. erklärbar, denn als Ursache der narkoleptischen Einschlafattacken wird ebenfalls ein Defekt im Dopaminstoffwechsel vermutet. Der bevorzugte Spontanrythmus dieser tonischen Kontraktionen von 2 – 4/min ist offenbar ein physiologischer Rhythmus, der sich an autonomen Phänomenen (Blutdruck, Pulsfrequenz) auch beim Gesunden registrieren läßt. Die tonischen Muskelkontraktionen sind wahrscheinlich Enthemmungsphänomene, welche bei Schlafgestörten häufiger auftreten und dort nicht nur an den Unterschenkeln, sondern bei starker Ausprägung auch an Armen, Beinen und in der Gesichts- und Schläfenmuskulatur nachgewiesen werden können. Eine familiäre Prädisposition spielt eine Rolle. Über dominante Vererbung wurde für das Restless-legs-Syndrom und die periodischen Bewegungen im Schlaf berichtet.

Eine *Therapie* ist nur erforderlich, wenn der Schlaf durch die Kontraktionen gestört wird. In diesen Fällen benutzt man therapeutisch in erster Linie Benzodiazepine, an zweiter Stelle ein L-Dopa-Retard-Präparat (z. B. Madopar MBC), und schließlich Opiate.

Bei jungen Menschen und bei milder Ausprägung des Phänomens genügen Benzodiazepine. Bei älteren Menschen und stärkerer Intensität empfehlen sich Nacom oder Madopar. In einer Dosierung von 100 mg abends vor dem Einschlafen unterdrücken beide Medikamente die Kontraktionen für mehrere Stunden. In der zweiten Nachthälfte kann es zu einem „Rebound" der Beinbewegungen kommen. Dann wird eine zweite Gabe gegen 2 Uhr morgens erforderlich. Bei familiären Fällen erhöht man die Dosierung auf 200 mg vor dem Zubettgehen. Opiumderivate kommen dann in Frage, wenn Benzodiazepin und L-Dopa nicht ausreichen.

Das *Shy-Draeger-Syndrom* geht stets mit Insomnie einher. Beschrieben wurden:

- verlängerte Einschlaflatenzen,
- vermehrtes Erwachen,
- Verminderung des REM-Schlafes,
- Verminderung des Tiefschlafes,
- REM-Schlaf mit erhaltenem Muskeltonus und Ausagieren von Träumen,
- periodische Atmung im Wachen und Schlafen,
- vermehrtes Auftreten von Schlaf-Apnoe-Phasen [34].

Als Folge der autonomen Denervierung fehlt bei diesen Patienten der typische Blutdruckanstieg am Ende der obstruktiven Apnoe-Phasen [11].

Bei der *Alzheimer-Erkrankung* und anderen Formen von Demenz sind Gesamtschlafzeit und REM-Schlaf-Menge meist vermindert. Beschrieben wurden:

- REM-Schlaf mit verminderter REM-Dichte und Einstreuung von Delta-Wellen,
- Verminderung von Spindeln [49],
- Schlaf-Wach-Umkehr mit Tagesschläfrigkeit [47].

Spiegel et al. [56] konnten diese Beobachtungen jedoch nicht bestätigen.

Bei der *dystrophischen Myotonie* kommt es häufig zu alveolärer Hypoventilation, vermehrter Tagesschläfrigkeit und einer besonderen Empfindlichkeit gegenüber Tranquilizern und Narkosemitteln [15, 21]. Bereits im Wachzustand und in allen Schlafstadien zeigen diese Patienten ein unregelmäßiges Atemmuster mit pathologischem Apnoe-/Hypopnoe-Index. Es wurden jedoch auch Fälle beobachtet, bei welchen keine Atemstörungen nachweisbar waren.

Bei der *olivopontozerebellären Atrophie* fand man REM-Schlaf mit erhaltenem Muskeltonus und Ausagieren von Träumen [54] sowie vermehrtes Auftreten von obstruktiven und zentralen Apnoe-Phasen [13].

Bei der *familiären Dysautonomie* finden sich häufig ein erschwertes und verzögertes morgendliches Erwachen mit Tagesschläfrigkeit sowie ein abnormes Atemmuster im Schlaf mit sporadischen zentralen Apnoe-Phasen [24, 38] und erhöhtem Apnoe-Index [19].

Bei der *diabetischen autonomen Neuropathie* findet sich meist eine Störung der Atemregulation im Schlaf mit obstruktiven oder zentralen Apnoe-Phasen [41].

Bei der *progressiven supranukleären Lähmung* ist Insomnie offenbar ein bisher kaum beachtetes Kardinalsymptom, welches mit der Progredienz der Erkrankung an Intensität zunimmt. K-Komplexe, Spindeln und REM-Schlaf-Menge sind vermindert [21].

Beim *Locked-in-Syndrom* bleibt der zirkadiane Rhythmus des Schlaf-Wach-Zyklus meist erhalten, aber die Tiefschlafmenge kann vermindert sein.

Patienten mit *tödlich verlaufender familiärer Insomnie mit Dysautonomie* [35] boten neben Fieber, Hyperhidrosis, Tachykardie, Hypertonus, Tachypnoe, Impotenz und Sphinkterstörungen eine komplette Insomnie. Die Erkrankung trat zwischen dem 50. und 60. Lebensjahr auf und wird autosomal dominant vererbt. Pathologisch-anatomisch fand sich eine selektive Degeneration der vorderen und dorsomedianen Thalamuskerne.

Literatur

1. Aldrich MS (1989) Parkinsonism. In: Kryger MH, Roth T, Dement WC (eds) Principles and practice of sleep medicine. Saunders, Philadelphia
2. Apps MCP, Sheaff PC, Ingram DA, et al. (1985) Respiration and sleep in Parkinson's disease. J Neurol Neurosurg Psychiatry 48: 1240–1245
3. April RS (1966) Observations on Parkinsonian tremor in all-night sleep. Neurology (NY) 16: 720–724
4. Baldy-Moulinier M (1982) Temporal lobe epilepsy and sleep organization. In: Sterman MB, Shouse MN, Passouant P (eds) Sleep and epilepsy. Academic Press, New York, pp 347–359

5. Baruzzi AM, Cirignotta F, Coccagna G, Calderini G, Lugaresi E (1980) Cerebrospinal fluid homovanillic acid and 5-hydroxyindolacetic acid in hypersomnia with periodic apneas of idiopathic hypersomnia: Preliminary results. Sleep 3: 247–249
6. Beaussart M (1972) Benign epilepsy of children with rolandic (centro-temporal) paroxysmal foci. A clinical study of 221 cases. Epilepsia 13: 795–811
7. Billiard M (1989) The Kleine-Levin syndrome. In: Krüger MH, Roth T, Dement WC (eds) Principles and practice of sleep medicine. Saunders, Philadelphia
8. Bixler EO, Kales A, Vela-Bueno A, Russel A, Drozdiak RA, Jacobi JA, Manfredi RL (1986) Narcolepsy-cataplexy. III. Nocturnal sleep and wakefulness patterns. Int J Neurosci 29: 305–316
9. Boivin DB, Montplaisir J, Poirier G (1989) The effect of L-dopa on periodic leg movements and sleep organisation in narcolepsy. Clin Neuropharmacol (in press)
10. Bowersox SS, Drucker-Colin RR (1982) Seizure modification by sleep deprivation: A possible protein synthesis mechanism. In: Sterman MB, Shouse MN, Passouant P (eds) Sleep and epilepsy. Academic Press, New York, pp 91–104
11. Briskin JG, Lehrman KL, Guilleminault C (1978) Shy-Drager syndrome and sleep apnes. In: Guilleminault C, Dement W (eds) Sleep apnea syndromes. Alan R, Liss, New York
12. Cathala HP, Laffont F, Minz M, Wajsbort P, Esnault S, Gilbert A (1981) Accès de somnolence diurne place du snydrome de Gelineau. Nouv Presse Med 10: 1621–1626
13. Chokroverty S, Jachdeo R, Masdeu J (1984) Autonomic dysfunction and sleep apnea in olivopontocerebellar degeneration. Arch Neurol 41: 926–931
14. Christian W (1960) Bioelektrische Charakteristik Tages-periodisch gebundener Verlaufsformen epileptischer Erkrankungen. Dtsch Z Nervenheilk 181: 413
15. Coccagna G, Mantovani M, Parchi C, Mirani F, Lugaresi E (1975) Alveolar hypoventilation and hypersomnia in myotonic dystrophy. Neurol Neurosurg Phsychiatry 38: 977–984
16. Coleman RM, Bliwise DL, Sajben N et al. (1983) Epidemiology of periodic movements during sleep. In: Guilleminault C, Lugaresi E (eds) Sleep/wake disorders: Natural history, epidemiology and long term evolution. Raven Press, New York, pp 217–229
17. D'Alessandro R, Sintini M, Pazzaglia P, Lugaresi E (1983) Pure sleep epilepsies: Prognostic features. In: Epilepsy: An update on research and therapy, Alan R, Liss, New York, pp 235–239
18. Friedman A (1980) Sleep pattern in Parkinson's disease. Acta Med Pol 21: 193–199
19. Gadoth N, Jokol J, Lavie P (1983) Sleep structure and nocturnal disordered breathing in familial dysautonomia. J Neurol Sci 60: 117–125
20. Godbout R, Montplaisir J, Poirier G (1987) Epidemiological data in restless legs syndrome. Sleep Res 16: 338
21. Gross RA, Spehlmann R, Daniels JC (1978) Sleep disturbances in progressive supranuclear palsy. Electroencephalogr Clin Neurophysiol 45: 16–25
22. Guilleminault C, Phillips R, Dement WC (1975) A syndrome of hypersomnia with automatic behavior. Electroencephalogr Clin Neurophysiol 38: 403–413
23. Guilleminault C, Dement WC (1977) 235 cases of excessive daytime sleepiness. Diagnosis and tentative classification. J Neurol Sci 31: 13–27
24. Guilleminault C, Briskin JG, Greenfield MS, Silvestri R (1981) The impact of autonomic nervous system dysfunction on breathing during sleep. Sleep 4: 263–278
25. Guilleminault C, Faul K (1982) Sleepiness in non-narcoleptic, non-sleep apneic EDS patients: The idiopathic CNS hypersomnolence. Sleep 5: 175–181
26. Guilleminault C, Mondini S, Montplaisir J et al. (1987) Periodic leg movements, L-dopa, 5-HTP and L-tryptophan. Sleep 10: 35–38
27. Halasz P (1982) Generalized epilepsy with spike-wave pattern (GESW) and intermediate states of sleep. In: Sterman MB, Shouse MN, Passouant P (eds) Sleep and epilepsy. Academic Press, New York, pp 219–238
28. Janz D (1962) The grand mal epilepsies and the sleep-waking cycle. Epilepsia 3: 69–109
29. Kendel K, Beck U, Wita C, Hohneck E, Zimmermann H (1972) Der Einfluß von L-Dopa auf den Nachtschlaf bei Patienten mit Parkinson-Syndrom. Arch Psychiat Nervenkr 216: 82–100

30. Kendel K, Rüther E, Beck U, Meier-Ewert K (1973) Zur Behandlung der Narkolepsie mit L-Dopa. Nervenarzt 44: 434–436
31. Kloß W, Meier-Ewert K (1983) Das Kleine-Levin-Syndrom – eine funktionelle Zwischenhirnstörung. Psycho 9: 602–608
32. Laverdière M, Montplaisir J (1984) Frequency of epileptic spike activity and sleep disturbance in temporal lobe epilepsy. Sleep Res 13: 117
33. Leygonie F, Thomas J, Degos JD et al. (1976) Troubles du sommeil dans la maladie de Steele-Richardson. Etude polygraphique de 3 cas. Rev Neurol (Paris) 2: 125–136
34. Lockwood AH (1976) Shy-Drager snydrome with abnormal respirations and antidiuretic hormone release. Arch Neurol 33: 292–295
35. Lugaresi E, Montagna P (1985) Fatal familial insomnia, a new thalamic disease. Sleep Res 14: 189
36. Martinelli P, Coccagna G, Rizzuto N, Lugaresi E (1981) Changes in systemic arterial pressure during sleep in Shy-Drager syndrome. Sleep 4: 139–146
37. Matsunaga H (1987) Clinical Study on idiopathic CNS Hypersomnolence. Jap J Psychiat Neurol 41: 4: 637–644
38. McNicholas WT, Rutherford R, Grossman R, Moldofsky H, Zamel N, Phillipson EA (1983) Abnormal respiratory pattern generation during sleep in patients with autonomic dysfunction. Am Rev Resp Dis 128: 429–433
39. Meier-Ewert K (1989) Tagesschläfrigkeit. VCH Verlag, Weinheim
40. Meier-Ewert K, Spatz R (1984) Zerebrale Anfälle. In: Bodechtel G (Hrsg) Differentialdiagnose neurologischer Krankheitsbilder. Thieme, Stuttgart
41. Mondini S, Guilleminault C (1985) Abnormal breathing patterns during sleep in diabetes. Ann Neurol 17: 391–395
42. Montplaisir J, de Chaplain J, Young SN, Missals K, Soulkes TL, Walsh J, Rémillard G (1982) Narcolepsy and idiopathic hypersomnia: Biogenic amines and related compounds in CSF. Neurology 32: 1299–1302
43. Montplaisir J, Godbout R, Poirier G, Bédard MA (1986) Restless legs syndrome and periodic movements in sleep: Physiopathology and treatment with L-dopa. Clin Neuropharmacol 9: 456–463
44. Montplaisir J, Godbout R (1989) Restless legs syndrome and periodic movements during sleep. In: Kryger H, Roth T, Dement WC (eds)Principles and practice of sleep medicine. Saunders, Philadelphia
45. Mouret J (1975) Differencies in sleep in patients with Parkinson's disease. Electroencephalogr Clin Neurophysiol 38: 653–657
46. Nevsimalova S (1980) A genetic study of idiopathic hypersomnia. IN: Popoviciu L, Asgian B, Badiu G (eds) Sleep 1978. Karger, Basel, pp 225–229
47. Niedermeyer E, Lopes da Silva F (1982) Electroencephalography: Basic principles, clinical applications and related fields. Urban & Schwarzenberg, München
48. Peled R, Lavie P (1986) Paroxysmal awakening from sleep associated with excessive daytime somnolence: A form of nocturnal epilepsy. Neurology 95: 98
49. Prinz PN, Peskind E, Vitaliano P, Raskind M, Eisdorfer C, Zemcuznikov N, Gerber C (1982) Changes in the sleep and waking EEG in non-demented and demented elderly. J Am Geriat Soc 30: 86–93
50. Reynolds CF, Christiansen CL, Taska LS, Coble PA, Kupfer DJ (1983) Sleep in narcolepsy and depression. J Nerv Ment Dis 171: 290–295
51. Roth B (1989) Idiopathic hypersomnia: Clinical picture and nosological definition. A study of 200 cases. In: Popoviciu L, Asgian B, Badiu G (eds) Sleep 1978. Karger, Basel, pp 219–225
52. Schmidt D (1987) Epilepsie und Schlaf. In: Hippius H, Rüther E, Schmaus M (Hrsg) Schlaf-Wach-Funktionen. Springer Berlin Heidelberg New York Tokyo, S 113–119
53. Schneider E, Maxion H, Ziegler B, Jacobi P (1974) Das Schlafverhalten von Parkinsonkranken und seine Beeinflussung durch L-Dopa. J Neurol 207: 95–108
54. Shenck CH, Bundlie SR, Mahowald MW (1985) Human REM sleep chronic behavior disorders: A new category of parasomnia. Sleep Res 14: 208

55. Shouse MN (1989) Epilepsy and seizures during sleep. In: Kryger MH, Roth T, Dement WC (eds) Principles and practice of sleep medicine. Saunders, Philadelphia
56. Spiegel R, Stahelin HB, Seiler O, Dillen SR (1985) Seventy-two hour polygraphic recordings in dementia: Circadian aspects of sleep and behaviour. In: Koella WP, Rüther E, Schulz H (eds) Sleep '84. Fischer, Stuttgart
57. Stern M, Roffwarg H, Duvoisin R (1968) The Parkinsonian tremor in sleep. J Nerv Ment Dis 147: 202–210
58. Touchon J (1982) Effect of awakening on epileptic activity in primary generalized myoclonic epilepsy. In: Sterman MB, Shouse MN, Passouant P (eds) Sleep and epilepsy. Academic Press, New York, pp 239–248
59. Wyatt RJ, Chase TN, Scott J et al. (1970) Effect of L-Dopa on the sleep of man. Nature 228: 999–1001
60. Yamamura Y, Sobue I, Ando K et al. (1973) Paralysis agitans of early onset with marked diurnal fluctuation of symptoms. Neurology (NY) 23: 239–244

10 Schlafstörungen bei psychiatrischen Erkrankungen

H. Giedke

Von Schlafstörungen sind etwa 70% aller stationär aufgenommenen psychiatrischen Patienten betroffen [33]. Die Hoffnung, daß besondere Aspekte der Störung (z. B. verkürzte REM-Latenz, Terminalschlafstörung) für die eine oder andere Erkrankung pathognomonisch und deshalb diagnostisch verwertbar sein könnten, hat sich bisher nicht erfüllt.

Auf den folgenden Seiten wird ein Überblick über die vorherrschenden Veränderungen des Nachtschlafs bei den Hauptgruppen psychiatrischer Erkrankungen gegeben. Zu berücksichtigen ist, daß es sich dabei stets nur um statistische Häufungen handelt. Die Schlafstörung des einzelnen Kranken muß durch die in seiner Diagnosegruppe üblicherweise beobachteten Normabweichungen weder erschöpfend beschrieben sein, noch muß sie alle genannten Kennzeichen umfassen, sie kann sogar völlig fehlen. Das Bild der Schlafstörung kann sich von Nacht zu Nacht verändern; stark beeinträchtigte Nächte können von ganz ungestörten gefolgt sein. Die Nacht-zu-Nacht-Variabilität vieler Aspekte des Schlafs ist bei Schlafgestörten vermehrt. Das Ausmaß der subjektiv empfundenen Störung korreliert nur in bescheidenem Umfang mit den Beobachtungsdaten.

Meist ist die Schlafpolygraphie auf die Registrierung von EEG, EOG und EMG begrenzt und Funktionen, die sich im Schlaf ebenfalls wesentlich verändern, wie Stoffwechsel und Hormonsekretion, werden nicht erfaßt. Die Auswertung orientiert sich an Kriterien, die für Gesunde entwickelt wurden und berücksichtigt die bei Kranken auftretenden Normabweichungen nur in quantitativer Hinsicht.

Darüber hinaus wurden aus praktischen Gründen viele Studien zu festgelegten Stunden begonnen und beendet – ohne Rücksicht auf persönliche und situative Besonderheiten, die schon im gesunden Zustand ein beträchtliches Ausmaß annehmen können. So betragen die individuellen Standardabweichungen von Schlafdauer und Einschlafzeit bei Gesunden im Laufe eines Jahres 1,3 bzw. 1 h [60]. Interindividuell streut die durchschnittliche Schlafdauer beim Menschen zwischen 1 und 14 h [8, 72].

Nicht berücksichtigt ist bei den polygraphischen Studien auch die Gewohnheit, sich tagsüber für kurze Schlafepisoden (Nickerchen, „naps") hinzulegen, was am Anfang und am Ende des Lebens besonders häufig ist. Es ist bekannt, daß „naps" einerseits Defizite des vorangegangenen Nachtschlafes ausgleichen [1], andererseits den folgenden Nachtschlaf beeinflussen können [50].

Dabei können sich gerade psychiatrische Krankheiten auf diese oft als reine Störgrößen mißachteten Variablen auswirken. So gehen Depressive [78], Schizophrene [81] und Patienten mit organischen Psychosyndromen [7] deutlich früher zu Bett als Gesunde. Das kann die Einschlaflatenz und die Zeit des morgendlichen Erwachens beeinflussen. Viele stationär behandelte Patienten scheinen sich, situativ oder krankheitsbedingt, nach dem Mittagessen hinzulegen. Alkoholkranke zeigen während ihrer Trinkperioden häufig ein polyphasisches Schlaf-Wach-Muster mit mehreren mehrstündigen Schlafperioden pro 24 h [74]. Unentdeckt bleiben muß bei Begrenzung der Ableitzeit auch die Tendenz mancher Kranker, lange in den Morgen hinein zu schlafen [39]. Diese z.T. notwendigen Beschränkungen begrenzen den Erkenntniswert der im folgenden referierten Studien.

Depression

Eines der häufigsten Kennzeichen des depressiven Syndroms ist die Schlafstörung, meist in Form einer Hyposomnie, seltener, v. a. bei bipolaren Verlaufsformen [103] und bei jüngeren Patienten [39] auch als Hypersomnie. Der verkürzte Schlaf ist gekennzeichnet durch frühes Zubettgehen [78], verlängerte Einschlaflatenz, häufigeres und längeres nächtliches Wachen, vorzeitiges morgendliches Erwachen (Terminalschlafstörung), dadurch insgesamt verminderte Schlafeffizienz, vermehrte Schlafstadienwechsel, Vermehrung des leichten Schlafstadiums 1, Verminderung des Slow-wave-Schlafes (SWS). Die erste REM-Phase tritt früher auf (= verkürzte REM-Latenz – bei Depressiven erstmals bemerkt von Hartmann, Verdone und Snyder 1966 [37]), dauert länger, und die Zahl der schnellen Augenbewegungen in ihr (REM-Aktivität bzw. REM-Dichte) ist erhöht. Die Verkürzung der REM-Latenz (REM-L) kommt in erster Linie dadurch zustande, daß ihre sich schon bei Gesunden andeutende bimodale Verteilung bei Depressiven zugunsten des kleineren Häufigkeitsgipfels mit sehr kurzen Werten (Sleep-onset-REMs) akzentuiert ist [27, 94]. Darüber hinaus besteht eine Verschiebung auch des Hauptgipfels der Verteilung zu niedrigeren Werten. Die bimodale Verteilung der REM-L macht eine Gruppen-Mittelwertsbildung, wie sie z.Z. die Regel ist, fragwürdig. Verkürzte REM-Latenz und Verlängerung der ersten REM-Phase sind als Zeichen einer Phasenvorverlagerung des zirkadianen Zyklus der REM-Schlaf-Bereitschaft gegenüber dem zirkadianen Schlaf-Wach-Zyklus angesehen worden (Phase-advance-Hypothese: Wehr u. Wirz-Justice [110]). Es hat sich aber gezeigt, daß die REM-L Depressiver auch zu anderen Tageszeiten kürzer ist als die Gesunder und die kürzesten und längsten Latenzen zu denselben Tageszeiten auftreten wie bei diesen. Das heißt: Der zirkadiane Zyklus der REM-Schlaf-Bereitschaft Depressiver zeigt keine Phasenverschiebung, sondern eine Reduktion von Mittelwert und Amplitude [27].

In der Formulierung „REM-Latenz", die das gleiche besagt wie „Dauer der ersten Non-REM-Phase" [20], klingt die Bedeutung nach, die schon die ersten Untersucher dem REM-Schlaf für die Entwicklung und Unterhaltung der Depression zugeschrieben haben [36], eine Meinung, die in der – inzwischen überholten – Ansicht gipfelte, daß alle antidepressiven Maßnahmen REM-Schlaf-unterdrückend wirkten [36, 106]. Vor allem von Feinberg [20] und Borbély [13] wurde demgegenüber darauf hingewiesen, daß bei Depressiven und Schizophrenen der konstanteste schlafpolygraphische Befund die Reduktion des SWS ist, der sich ja vor der ersten REM-Phase der Nacht konzentriert. Daran knüpft sich die – ebenfalls nicht unwidersprochen gebliebene – Hypothese, daß die Depression stets durch ein Defizit an SWS charakterisiert sei, ihre Besserung aber mit seiner Zunahme einhergehe [13].

Die größere REM-Aktivität bzw. -Dichte in der ersten REM-Phase einer Nacht ist als Eigenheit des REM-regulierenden Systems angesehen worden [21] oder als Resultat geringerer Schlaftiefe, die mit Vermehrung von Augenbewegungen im REM-Schlaf einherzugehen pflegt [20].

Kurze REM-Latenzen sind nicht depressionsspezifisch. Sie sind nachgewiesen worden bei Schizophrenie, Zwangskrankheit, Alkoholismus, organischen Hirnkrankheiten wie Korsakow-Syndrom und Alzheimer-Erkrankung, bei Borderline-Persönlichkeitsstörungen, Anorexie, Manie, Narkolepsie, aber auch bei nosologisch so uncharakteristischen Syndromen wie idiopathischer Insomnie, Schlaf-Apnoe und Impotenz (vgl. die folgenden Abschnitte und [109]). Andererseits gibt es wenigstens 25 Studien, in denen Depressive im Vergleich zu Gesunden keine verkürzten REM-L aufweisen.

In einigen Untersuchungen waren die REM-L Depressiver auch nach klinischer Remission verkürzt [92, 100], in anderen hatten sie sich normalisiert [35, 98]. Für den Trait-Charakter spricht, daß kurze REM-L gehäuft bei nicht erkrankten erstgradigen Angehörigen solcher Patienten gefunden werden, die selbst kurze REM-L aufweisen [28].

Auch die übrigen polygraphischen Kenngrößen des Nachtschlafes Depressiver können, müssen sich aber mit klinischer Besserung nicht ändern. So finden sich nach Remission neben unverändert pathologischen Werten sowohl verstärkte Normabweichungen (vermehrtes nächtliches Wachen, weitere Verminderung von SWS) als auch Normalisierungen (Terminalschlafstörung) [100]. Zusammenfassende Darstellungen des Schlafes Depressiver geben z.B. Gillin et al. [31] und Mendelson [76].

Schizoaffektive Patienten weisen die gleichen polysomnographischen Charakteristika auf wie Depressive, inklusive der verkürzten REM-L [59].

Manie

Untersuchungen über den Schlaf in der Manie sind selten. Einigkeit besteht zwischen allen Autoren darüber, daß die Gesamtschlafzeit während der Manie vermindert ist, wobei die Patienten sich dennoch erholt fühlen. Da die Schlafverkürzung oft vor den übrigen Symptomen des manischen Syndroms auftritt, wurde diskutiert, ob Manien nicht überhaupt durch verschiedene exogene oder endogene Schlafstörungen ausgelöst würden [111].

Es sind 3 vergleichbare polygraphische Studien an 10 [66], 6 [65] bzw. 9 [43] medikamentenfreien (hypo-)manischen Patienten zusammen mit Vergleichsdaten gesunder Personen publiziert worden. Im Ergebnis stimmen sie lediglich darin überein, daß die Patienten weniger lang schlafen. Zwei Studien [65, 66] finden verminderte Schlafeffizienz, jeweils 1 Studie Verlängerung von Einschlaflatenz [65], des terminalen Wachens [43], Vermehrung des Anteils von Stadium 0 und 1 und Verminderung des SWS [66], Verkürzung der REM-Latenz und Erhöhung der REM-Dichte [43].

Daneben gibt es mehrere Einzelfallstudien, in denen der Schlaf desselben Patienten in der Manie und in der Depression verglichen wird (z. T. referiert in [43]). Ihre Ergebnisse sind ähnlich bunt wie die der Gruppenstudien und belegen die große Tag-zu-Tag-Variabilität des Schlafablaufs [36, 75].

Schizophrenie

Frühe Studien über Schlafstörungen bei Schizophrenen sind in den Büchern von Kleitman [55] und Mendelson et al. [77] zusammengefaßt. Akute Erkrankungen (weniger deutlich: chronische) zeigen verlängerte Einschlaflatenz, verkürzte Schlafzeit und vermehrte Wachaktivität nach Schlafbeginn. Zuweilen schlafen die Patienten die ganze Nacht hindurch nicht. Verringert ist vor allem auch der SWS; bei 60% der Patienten sei er normal ausgeprägt, bei 40% fehle er praktisch (bimodale Verteilung: [40]). Der SWS-Reduktion bei Schizophrenen wird, obschon lange bekannt, neuerdings wieder verstärkt Aufmerksamkeit geschenkt [40]. Alle Maße weisen große Variabilität auf, sowohl im Verlauf der Erkrankung [58], als auch interindividuell.

Die REM-Latenz kann auch bei rein schizophrenen Patienten (d. h. solchen ohne depressive Begleitsymptomatik) verkürzt sein und unterscheidet sich in der Mehrzahl der Studien nicht von der Depressiver (Zusammenfassung bei [113]; darüber hinaus belegt bei [40, 67]). Es wurden aber auch, ganz wie im Fall depressiver Patienten, normale REM-L gemessen [25, 52].

Nach REM-Schlaf-Entzug hat sich bei akut Schizophrenen in einigen Studien reduzierter oder fehlender REM-Rebound in den Erholungsnächten gezeigt, in anderen aber nicht. Bei remittierten Schizophrenen wurde demgegenüber ein akzentuierter Rebound registriert. Die Befunde sind nicht schlüssig, ihre Interpretation ist offen (zusammengefaßt in [77], S. 196 f).

Ähnlich wie Depressive gehen auch chronisch Schizophrene i. allg. früh zu Bett (im Durchschnitt um 20 Uhr) und bleiben lange darin (11 h) [81]. Klinische Erfahrung zeigt, daß sich die Patienten darüber hinaus auch tagsüber oft hinlegen, was in der zitierten Arbeit nicht berücksichtigt wurde, so daß die Ruhezeit pro 24 h noch größer sein dürfte. Verschiedene Beobachtungen zeigen, daß es sich dabei allenfalls in geringem Umfang um Hospitalisierungsfolgen handelt.

Angstkrankheiten

Auch bei Angstkranken (generalisierte Angst = GAD und Paniksyndrom = PS) finden sich verkürzter Schlaf, verlängerte Einschlaflatenz, Vermehrung von Stadium 1 und Wachen, sowie Reduktion von SWS. Öfter als bei Depressiven sind die Werte aber als normal zu betrachten, was möglicherweise damit zusammenhängt, daß die Angst, v. a. bei reinem Paniksyndrom, ein weniger dauerhafter Affekt ist als die Depressivität.

Ob die REM-Latenz bei Angstkranken reduziert sei, ist umstritten. Im Vergleich mit Depressiven fanden Foster et al. [23] die REM-L sowohl von 10 primär Depressiven (61 min) als auch von 10 GAD-Patienten (61 min) kürzer als die Gesunder (94 min, diese Werte jedoch aus der Literatur). Reynolds et al. [89] sahen bei 10 GAD-Patienten in der ersten Ableitnacht gleich kurze REM-L wie bei 20 Depressiven (Werte nicht mitgeteilt), in der zweiten Nacht waren die Werte der Depressiven kürzer (48 vs. 82 min). Andere Untersucher fanden bei rein Depressiven kürzere REM-Latenzen als bei Patienten mit GAD [85], PS [16, 17] oder ängstlich Depressiven [3].

Im Vergleich zu Gesunden zeigte sich in 4 Studien die REM-L von Panikpatienten unverändert [16, 17, 73] oder verkürzt ([104]: 74 vs. 105 min), die von GAD-Patienten unverändert [3].

Bei Patienten, die sowohl ängstliche als auch depressive Züge aufwiesen, wie es im klinischen Alltag die Regel ist, lagen die REM-L zwischen denen von rein Depressiven und rein Ängstlichen [16, 17, 85] oder glichen mehr denen der Angstpatienten [3].

Obschon die Mehrzahl der Studien aufgrund der REM-L eine Unterscheidung zwischen Angst und Depression treffen kann, scheint ein endgültiges Urteil noch nicht möglich: In einigen Studien sind unter den Angstpatienten solche mit kurzen REM-L überrepräsentiert (z.B. 23% bei [86]); es gibt einige klar gegenteilige Befunde [23]; und last not least: es handelt sich noch immer um kleine Fallzahlen. Ähnliche Behauptungen, nämlich nosologische Gruppen aufgrund schlafpolygraphischer Befunde voneinander trennen zu können, haben sich schon mehrfach als nicht haltbar erwiesen, z.B. hinsichtlich der Unterscheidung von endogenen und nichtendogenen oder primären und sekundären Depressionen (vgl. [11]).

Zwangskrankheit

Ob die Zwangskrankheit mehr den Angstkrankheiten oder den Depressionen zugerechnet werden oder eine eigene nosologische Einheit bilden soll, ist strittig. Schlafuntersuchungen lassen eher eine Nähe zur Depression vermuten. Insel et al. [44] fanden keine Unterschiede zwischen den schlafpolygraphischen Variablen von 14 Zwangskrankheiten und ebensoviel primär depressiven Patienten. Allerdings war die REM-L der Zwangskranken erst in der zweiten Ableitnacht (45 min) so kurz wie die der Depressiven (47 min), in der ersten Nacht aber normal (81 min). Im Vergleich zu Gesunden wiesen Zwangskranke verkürzte Schlafdauer, verlängerte Einschlaflatenz, verringerte Schlafeffizienz und verkürzte REM-L, aber keine erhöhte REM-Dichte auf (auch hierin glichen sie der depressiven Gruppe). Diese Befunde sind im wesentlichen auch an jugendlichen Zwangskranken erhoben worden [88].

Auf Schlafentzug, der bei Depressiven eine gute Wirkung entfaltet [30], scheinen Zwangskranke ebensowenig zu reagieren [102], wie Patienten mit Panikattacken [90]. Auch hier ist jedoch das letzte Wort noch nicht gesprochen. Es handelt sich beidemal um sehr kleine Stichproben, in denen immerhin einige Patienten auf die Intervention gut ansprachen.

Persönlichkeitsstörungen

Angeregt durch die klare Definition des DSM III (-R) [6] ist v. a. ein Interesse an der Borderline-Persönlichkeitsstörung zu verzeichnen. Patienten mit dieser Diagnose zeigen die auch von vielen anderen psychiatrischen Erkrankungen her bekannten Störungen des Einschlafens, Durchschlafens, Verringerung von Gesamtschlafzeit, SWS und Verkürzung der REM-L. Die polygraphischen Daten unterscheiden sich nicht oder nur geringfügig von denen Depressiver [4, 10, 53, 62, 71], so daß die Borderline-Persönlichkeitsstörung als zum „affektiven Spektrum" gehörig angesehen wird [4, 71]. Ein Teil der untersuchten Patienten hatte in der Vorgeschichte depressive Episoden durchlebt oder gar zur Zeit der Untersuchung neben der Achse-2-Diagnose die Achse-1-Diagnose einer Major Depressive Disorder bekommen, so daß Zweifel an der psychopathologischen Verschiedenheit der Vergleichsgruppen bestehen. Dadurch ist es ebenso möglich, die Validität der nosologischen Gruppierung Borderline-Persönlichkeitsstörung in Frage zu stellen wie die Differenzierungskraft der polygraphischen Maße – ein Dilemma, das sich bei einigen Studien zeigt, die nosologische Kategorien durch biologische Maße validieren wollen.

Untersuchungen an Patienten mit anderen Persönlichkeitsstörungen sind m. W. nicht durchgeführt worden – abgesehen von einem Subtyp depressiver Persönlichkeiten, „subaffektiven Dysthymien" [2], die in ihren schlafpolygraphischen Charakteristika Patienten mit Depressionen ähneln.

Doch finden sich unter jenen Patienten mit chronischen Schlafstörungen, die keine sonstigen Erkrankungen aufweisen, also den „chronischen psychophysiologischen Insomnien" nach der ASDC-Einteilung [9] überdurchschnittlich viele mit auffälligen Persönlichkeitszügen: Depressivität, Konversionshysterie und Psychasthenie [47], „psychosomatische Persönlichkeitsprofile" [93], Angst und „Neurotizismus" [80]. Auffällig ist, daß diese chronisch Schlafgestörten auch tagsüber weniger einschlafbereit sind als Gesunde [93, 101] und keine Leistungsbeeinträchtigung zeigen [93].

Senile Demenz

Bei organischen Psychosyndromen sind die bei gesunden alten Menschen auftretenden Schlafänderungen [26] in verstärktem Maße zu beobachten: Verlängerung der Einschlaflatenz, verlängerte Wachzeiten nach Schlafbeginn, verringerte

Schlafeffizienz, Vermehrung von Stadium 1, Verringerung des SWS und Verkürzung der REM-L. Eine ausgeprägtere Allgemeinsymptomatik geht i. allg. auch mit ausgeprägteren Schlafstörungen einher [5]. Das Gesagte gilt auch für die senile Demenz vom Alzheimer-Typ [12, 105]. Die Hoffnung, daß diese Erkrankung sich durch eine Verlängerung der REM-L (die zuweilen beobachtet wurde) charakterisieren lasse und dadurch eine Trennung von depressiver Pseudodemenz und primärer Demenz gelingen könne, hat sich nicht erfüllt ([14, 69] Übersicht bei [12]). Die erste Non-REM-Phase erweist sich bei Dementen nur dann als verlängert, wenn die Wachzeiten zwischen Schlafbeginn und erster REM-Phase mit eingerechnet werden. Verlängerte REM-L bei Dementen sind somit möglicherweise nichts anderes als Zeichen vermehrter Wacheinbrüche schon kurz nach Schlafbeginn [12].

Eßstörungen

Bei Anorektikern (z. T. mit bulimischen Zügen) zeigte sich der Schlaf in einigen Studien in seiner Kontinuität gestört: Verlängerte Einschlaflatenz, vermehrtes Wachen nach Schlafbeginn, frühzeitiges Erwachen, Reduktion von Schlafdauer und -effizienz, Verminderung von SWS [15, 61, 64, 84, 108], in einigen jedoch ungestört [22, 51, 63]. Verschiedentlich wurden verkürzte REM-L beobachtet, jedoch meist nur bei den Patienten, die zur Zeit der Untersuchung oder früher die Kriterien einer Depression erfüllten [51, 84, 108]. In zwei Studien aus demselben Labor wurde geringe REM-Aktivität und -Dichte bemerkt [22, 84].

Patienten mit Bulimie wiesen in den meisten Untersuchungen keine Störungen der Schlafkontinuität auf [42, 63, 64, 107, 108]. Dagegen fanden sich vereinzelt reduzierte REM-Latenzen [107] bzw. Tendenzen zu vermehrter REM-Dichte [42, 64].

Die Befunde lassen sich z. Z. wohl am besten auf einen Nenner bringen, wenn die REM-Auffälligkeiten dem depressiven Syndrom zugeschrieben werden; denn etwa die Hälfte der in den genannten Studien untersuchten Patienten erfüllte neben den Kriterien für Anorexie bzw. Bulimie auch die für ein depressives Syndrom. Die „reine" Eßstörung scheint weitgehend frei von Normabweichungen des REM-Schlafes zu sein.

Bei ungestörtem Ausgangsbefund ändert sich das Schlafprofil von Anorektikern bei Gewichtszunahme nicht [22]. Liegen dagegen Schlafstörungen vor, so bessern sie sich parallel zur Gewichtszunahme, insbesondere scheinen SWS und REM-Schlaf zuzunehmen [15, 61], zumindest vorübergehend.

Alkoholismus

Über die Schlafveränderungen bei akutem und chronischem Alkoholgebrauch sowie beim Alkoholentzug und nach Entwöhnung finden sich Zusammenfassungen z.B. bei Pokorny [87] und Mendelson ([76] S. 247 ff).

Bei Gesunden verkürzen Einzeldosen von Alkohol die Einschlaflatenz, verlängern die Schlafdauer i. allg. aber nicht. Der REM-Schlaf ist reduziert, meist aber nur in der ersten Nachthälfte, in der zweiten Hälfte der Nacht wurde eine Zunahme von REM-Zeit und von Wachphasen beobachtet. Bei der kurzen Halbwertszeit des Alkohols ist dies möglicherweise schon ein Zeichen von Rebound. Für die Schlafstadien 2, 3 und 4 besteht die gegenteilige Tendenz: Zunahme in der ersten, Abnahme in der zweiten Nachthälfte [91]. Ferner kann Alkohol nächtliche Atemstörungen, v. a. bei Schnarchern induzieren oder verschlimmern [79], muß es aber nicht [96]. Wird der Alkoholkonsum über mehrere Tage fortgesetzt, kommt es zu einer Normalisierung vom REM-Schlaf und SWS auf die Ausgangswerte. Nach Beendigung einer längeren Trinkperiode treten vorübergehend und nicht bei allen Versuchspersonen Rebound-Phänomene auf: Verlängerung der Einschlaflatenz, REM-Schlaf-Zunahme, SWS-Abnahme, Zunahme der Wachzeit nach Schlafbeginn und Abnahme der Gesamtschlafzeit.

Bei chronisch Alkoholkranken wandelt sich während fortgesetzten Trinkens das übliche monophasische Schlafmuster in ein polyphasisches um. Es finden sich dann mehrere kurze Schlafperioden über die 24 h eines Tages verteilt, wobei die im Bett verbrachte Zeit zunimmt. Besonderen Alkoholexzessen gehen oft schlaflose Nächte voraus. Nach längerem, kontinuierlichen Trinken treten Alpträume auf, die zum Erwachen führen [74].

Polygraphische Untersuchungen des Alkoholeinflusses bei chronisch Alkoholkranken wurden meist nach einigen Wochen Abstinenz durchgeführt. Dabei wurden Zu- oder Abnahme der Schlafdauer beobachtet, Reduktion von REM-Schlaf, vereinzelt jedoch extrem lange REM-Perioden, Vermehrung, aber auch Abnahme von SWS (v. a. bei hohen Ausgangswerten) sowie Dissoziationsphänomene, bei denen die herkömmliche Schlafstadien-Einteilung versagt: Augenbewegungen während des SWS [70], Delta-Wellen im Wachstadium.

Während des Alkoholentzuges kann es zu völliger Schlaflosigkeit kommen. Ansonsten ist die Einschlaflatenz verlängert, der REM-Anteil vermehrt, die REM-Dichte erhöht [34, 68] – wobei die REM-Phasen oft fragmentiert sind, der SWS-Anteil ist vermindert (in Einzelfällen auch vermehrt), es finden sich mehr Stadienwechsel sowie häufigeres und längeres Erwachen in der Schlafperiode. Mit zunehmender Dauer der Abstinenzperiode kann sich der Schlaf normalisieren, wobei die Zeit um den 20. Tag eine Zäsur zu sein scheint [82], oft jedoch ohne die Werte gleichaltriger Gesunder zu erreichen [18, 32, 45].

Wenn der Alkoholentzug mit deliranten Zeichen einhergeht, endet er zuweilen mit einem „Terminalschlaf", der bis zu 24 h dauert und durch ein Minus an SWS und ein Plus an S1 und S2 charakterisiert ist [83]. Noch Monate nach dem Entzug können neben Angst und vegetativen Symptomen auch subjektive Schlafstörungen bestehen. Selbst jahrelange Abstinenz führt nicht immer zur Normalisierung der Schlafparameter. Oft finden sich weiterhin Reduktion von SWS, Vermehrung von S1 und Wachphasen sowie mehr Stadienwechsel. Der Schlaf chronisch Alkoholkranker wurde mit dem um 1 – 2 Dekaden älterer Gesunder verglichen [97]. Auch kurze REM-L wurden bei chronisch Alkoholkranken [32] und Patienten mit Korsakow-Syndrom [69] beobachtet.

Parasomnien

Die klinisch bedeutsamsten Parasomnien sind Schlafwandeln, Pavor nocturnus und Enuresis nocturna. Sie alle haben eine, wahrscheinlich gemeinsame, genetische Komponente, was sich daran zeigt, daß sie sowohl in Familien gehäuft auftreten als auch bei ein und demselben Individuum oft miteinander kombiniert sind, vornehmlich in der Kindheit, wo sie selten mit psychiatrischen Auffälligkeiten einhergehen [54].

Bei Erwachsenen finden sich Parasomnien dagegen häufig in Zusammenhang mit Persönlichkeitsstörungen und Psychosen [48, 49, 99].

Nach unsystematischen Beobachtungen können psychotrope Medikamente aus verschiedenen Stoffklassen Parasomnien auslösen. Die meisten Fallberichte beziehen sich auf somnambule Episoden [95], aber auch Enuresis nocturna [46] wurde beobachtet.

Zusammenfassung

Die referierten Befunde zeigen, daß Schlafstörungen nicht nur zur Symptomatik aller genannten psychiatrischen Erkrankungen gehören, sondern daß sie sich auch qualitativ in erstaunlicher Weise gleichen.

Meist handelt es sich um Hyposomnie, seltener, vor allem bei Depressiven, um Hypersomnie, noch seltener treten Parasomnien auf. Die Hyposomnie ist bedingt durch verzögertes Einschlafen, verfrühtes Erwachen und eine Vermehrung interponierter Wachphasen. Dazu kommen vermehrte Stadienwechsel, Vermehrung von Stadium 1 und Verminderung des Slow-wave-Schlafs sowie Verkürzung der REM-Latenz. Die meisten dieser Veränderungen treten auch im Laufe des normalen Alterns auf [19, 29, 112]. Einige Autoren sahen sich angesichts dieser Parallelitäten veranlaßt, den Schlaf in der Depression [29], oder beim chronischen Alkoholismus [97] als Zeichen vorzeitiger, wenngleich reversibler Alterung zu interpretieren. Abgesehen davon, daß diese Deutung auch für andere Erkrankungen, die mit Hyposomnie einhergehen, in Anspruch genommen werden könnte, ist es plausibler, in der Hyposomnie lediglich eine unspezifische, bevorzugte Reaktionsform auf Störungen der Homöostase zu sehen, seien sie vorübergehend oder dauerhaft – wobei die individuelle und die situative Spezifität der Reaktion Art und Ausmaß der Schlafstörung nicht vorherzusagen gestatten.

Schlafpolygraphische Daten erlauben bislang also ebensowenig eine nosologische Differenzierung, wie andere physiologische oder biochemische Befunde. Insbesondere für die REM-Latenz, in die besondere Hoffnungen gesetzt worden waren [57] ist dies nicht der Fall. Ob andere Einzelmaße (Länge der ersten REM-Phase, REM-Dichte) oder Kombinationsmaße das Gewünschte leisten, erscheint angesichts der Variabilität auch dieser Größen zweifelhaft.

Nicht eingegangen wurde auf den erinnerten Trauminhalt. Befriedigende Methoden zu seiner Analyse sind erst in Entwicklung [41]. Es hat den Anschein, daß die Trauminhalte sich auch während der Krankheit nicht wesentlich von den Gedanken des wachen Bewußtseins unterscheiden [24, 38, 56].

Literatur

1. Akerstedt T, Gillberg M (1986) A dose-response study of sleep loss and spontaneous sleep termination. Psychophysiology 23: 293–297
2. Akiskal H, Rosenthal T, Haykal R, Lemmi H, Rosenthal R, Scott-Strauss A (1980) Characterlogical depressions. Arch Gen Psychiatry 37: 777–783
3. Akiskal H, Lemmi H, Dickson H, King D, Yerevanian B, van Valkenburg C (1984) Chronic depressions. Part 2. Sleep EEG differentiation of primary dysthymic disorders from anxious depressions. J Affective Disord 6: 287–295
4. Akiskal H, Yerevanian B, Davis G, King D, Lemmi H (1985) The nosologic status of borderline personality: Clinical and polysomnographic study. Am J Psychiatry 142: 192–198
5. Allen S, Seiler W, Staehelin H, Spiegel R (1987) Seventy-two hour polygraphic and behavioral recordings of wakefulness and sleep in a hospital geriatric unit: comparison between demented and nondemented patients. Sleep 10: 143–159
6. American Psychiatric Association (1987) Diagnostic and Statistical Manual of Mental Disorders. DSM-III-R. Washington D.C.
7. Ancoli-Israel S, Parker L, Sinaee R, Fell R, Kripke D (1989) Sleep fragmentation in patients from a nursing home. J Gerontol 44: M18–21
8. Angst J, Vollrath M, Koch R, Dobler-Mikola A (1989) The Zurich study. VII. Insomnia: Symptoms, classification and prevalence. Eur Arch Psychiatr Neurol Sci 238: 285–293
9. Association of Sleep Disorders Centers (1979) Diagnostic Classification of Sleep and Arousal Disorders. First edition, prepared by the Sleep Disorders Classification Committee. H Roffwarg, Chairman. Sleep 2: 1–137
10. Bell J, Lycaki H, Jones D, Kelwala S, Sitaram N (1983) Effect of preexisting borderline personality disorder on clinical and EEG sleep correlates of depression. Psychiatry Res 9: 115–123
11. Berger M, Riemann D (1988) Schlaf und Schlafentzug bei affektiven Störungen. In: Zerssen D von, Möller H (Hrsg) Affektive Störungen, Springer, Berlin Heidelberg New York Tokyo S 149–163
12. Bliwise D, Tinklenberg J, Yesavage J et al. (1989) REM latency in Alzheimer's disease. Biol Psychiatry 25: 320–328
13. Borbély A, Wirz-Justice A (1982) Sleep, sleep deprivation and depression. Hum Neurobiol 1: 205–210
14. Buysse D, Reynolds C, Kupfer D, Houck P, Hoch C, Stack J, Berman S (1988) Electroencephalographic sleep in depressive pseudodementia. Arch Gen Psychiatry 45: 568–575
15. Crisp A, Stonehill E, Fenton G (1970) An aspect of the biological basis of the mind-body apparatus: The relationship between sleep, nutritional state and mood in disorders of weight. Psychother Psychosom 18: 161–175
16. Dube S, Kumar N, Ettedgni K, Pohl R, Jones D, Sitaram N (1985) Cholinergic REM induction response: Separation of anxiety and depression. Biol Psychiatry 20: 408–418
17. Dube S, Jones D, Bell J, Davies A, Ross E, Sitaram N (1986) Interface of panic and depression: Clinical and sleep EEG correlates. Psychiatry Res 19: 119–133
18. Engle-Friedman M, Liebermann M, Bansal S, Wincze J, Nirenberg T, Liepman M (1987) Sleep evaluation of alcoholics at three intervals of sobriety. Sleep Res 16: 475
19. Feinberg I, Carlson V (1968) Sleep variables as a function of age in man. Arch Gen Psychiatry 19: 239–250
20. Feinberg I, Baker T, Leder R, March J (1988) Response of delta (0-3 Hz) EEG and eye movement density to a night with 100 minutes of sleep. Sleep 11: 473–487
21. Foster F, Kupfer D, Coble P, McPartland R (1976a) Rapid eye movement sleep density. Arch Gen Psychiatry 33: 1119–1123

22. Foster F, Kupfer D, Spiker D (1976b) EEG sleep in anorexia nervosa. Sleep Res 5: 143
23. Foster F, Grau T, Spiker D, Love D, Coble P, Kupfer D (1977) EEG sleep in generalized anxiety disorder. Sleep Res 6: 145
24. Foulkes D (1985) Dreaming: A cognitive-psychological analysis. Lawrence Erlbaum, Hillsdale, NJ
25. Ganguli R, Reynolds C, Kupfer D (1987) EEG sleep in young, never-medicated schizophrenic patients: A comparison with delusional and non-delusional depressives and with healthy controls. Arch Gen Psychiatry 44: 36–45
26. Giedke H (1981) Schlafstörungen im Alter und ihre Behandlung. In: Häfner H, Heimann H (Hrsg) Gerontopsychiatrie. Fischer, Stuttgart, S 161–180
27. Giedke H (1989) The diurnal course of REM-latency in depression. In: Horne J (ed) Sleep '88. Fischer, Stuttgart, S 233–235
28. Giles D, Biggs M, Rush A, Roffwarg H (1988) Risk factors in families of unipolar depression. I. Psychiatric illness and reduced REM-latency. J Affective Disord 14: 51–59
29. Gillin J, Duncan W, Murphy D et al. (1981) Age-related changes in sleep in depressed and normal subjects. Psychiatry Res 4: 73–78
30. Gillin J (1983) The sleep therapies of depression. Prog Neuro-Psychopharmacol Biol Psychiatry 7: 351–364
31. Gillin J, Sitaram N, Wehr T et al. (1984) Sleep and affective illness. In: Post R, Ballenger J (eds) Neurobiology of mood disorders. Williams & Wilkins, Baltimore, pp 157–189
32. Gillin J, Kripke D, Butters N et al. (1986) A longitudinal study of sleep in primary alcoholism. Sleep Res 15: 92
33. Gnirss F, Schneider-Helmert D, Schenker J, Winkler V (1978) Schlafstörungen bei psychisch Kranken. Nervenarzt 49: 394–401
34. Gross M, Goodenough D, Tobin M et al. (1966) Sleep disturbance and hallucinations in the acute alcoholic psychoses. J Nerv Ment Dis 142: 493–514
35. Grunhaus L, Tiongco D, Pande A, Eiser A, Haskett R, Greden J, Shipley J (1988) Monitoring of antidepressant response to ECT with polysomnographic recordings and the dexamethasone suppression test. Psychiatry Res 24: 177–185
36. Hartmann E (1968) Longitudinal studies of sleep and dream patterns in manic-depressive patients. Arch Gen Psychiatry 19: 312–329
37. Hartmann E, Verdone P, Snyder F (1966) Longitudinal studies of sleep and dreaming patterns in psychiatric patients. J Nerv Ment Dis 143: 117–126
38. Hauri P, Chernik D, Hawkins D, Mendels J (1974) Sleep of depressed patients in remission. Arch Gen Psychiatry 31: 386–391
39. Hawkins D, Taub J, van de Castle R (1985) Extended sleep (hypersomnia) in young depressed patients. Am J Psychiatry 142: 905–910
40. Hiatt J, Floyd T, Katz P, Feinberg I (1985) Further evidence of abnormal non-rapid-eye-movement sleep in schizophrenia. Arch Gen Psychiatry 42: 797–802
41. Hobson J, Hoffman S, Helfand R, Kostner D (1987) Dream bizarreness and the activation-synthesis hypothesis. Hum Neurobiol 6: 157–164
42. Hudson J, Pope H, Jonas J, Stakes J, Grochocinski V, Lipinski J, Kupfer D (1987) Sleep EEG in bulimia. Biol Psychiatry 22: 820–828
43. Hudson J, Lipinski J, Frankenburg F, Grochocinski V, Kupfer D (1988) Electroencephalographic sleep in mania. Arch Gen Psychiatry 45: 267–273
44. Insel T, Gillin J, Moore A, Mendelson W, Loewenstein R, Murphy D (1982) The sleep of patients with obsessive-compulsive disorder. Arch Gen Psychiatry 39: 1372–1377
45. Ishibashi M, Oshima H, Kotorii T, Imato N, Yokoyama T, Nakazawa Y, Inanaga K (1987) Longitudinal observation of sleep disturbance of chronic alcoholics during alcohol withdrawal. Sleep Res 16: 94
46. Jose C (1981) Nocturnal enuresis caused by psychotropic drugs. Am J Psychiatry 138: 1519
47. Kales A, Caldwell A, Preston T, Healey S, Kales J (1976) Personality patterns in insomnia. Arch Gen Psychiatry 33: 1128–1134
48. Kales A, Soldatos C, Caldwell A, Kales J, Humphrey F, Charney D, Schweitzer P (1980) Somnambulism. Arch Gen Psychiatry 37: 1406–1410

49. Kales J, Kales A, Soldatos C, Caldwell A, Charney D, Martin E (1980) Night terrors: Clinical characteristics and personality patterns. Arch Gen Psychiatry 37: 1413–1417
50. Karacan I, Williams R, Finley W, Hursch C (1970) The effects of naps on nocturnal sleep: Influence on the need for stage-1 REM and stage-4 sleep. Biol Psychiatry 2: 391–399
51. Katz J, Kuperberg A, Pollack C, Walsh B, Zumoff B, Weiner H (1984) Is there a relationship between eating disorder and affective disorder? New evidence from sleep recordings. Am J Psychiatry 141: 753–759
52. Kempenaers C, Kerkhofs M, Linkowski P, Mendlewicz J (1988) Sleep EEG variables in young schizophrenic and depressive patients. Biol Psychiatry 24: 828–853
53. King R, Benson K, Zarcone V (1987) REM latency in borderlines and depressed. Sleep Res 16: 280
54. Klackenberg G (1987) Incidence of parasomnias in children in a general population. In: Guilleminault C (ed) Sleep and its disorders in children. Raven, New York, pp 99–113
55. Kleitman N (1963) Sleep and wakefulness, 2nd edn. Univ. Chicago Press, Chicago
56. Kramer M, Roth T (1978) Dreams in psychopathologic patient groups: A critical review. In: Williams R, Karacan I (eds) Sleep disorders. Diagnosis and treatment. Wiley, New York, pp 323–349
57. Kupfer D (1976) REM-latency: A psychobiologic marker for primary depressive disease. Biol Psychiatry 11: 159–174
58. Kupfer D, Wyatt R, Scott J, Snyder F (1970) Sleep disturbance in acute schizophrenic patients. Am J Psychiatry 126: 1213–1223
59. Kupfer D, Broudy D, Spiker D, Neil J, Coble P (1979) EEG sleep and affective psychoses. I. Schizoaffective disorders. Psychiatry Res 1: 173–178
60. Kussmann K (1989) Langzeitbeobachtung des Schlafverhaltens bei gesunden Versuchspersonen. Med. Diss, Tübingen
61. Lacey J, Crisp A, Kalucy R, Hartmann M, Chen C (1975) Weight gain and the sleeping electroencephalogram: Study of 10 patients with anorexia nervosa. Br Med J 4: 556–558
62. Lahmeyer H, Val E, Gaviria F et al. (1988) EEG sleep, lithium transport, dexamethasone suppression, and monoamine oxidase activity in borderline personality disorder. Psychiatry Res 25: 19–30
63. Lauer C, Zulley J, Krieg J, Riemann D, Berger M (1988) EEG sleep and the cholinergic REM induction test in anorexic and bulimic patients. Psychiatry Res 26: 171–181
64. Levy A, Dixon K, Schmidt H (1988) Sleep architecture in anorexia nervosa and bulimia. Biol Psychiatry 23: 99–101
65. Linkowski P, Kerkhofs M, Rielaert C, Mendlewicz J (1986) Sleep during mania in manic-depressive males. Eur Arch Psychiat Neurol Sci 235: 339–341
66. Maggini C, Bedarida D, Gliozzi E (1970) Aspetti poligrafici del sonno nella mania. Ann Freniat Soc Affini 83: 240–245
67. Maggini C, Guazzelli M, Rocca R, Pieri M, Lattanzi L, Massimetti G (1985) REM latency in depressed and schizophrenic patients. In: Koella W, Rüther E, Schulz H (eds) Sleep '84. Fischer, Stuttgart, S 443–445
68. Mandani M, Ravi S, Borge G, Dorus W (1986) Polysomnography (PSG) and sleep complaints in chronic alcoholics. Sleep Res 15: 195
69. Martin P, Loewenstein R, Kaye W, Ebert M, Weingartner H, Gillin J (1986) Sleep EEG in Korsakoff's psychosis and Alzheimer's disease. Neurology 36: 411–414
70. McIntosh M, Funderburk F, Wageman A, Allen R (1975) Ocular activity in the quiet sleep of chronic alcoholics. Biol Psychiatry 10: 329–332
71. McNamara E, Reynolds C, Soloff P et al. (1984) EEG sleep evaluation of depression in borderline patients. Am J Psychiatry 141: 182–186
72. Meddis R (1977) The sleep instinct. Routledge & Kegan Paul, London
73. Mellman T, Uhde T (1989) Electroencephalographic sleep in panic disorder. Arch Gen Psychiatry 46: 178–184
74. Mello N (1972) Behavioral studies of alcoholism. In: Kissin B, Begleiter H (eds) The biology of alcoholism, Vol. 2. Plenum, New York, S 219–291
75. Mendels J, Hawkins D (1971) Longitudinal sleep study in hypomania. Arch Gen Psychiatry 25: 274–277

76. Mendelson W (1987) Human sleep. Plenum, New York
77. Mendelson W, Gillin J, Wyatt R (1977) Human sleep and its disorders. Plenum Press, New York
78. Middelhoff H (1967) Tagesrhythmische Schwankungen bei endogen Depressiven im symptomfreien Intervall und während der Phase. Arch Psychiat Z Ges Neurol 209: 315–339
79. Mitler M, Dawson A, Henriksen S (1988) Bedtime ethanol increases resistance of upper airways and produces sleep apneas in asymptomatic snorers. Alcohol Clin Exp Res 12: 801–805
80. Morgan K, Healey D, Healey P (1989) Factors influencing persistent subjective insomnia in old age: A follow-up study of good and poor sleepers aged 65 to 74. Age Ageing 18: 117–122
81. Morgan R, Drew C (1970) Early to bed ... ? Soc Psychiatry 5: 99–101
82. Muraoka H, Ishii N, Yamada K et al. (1987) Sleep disorders of alcoholics. Sleep Res 16: 493
83. Nakazawa Y, Yokoyama T, Koga Y et al. (1981) Polysomnographic study of terminal sleep following delirium tremens. Drug Alcohol Depend 8: 111–117
84. Neil J, Merikangas J, Foster F, Merikangas K, Spiker D, Kupfer D (1980) Waking and all night sleep EEGs in anorexia nervosa. Clin Electroencephalogr 11: 9–15
85. Papadimitriou G, Linkowski P, Kerkhofs M, Kempenaers C, Mendlewicz J (1988) Sleep EEG recordings in generalized anxiety disorder with significant depression. J Affective Disord 15: 113–118
86. Pecknold J, Olha A, Chang H, Wilson R, Koszycki D, Fleury D (1986) Sleep architecture in patients with panic disorder. 15th C.I.N.P. Congress San Juan, Dec. 14–17, 1986. Abstracts – Poster Sessions P-176
87. Pokorny A (1978) Sleep disturbances, alcohol, and alcoholism: A review. In: Williams R, Karacan I (eds) Sleep disorders. Diagnosis and treatment. Wiley, New York, pp 233–260
88. Rapoport J, Elkins R, Langer D et al. (1981) Childhood obsessive-compulsive disorder. Am J Psychiatry 138: 1545–1554
89. Reynolds C, Shaw D, Newton T, Coble P, Kupfer D (1983) EEG sleep in outpatients with generalized anxiety: A preliminary comparison with depressed outpatients. Psychiatry Res 8: 81–89
90. Roy-Byrne P, Uhde T, Post R (1986) Effects of one night's sleep deprivation on mood and behaviour in panic disorder. Arch Gen Psychiatry 43: 895–899
91. Rundell O, Lester B, Griffiths W, Willimas H (1972) Alcohol and sleep in young adults. Psychopharmacologia 26: 201–218
92. Rush A, Erman M, Giles D, Schlesser M, Carpenter G, Vasavada N, Roffwarg H (1986) Polysomnographic findings in recently drug-free and clinically remitted depressed patients. Arch Gen Psychiatry 43: 878–884
93. Schneider-Helmert D (1987) Twenty-four-hour sleep-wake function and personality patterns in chronic insomniacs and healthy controls. Sleep 10: 452–462
94. Schulz H, Lund R, Cording C, Dirlich G (1979) Bimodal distribution of REM sleep latencies in depression. Biol Psychiatry 14: 595–600
95. Scott A (1988) Attempted strangulation during phenothiazine-induced sleep-walking and night terrors. Br J Psychiatry 153: 692–694
96. Scrima L, Hartman P, Hiller F (1989) Effect of three alcohol doses on breathing during sleep in 30–49 year old nonobese snorers and nonsnorers. Alcoholism Clin Exp Res 13: 420–427
97. Smith J, Johnson L, Burdick J (1971) Sleep, psychological and clinical changes during alcohol withdrawal in NAD-treated alcoholics. Quart J Stud Alcohol 32: 982–994
98. Souetre E, Salvati J, Belugou G, Darcourt G (1988) Temporal organization of sleep in depression and recovery. In: Koella W, Obal F, Schulz H, Visser P (eds) Sleep '86. Fischer, Stuttgart, pp 454–456
99. Sours J, Frumkin P, Indermill R (1963) Somnambulism. Arch Gen Psychiatry 9: 400–413
100. Steiger A, Bardeleben U von, Herth T, Holsboer F (1989) Sleep EEG and nocturnal secretion of cortisol and growth hormone in male patients with endogenous depression before treatment and after recovery. J Affective Disord 16: 189–195

101. Stepanski E, Zorick F, Roehrs T, Young D, Roth T (1988) Daytime alertness in patients with chronic insomnia compared with asymptomatic control subjects. Sleep 11: 54–60
102. Swinson R, Joffe R (1988) Biological challenges in obsessive compulsive disorder. Prog Neuropsychopharmacol Biol Psychiatry 12: 269–275
103. Thase M, Himmelhoch J, Mallinger A, Jarrett D, Kupfer D (1989) Sleep EEG and DST findings in anergic bipolar depression. Am J Psychiatry 146: 329–333
104. Uhde T, Roy-Byrne P, Gillin J, Mendelson W, Boulenger J, Vittone B, Post R (1984) The sleep of patients with panic disorder: A preliminary report. Psychiatry Res 12: 251–259
105. Vitiello M, Bokan J, Kukull W, Muniz R, Smallwood R, Prinz P (1984) Rapid eye movement sleep measures of Alzheimer's-type dementia patients and optimally healthy aged individuals. Biol Psychiatry 19: 721–734
106. Vogel G (1975) A review of REM sleep deprivation. Arch Gen Psychiatry 32: 749–761
107. Waller D, Hardy B, Pole R, Giles D, Gullion C, Rush A, Roffwarg H (1989) Sleep EEG in bulimic, depressed, and normal subjects. Biol Psychiatry 25: 661–664
108. Walsh B, Goetz R, Roose S, Fingeroth S, Glassman A (1985) EEG monitored sleep in anorexia nervosa and bulimia. Biol Psychiatry 20: 947–956
109. Wehr T (1988) Sleep and biological rhythms in affective illness. In: Kupfer D, Monk T, Barchas J (eds) Biological rhythms and mental disorders. Guilford Press, New York, pp 143–175
110. Wehr T, Wirz-Justice A (1982) Circadian rhythm mechanisms in affective illness and in antidepressant drug action. Pharmacopsychiatria 15: 31–39
111. Wehr T, Sack D, Rosenthal N (1987) Sleep reduction as a final common pathway in the genesis of mania. Am J Psychiatry 144: 201–204
112. Williams R, Karacan I, Hursch C (1974) EEG of human sleep: Clinical applications. Wiley, New York
113. Zarcone V, Benson K, Berger P (1987) Abnormal rapid eye movement latencies in schizophrenia. Arch Gen Psychiatry 44: 45–48

11 Internistische Erkrankungen und Schlaf

K. H. RÜHLE

Einleitung

Es gibt viele Bezüge zwischen internistischen Erkrankungen und Schlafstörungen, wobei vor allem über Lungenerkrankungen eine große Anzahl von Untersuchungen vorliegen (Tabelle 1). Dies gilt vor allem für den Bezug zwischen obstruktiven Attacken bei Asthma bronchiale mit ihren Veränderungen der Schlafarchitektur. Aber auch der umgekehrte Einfluß des Schlafes auf die Auslösung von Obstruktionen mit potentiell vitaler Gefährdung des Patienten sind Gegenstand neuester Untersuchungen.

Der REM-Schlaf spielt eine große Rolle bei chronisch obstruktiver Lungenerkrankung, da wichtige zentrale Steuerprozesse abgeschwächt sind, so daß die Sauerstoffversorgung in dieser kritischen Phase gefährdet sein kann.

Patienten mit Lungenfibrose zeigen eine verringerte Gesamtschlafzeit sowie eine Verringerung der Tiefschlafphasen. Thoraxdeformitäten, wie schwere Kyphoskoliose, führen zu ausgeprägten Desaturationen im REM-Schlaf mit Hypoventilation als Folge der Inhibition von Interkostalmuskeln und akzessorischer Atemmuskulatur [10].

Kardiale Erkrankungen im Rahmen z. B. einer Koronarsklerose mit Linksherzinsuffizienz können zu einer zentralen Schlafapnoe führen. Cheyne-Stokes-Atmung kann ebenfalls mit Herzinsuffizienz assoziiert sein. Die Anzahl der Weck-

Tabelle 1. Internistische Erkrankungen, die mit Schlafstörungen assoziiert sind

Lungenerkrankungen	– Asthma bronchiale
	– COLD
	– Lungenfibrose
	– Kyphoskoliose
Herzerkrankungen	– Herzinsuffizienz
	– Angina pectoris
	– Herzinfarkt
Stoffwechselerkrankungen	– Adipositas
	– Diabetes mellitus
	– Hypothyreose
Immunologische/rheumatische Erkrankungen	– Rheumatische Arthritis

reaktionen in der Nacht ist deutlich erhöht, die Schlafstadien 3 und 4 sind ebenfalls vermindert. Ein Therapieversuch mit nCPAP kann in Einzelfällen zu einer deutlichen Verbesserung der Schlafqualität führen (Bradley et al. 1989; Takasaki et al. 1989).

Bei Patienten mit Herzinfarkt ist in den ersten Nächten nach dem Ereignis der Schlaf deutlich fragmentiert und die Anzahl der REM-Schlafphasen reduziert. Erst nach etwas mehr als einer Woche normalisieren sich die verschiedenen Schlafphasen.

Patienten mit Stoffwechselerkrankungen, wie z. B. Diabetes mellitus mit assoziierter Polyneuropathie, können zentrale Apnoen entwickeln, wobei seltener obstruktive Apnoen gefunden werden. Manche entwickeln das Bild einer periodischen Atmung.

Patienten mit Hypothyreose neigen zu gehäuft obstruktiven Apnoephasen.

Schließlich ist der Schlaf bei Patienten mit immunologischen Erkrankungen, z. B. aus dem rheumatoiden Formenkreis, aufgrund der Schmerzsymptomatik verändert.

Da durch nächtliches Monitoring vor allem Lungenerkrankungen und ihre vielfältigen Auswirkungen auf den Schlaf durch nichtinvasive Meßmethoden besonders leicht zugänglich sind, soll im folgenden speziell auf diese Problematik anhand verschiedener Krankheitsbilder näher eingegangen werden.

Asthma bronchiale

Die Relevanz des Bezugs von Schlafstadien und der Entstehung von Asthma bronchiale wird schon dadurch evident, daß vor allem während des Schlafes schwerste obstruktive Attacken mit Atemstillstand auftreten können, wobei nach einer Untersuchung von Hetzel et al. [11] bei 9 Fällen von Patienten mit Asthma bronchiale, die einen Atemstillstand in der Nacht entwickelten, 3 tödlich verliefen. 7 dieser 9 Atemstillstände ereigneten sich zwischen Mitternacht und 6.00 Uhr morgens. Nach einer Untersuchung von Cochrane u. Clark [6] ereigneten sich allein 13 von 19 untersuchten Todesfällen bei Asthma bronchiale im Zeitraum zwischen Mitternacht und morgens um 8.00 Uhr. Nur jeweils 3 Todesfälle ereigneten sich zwischen 8 und 16.00 und 16.00–24.00 Uhr. Als Ursache dieser tödlichen Verläufe von Asthma bronchiale in den frühen Morgenstunden wird eine abgeschwächte Weckreaktion diskutiert. Hudgel et al. [13] überprüften bei beinahe tödlich verlaufenden Asthmaattacken von 2 Patienten die Weckreaktion. Mit einer dichtsitzenden Maske wurden die Atemwege okkludiert und während der Schlafstadien 2, und 3/4 sowie REM-Schlaf die Weckreaktionen überprüft. Normalpersonen reagieren relativ schnell nach Verschluß der Atemwege mit einer Weckreaktion, die in den Stadien 3 und 4 ca. 9 s beträgt, im REM-Schlaf 6 s und im Stadium 2 ebenfalls 9 s (Tabelle 2).

Die eben erwähnten Patienten zeigten eine verlängerte Weckreaktion in den Stadien 3 und 4 mit 20 s, ein weiterer Patient wachte erst 27 s nach Verschluß der Atemwege auf.

Durch regelmäßige diskontinuierliche Messungen von Atemwegswiderstand oder Peak flow (Spitzenfluß) konnte gezeigt werden, daß eine zirkadiane Rhythmik mit einem Minimum des Peak flows in den frühen Morgenstunden besteht. Dieser liegt nach Untersuchungen von Barnes et al. [1] etwa 50% unterhalb des Maximalwertes, der in den frühen Nachmittagsstunden gemessen werden kann.

Besonders interessant ist die Beziehung zu den verschiedenen Schlafstadien, wobei die Messung der Obstruktion im Schlaf ein besonderes Problem darstellt (Tabelle 3).

Folgende Techniken werden angewandt:

- Durch regelmäßiges Wecken im Abstand von 2 bis max. 4 h konnten entsprechende Profile von Peak-flow-Verläufen bei Asthmatikern festgestellt werden.
- Durch Beobachtung der Schlafstadien konnte durch Weckmanipulationen eine entsprechende Zuordnung von Lungenfunktionsdaten zu den einzelnen Schlafstadien erfolgen.
- Kontinuierliche Messung des Atemwegswiderstandes.

Schlafqualität

Untersuchungen der Schlafarchitektur bei Asthmatikern sind besonders schwierig und verlangen eine Eingewöhnungsnacht. Diese Eingewöhnungsnacht ist in der Regel hinsichtlich der verschiedenen Schlafstadien objektiv und subjektiv modifiziert. So fanden wir z. B. bei einer Untersuchung von 11 Patienten, daß der Schlaf als wesentlich leichter und oberflächlicher empfunden wird, im Vergleich zur 2. und 3. Nacht.

Tabelle 2. Lungenfunktionsgrößen, die zur Überprüfung der Obstruktion im Schlaf eingesetzt werden können. *PEFR* Peak exspiratory flow rate, Spitzenfluß; *Raw* Atemwegswiderstand; *FRC* funktionelle Residualkapazität

PEFR (2stündlich)	
PEFR (abhängig von Schlafstadien)	diskontinuierlich
PEFR (abhängig von Symptomen)	
Raw	kontinuierlich
FRC	

Tabelle 3. Vergleich der Weckzeiten bei Verschluß der Atemwege bei Normalpersonen und Patienten mit beinahe tödlich verlaufendem Asthma. (Nach Hudgel [13])

		Normal	Asthma
Stadium 2	(sec)	8,6 ± 4,9	9,8 ± 1,8
Stadium 3/4	(sec)	8,8 ± 0,3	11,5 ± 0,3
REM	(sec)	6,2 ± 3,0	25,8 ± 20

Asthmapatienten schlafen kürzer im Vergleich zu einer Normalpopulation. So fanden Bellia et al. [2] eine Gesamtschlafzeit von 272 ± 59 min bei Normalpersonen und bei Asthmakranken eine totale Schlafzeit (TST) von 234 ± 71 min. Der Schlaf war deutlich häufiger frakturiert im Vergleich zur Normalgruppe. Montplaisir et al. [14] fanden ebenfalls, daß die TST bei Normalpersonen tendenziell länger dauerte im Vergleich zu einer Gruppe von Asthmatikern. Normalpersonen schliefen 414 min, Asthmatiker 360 min. Asthmatiker verbrachten mehr Zeit im Wachzustand nach Schlafbeginn im Vergleich zur Kontrollgruppe. Diese lag bei Asthmatikern bei 109 min im Vergleich zur Kontrollgruppe mit 31 min. Die Schlafeffizienz war in der Kontrollgruppe mit 93% gegenüber 76% bei den Asthmatikern deutlich besser.

Die Verteilung des REM-Schlafes innerhalb der Nacht zeigte eine signifikante Differenz zwischen den beiden Gruppen. Während Asthmatiker lediglich 3,7% ihrer gesamten REM-Schlafzeit im ersten Drittel der Nacht verbrachten, schliefen die Normalpersonen im ersten Drittel der Nacht 15,3% im REM-Schlaf.

Daß die Erkrankung bzw. Obstruktion der Atemwege in der Nacht die Schlafqualität entscheidend verschlechtert, konnte dadurch gezeigt werden, daß 2 Wochen nach maximaler antiobstruktiver Therapie des Asthma bronchiale die Schlafzeit von 361 auf 467 min anstieg, die Wachzeit reduzierte sich von 109 auf 54 min, und die während der akuten Phase deutlich verminderte Schlafeffizienz im Vergleich zum Gesunden erhöhte sich nach maximaler antiobstruktiver Behandlung von 76 auf 90% (Tabelle 4).

Schlafstadien

Da bis vor kurzem keine Meßmethode angewandt wurde, die eine kontinuierliche Zuordnung der Atemwegsobstruktion zu den Schlafstadien zuließ, wurden verschiedene Weckuntersuchungen an Asthmatikern durchgeführt, um den Einfluß von Schlaf auf den Verlauf der Peak-flow-Kurve durchzuuntersuchen. Hetzel u. Clark [12] versuchten, durch Schlafunterbrechungen den Verlauf der Obstruktion in der Nacht zu modifizieren. Durch regelmäßiges Wecken um 2.00 Uhr und körperliche Aktivität konnten die Peak-flow-Werte im Vergleich zu einer Kon-

Tabelle 4. Schlafparameter bei Patienten mit schwerem Asthma bronchiale vor und nach 14tägiger antiobstruktiver Therapie. (Nach Montplaisir [14])

		Normal	Therapie
Schlafeffizienz (%)	76,5	92,8	89,9
Gesamt-Schlafzeit (min)	360	414	467
waked time after sleep oneset (min)	108,7	31,5	53,8

Die prozentuale Verteilung zeigte keinen Unterschied.

trollnacht nicht entscheidend verändert werden. Auch bei Wecken zum Zeitpunkt der maximalen Obstruktion oder durch Wachhalten über den Zeitpunkt der maximalen Obstruktion hinweg konnte die Abnahme der Sekundenkapazität bzw. des Peak flow nicht verhindert werden. Die Schlußfolgerungen von Hetzel u. Clark mündeten in der Feststellung, daß Schlafunterbrechungen die Atemmechanik der Patienten nicht entscheidend beeinflussen können. Eine innewohnende Rhythmik scheint die Atemwegsgeometrie zu modulieren.

Montplaisir et al. [14] überprüften den Zusammenhang zwischen Asthmaattacken, die zu Weckreaktionen führten und registrierten die Verteilung der Asthmaattacken über die Nacht hinweg. Die Asthmaattacken waren unregelmäßig über die Nacht verteilt. So fanden sich im ersten Drittel 15%, 39% im zweiten und 46% aller 26 Atemnotsanfälle im letzten Drittel der Nacht. Die meisten Attacken ereigneten sich im Stadium 2 mit 77%; die prozentuale Schlafzeit von Stadium 2 lag bei 62% der Gesamtschlafzeit.

Die Patienten verbrachten 6,5% der Gesamtschlafzeit in den Schlafstadien 3 und 4, Asthmaattacken konnten aber nicht beobachtet werden. Im REM-Schlaf schließlich, der 18,5% der Gesamtschlafzeit umfaßte, ereigneten sich 19% aller Asthmaattacken. Die Aussage dieser Untersuchung ist allerdings eingeschränkt, da unklar blieb, wann Asthmaattacken zu einer Weckreaktion führen und die Weckreaktion evtl. durch die Schlafstadien beeinflußt werden.

Shapiro et al. [17] überprüften die Peak-flow-Werte in Abhängigkeit von REM- und Non-REM-Schlaf. Die Patienten wurden nach Ablauf des ersten REM-Schlafes geweckt. 5 min nach Beginn des zweiten REM-Schlafes und im REM-Schlaf in den frühen Morgenstunden nach 4.00 Uhr; sie wurden aufgefordert, jeweils ein Peak-flow-Manöver durchzuführen. Im Vergleich zum REM-Schlaf lag der Peak flow 45 l/min höher während des Non-REM-Schlafes. Die Daten von Shapiro weisen darauf hin, daß der REM-Schlaf zusätzlich mit einer bronchokonstriktorischen Komponente vergesellschaftet ist.

Erst durch die direkte Erfassung des Atemwegswiderstandes in den tieferen Atemwegen ist es schließlich möglich geworden, die Beziehungen zwischen Schlafstadien und Atemwegsobstruktion bzw. der Weckreaktion exakt zu klären. Durch Messen des Flusses mit Hilfe einer Maske und eines Pneumotachographen sowie des Ösophagusdruckes mit Hilfe eines Ballonkatheters, der transnasal im unteren Drittel des Ösophagus plaziert werden kann, sowie der Messung des supraglottischen Druckes und des Munddruckes, konnten die Schlafstadien und der Atemwegswiderstand parallel registriert werden [2]. Der Atemwegswiderstand nahm bei allen Patienten bis etwa 3.30 Uhr in den frühen Morgenstunden zu, erst danach kam es zu einem Absinken der Werte. Die höchsten Werte für den Atemwegswiderstand wurden während der Stadien 3 und 4 gemessen, wobei signifikante Differenzen zum Schlafstadium 2 und zum Wachstadium nach Beginn des Schlafes festgestellt werden konnten. Selbst im REM-Schlaf lagen die Atemwegswiderstände im Vergleich zu den Schlafstadien 3 und 4 tiefer. Insgesamt 62mal stieg der Atemwegswiderstand 200% und mehr über den Ausgangswert an. 12% der Wachzeit nach Schlafbeginn zeigten eine Erhöhung von mehr als 200% gegenüber dem Ausgangswert. Die Schlafstadien 1 und 2 dauerten 42%, 84% die Schlafstadien 3 und 4 und 57% betrafen den REM-Schlaf. Die Dauer dieser Attacken reichte von 4–29 min, im Tiefschlaf waren sie deutlich länger im Vergleich zu anderen Schlafstadien. Der Beginn der Attacken trat öfter während der Stadien 3 und 4 auf. In vielen Fällen kam es zu einem Stadienwechsel, so daß der Gipfel häufig in den Schlafstadien 3 und 4 zu verzeichnen war. Die Erholung nach einer solchen Attacke war mit keinem Schlafstadium signifikant assoziiert. Wenn die Weckreaktionen den einzelnen Schlafstadien zugeordnet wurden, stellte sich heraus, daß vor allem in den Schlafstadien 3 und 4 höhere Atemwegswiderstände erreicht wurden, bevor eine Weckreaktion auftrat.

Aufgrund dieser Daten stellt sich überraschenderweise heraus, daß nicht der REM-Schlaf die gefährlichste Phase für den Asthmatiker darstellt, sondern die Tiefschlafphasen 3 und 4. Dies hängt damit zusammen, daß in den Tiefschlafstadien 3 und 4 höhere Atemwegswiderstände toleriert werden, ohne daß es zu einer Weckreaktion kommt. Für die Zukunft ergeben sich hier evtl. praktische Konsequenzen, die z. B. eine Modifikation der Verteilung von Tiefschlafphasen beinhalten können oder eine bessere Überwachung (Monitoring) der gefährdeten Patientengruppe beinhalten könnte.

Chronisch obstruktive Lungenerkrankungen (COLD)

Während des REM-Schlafes führt die Tonusreduktion der Atemmuskulatur zu einer Verminderung der funktionellen Residualkapazität und zu einer zusätzlichen partiellen Obstruktion der extrathorakalen Atemwege. Weiterhin ist die Chemosensitivität der Rezeptoren im Glomus caroticum und Hirnstamm in dieser Schlafphase besonders stark reduziert. Schon bei Gesunden ist die Antwort auf Hypoxie bei konstantem pCO_2 im Schlaf abgeschwächt. So konnten Douglas et al. [8] im Hypoxieversuch eine Ventilation von 0,7 l/min% O_2-Sättigung messen; im Non-REM-Schlaf fiel sie auf 0,63 und im REM-Schlaf auf 0,33 l/min% O_2-Sättigung. Auch die hyperkapnische ventilatorische Antwort wird abhängig von den verschiedenen Schlafstadien abgeschwächt [19]. Die hyperkapnische ventilatorische Antwort fiel gegenüber dem Ausgangswert im Wachzustand um 53% im Non-REM-Schlaf und zeigte eine 72%ige Verminderung während des REM-Schlafes.

Deshalb ist die ausgeprägteste Entsättigung im REM-Schlaf bei COLD festzustellen. So fanden Fleetham et al. [9] einen mittleren Abfall der Sauerstoffsättigung im Vergleich zum Wachzustand von 1,6% im Stadium 1, von 3,0% im Stadium 2 und von 1,4% im Stadium 3/4 und einen ausgeprägteren Abfall im REM-Schlaf mit 7,7%. Diese Daten gelten vor allem für Patienten vom Typ des „blue bloater" mit deutlich erniedrigtem pO_2 und erhöhtem pCO_2 während des Tages. Calverley et al. [5] verglichen eine Gruppe von „blue bloatern" (BB) mit einer Gruppe von „pink puffern" (PP), das sind Patienten mit normalem pCO_2 und nur geringfügig erniedrigtem Sauerstoffpartialdruck während des Tages. Bei beiden Patientengruppen war der Schlaf im Vergleich zu einer Kontrollgruppe gestört, mit einer Tendenz zu längerer Schlaflatenz mit vermehrten Wachphasen, weniger Schlafstadien 3 und 4 und weniger REM-Schlaf. Beim Vergleich der beiden Gruppen fiel vor allem eine verlängerte Schlaflatenz in der Gruppe der „pink puffer" auf, die bei 62 min im Vergleich zu 35 min bei den „blue bloatern" lag. In der Normalgruppe lag die Schlaflatenz bei 20 min. Die Dauer von nicht unterbrochenem Schlaf durch Wachphasen lag in der BB-Gruppe bei 6 ± 3 min, bei der PP-Gruppe bei 5 ± 2 min und war deutlich länger in der Gruppe von Normalpersonen mit 10 ± 4 min. Die Dauer der hypoxämischen Episoden war nicht mit den verschiedenen Schlafstadien korreliert. Überraschenderweise zeigten die PP-Patienten die ausgeprägteste Störung des Nachtschlafes mit intermittierenden Wachphasen. Die Patienten mit häufigen hypoxämischen Episoden zeigten ein eher besseres Schlafprofil mit mehr Tiefschlafstadien 3 und 4.

DeMarco et al. [7] fanden, daß die PP-Patienten mehr Schlafzeit im Stadium 1 verbrachten (43%) gegenüber 37% bei den BB-Patienten. Diese Daten weisen darauf hin, daß eine verschlechterte Schlafqualität eher einen protektiven Effekt auf die Entwicklung von nächtlichen Hypoxämien besitzt. Bei erhaltenem hypoxischen und hyperkapnischen Antrieb dürfte die Weckreaktion im Schlaf eher erhalten sein, so daß durch die Konstanthaltung des arteriellen pO_2 im Normbereich der Schlaf gestört wird. Wenn bei BB-Patienten die hyperkapnische Antwort abgeschwächt ist, finden sich häufig O_2-Desaturationen, dagegen ist die Schlafqualität im Vergleich zu den „pink puffern" eher besser.

Fleetham et al. [9] fanden etwa 10 Weckreaktionen/h bei den Patienten mit COLD. 40% aller Weckreaktionen waren mit einer Entsättigung korreliert, während der Normalwert nur bei etwa 5% liegen sollte. Damit existiert eine sehr enge Beziehung zwischen Hypoxie und dem Auftreten von Weckreaktionen in jedem Schlafstadium.

Durch die Gabe von O_2, mit einer Flußrate von normalerweise 2 l/min O_2, wird die Schlafqualität der Patienten in der Regel verbessert. So fanden Calverley et al. [5], daß bei 6 Patienten mit COLD die Schlaflatenz von 52 ± 60 auf 20 ± 13 min reduziert wurde. Die Schlafzeit erhöhte sich von 247 ± 82 min auf 334 ± 29 min. Die Dauer der Tiefschlafstadien 3 und 4 stieg tendenziell von 11 ± 9 auf 20 ± 11% der Gesamtschlafzeit an. Die REM-Schlafzeit wurde durch die Sauerstoffatmung von 11 ± 7% auf 17 ± 6% signifikant verlängert. Die Dauer von Schlafstadium 1 ging signifikant von 27 ± 18 auf 15 ± 8% zurück. Die Anzahl der REM-Perioden stieg signifikant von $2,7 \pm 1,0$ auf $4,2 \pm 1,0$ an. Rühle et al. [16] untersuchten ebenfalls 14 Patienten mit COLD unter Luft- und Sauerstoffatmung. Vor allem die Dauer der Tiefschlafstadien 3 und 4 stieg von $15,4 \pm 3,9$ auf $41,7 \pm 56,5$ an; weiterhin fand sich eine Verlängerung des REM-Schlafes von $53,6 \pm 23,5$ auf $68,4 \pm 22,4$ min. Diese Werte beziehen sich auf eine Sauerstoffapplikation mit einer Flußrate von 2 l/min O_2. Wird die Sauerstoffflußrate auf 4 l/min erhöht, steigt die Gesamtschlafzeit weiter an, die Tiefschlafstadien 3 und 4 werden tendenziell von 36 min auf 56 min verlängert. Die REM-Schlafdauer wird von 65 min unter 2 l/min O_2 auf 90 min, unter 4 l/min O_2 weiter verlängert (Abb. 1 und 2). Fleetham et al. [9] dagegen fanden keine sichere Veränderung der Verteilung der Gesamtschlafzeit oder der Schlafstadien.

Sauerstoff veränderte weder die Häufigkeit der Weckreaktionen noch die Häufigkeit der durch Entsättigung hervorgerufenen Desaturationen. Das weist darauf hin, daß die Weckreaktion nicht auf die Hypoxämie zurückzuführen ist,

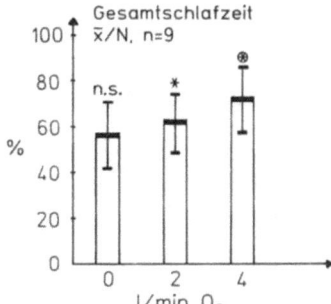

Abb. 1. Effekt von 2 und 4 l/min O_2-Gabe über eine Nasensonde auf die Gesamtschlafzeit bei 9 Patienten mit chronisch obstruktiver Ventilationsstörung

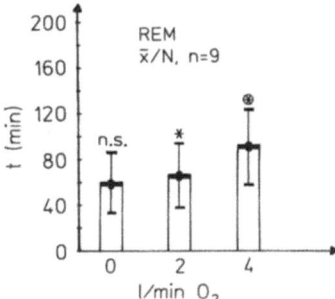

Abb. 2. Auswirkung einer Sauerstoffapplikation mit 2 und 4 l/min auf den REM-Schlaf bei COLD

sondern auf Begleitphänomene, evtl. auf die im Rahmen der Hypoventilation auftretende Hyperkapnie oder Azidose. Bekannt ist, daß Weckreaktionen auf Hypoxie nur bei sehr ausgeprägter Entsättigung unter 70% auftreten. Dagegen ist die Hyperkapnie ein sehr viel stärkerer Stimulus bezüglich einer Weckreaktion.

Interstitielle Lungenerkrankungen

Patienten mit Lungenfibrose verbringen nach Untersuchungen von Perez-Padilla et al. [15] mehr als 40% ihrer Schlafzeit in der Hypoxämie mit einer Sättigung unter 90%. Die Patienten erhöhen tagsüber die Atemfrequenz, um die bei der verminderten Compliance erhöhte Atemarbeit zu reduzieren. Auch in der Nacht finden sich nach den Daten von Perez-Padilla erhöhte Werte für die Atemfrequenz mit 20 ± 1/min gegen nur 15/min beim Gesunden. Die Lungenerkrankung führt nur zu geringen Veränderungen der Schlafeffizienz, die bei etwa 72% lag (Normalwert etwa 79%). Die Schlafarchitektur zeigte aber deutlichere Abweichungen von der Norm. So war die Dauer des REM-Schlafes auf 12% des Gesamtschlafes vermindert (Norm 20%). Die Dauer des Schlafstadiums 1 war mit 34% (Norm 13%) erheblich verlängert. Auch die Schlaffragmentation war erhöht.

Die Ursache dieser Schlafstörungen können im Rahmen der chronischen Grunderkrankung als unspezifisch angesehen werden. Allerdings führen Hypoxie,

Hyperkapnie, Husten und verschiedene Reflexe zu einer Weckreaktion. In einer weiteren Studie von Bye et al. [4] wurden 13 Patienten mit interstitieller Lungenerkrankung untersucht. Die Patienten konnten anhand ihres Schlafverhaltens in drei Untergruppen unterteilt werden:

- Patienten mit interstitieller Lungenerkrankung und Schnarchen;
- Nicht-Schnarcher mit Entsättigung, die vor allem im REM-Schlaf auftrat;
- nichtschnarchende Patienten mit protrahierter Entsättigung im Non-REM- und REM-Schlaf.

Vor allem im REM-Schlaf fiel die inspiratorische Aktivität ab, wobei dieser Effekt durch eine verminderte Thorax- und abdominelle Exkursion erfaßt werden konnte. Diese Episoden hängen mit einer Verminderung der interkostalen und diaphragmalen tonischen Muskelaktivität und damit einer Veränderung der Atemmittellage zusammen. Damit können sich Areale mit „closing volume" entwickeln, d. h. Lungenareale, die vom Gasaustausch abgeschlossen sind.

Eine weitere interessante Beobachtung war die Tatsache, daß Hustenattacken mit Weckreaktionen zusammenfielen oder unmittelbar nach einer Weckreaktion auftraten. Somit finden sich auch sämtliche Störungen, die bei den anderen Lungenerkrankungen als Folge der veränderten Chemosensitivität und des veränderten Muskeltonus auftreten, in ähnlicher Form auch bei Patienten mit Lungenfibrose wieder.

Zusammenfassend kann gesagt werden, daß bei Lungenerkrankungen Störungen der Atemregulation im Schlaf, wie sie im REM-Schlaf und auch in den Tiefschlafstadien 3 und 4 auftreten können, zu Veränderungen des Gasaustausches führen, die z. T. sehr ausgeprägte Schweregrade annehmen können. Jede zusätzliche Störung der Atmung im Schlaf, z. B. der Koordination zwischen der Aktivität, der Zwerchfell- und Oropharynxmuskulatur wie beim Schlafapnoe-Syndrom oder Zunahme des Bronchomotorentonus im Rahmen der zirkadianen Rhythmik bei Asthma bronchiale oder des REM-Schlafes bei Patienten mit COLD führen zu ungünstigen Effekten auf die Schlafqualität. Wenn Weckreaktionen des Asthmatikers verzögert sind, entwickeln sich schwere atemmechanische Veränderungen mit ausgeprägten Asthmaattacken.

Hypoxie und Hyperkapnie werden erst bei ausgeprägter Abweichung von der Norm durch Steigerung der Ventilation gegenreguliert. Die Quantifizierung des Schlafes, der Schlafstadien sowie der Weckreaktionen sind ein sensibles Instrument zur Erfassung von somatischen Störungen und kann als Indikator für Therapieerfolge herangezogen werden.

Literatur

1. Barnes P, Fitzgerald G, Brown M, Dollery C (1980) Nocturnal asthma and changes in circulating epinephrine, histamine and cortisol. N Engl J Med 303: 263
2. Bellia V, Cuttitta G, Insalaco G, Visconti A, Bonsignore G (1989) Relationship of nocturnal bronchoconstriction to sleep stages. Am Rev Resp Dis 140: 363–367
3. Bradley TD, Takasaki Y, Rutherford R (1989) Central sleep apnea in patients with and without left ventricular failure. Am Rev Resp Dis 139: A 80

4. Bye PTP, Issa F, Berthon-Jones M, Sullivan CE (1984) Studies of oxygenation during sleep in patients with interstitial lung disease. Am Rev Resp Dis 129: 27–32
5. Calverley PMA, Brezinova V, Douglas NJ, Catterall J, Flenley DC (1982) The effect of oxygenation on sleep quality in chronic bronchitis and emphysema. Am Rev Resp Dis 126: 206
6. Cochrane GM, Clark TJH (1975) A survey of asthma mortality in patients between ages 35 and 64 in the greater London hospitals in 1971. Thorax 30: 300
7. DeMarco FJ, Wynne JW, Block AJ, Boysen PG, Taasan VC (1981) Oxygen desaturation during sleep as a determinant of the blue and bloated syndrome. Chest 79: 621
8. Douglas JN, White DP, Weil JV, Pickett CK, Martin RJ, Hudgel DW, Zwillich CW (1982) Hypoxic ventilatory response decreases during sleep in normal men. Am Rev Resp Dis 125: 286
9. Fleetham J, West P, Mezon B, Conway W, Roth T, Kryger M (1982) Sleep, arousals, and oxygen desaturation in chronic obstructive pulmonary disease. Am Rev Resp Dis 126: 429–433
10. Guilleminault C, Kurland G, Winkle R, Miles LE (1981) Severe kyphoscoliosis, breathing and sleep, the „Quasimodo" syndrome during sleep. Chest 79: 626–630
11. Hetzel MR, Clark TJH, Branthwaite MA (1977) Asthma: Analysis of sudden deaths and ventilatory arrest in hospital. Br Med J I: 808
12. Hetzel MR, Clark TJH (1979) Does sleep cause nocturnal asthma? Thorax 34: 749
13. Hudgel DW, Kellum R, Martin RJ, Johnson B (1982) Depressed arousal response to airflow obstruction – a possible factor in near-fatal nocturnal asthma. Am Rev Resp Dis 125: 202
14. Montplaisir J, Walsh J, Malo JL (1982) Nocturnal asthma: Features of attacks, sleep and breathing patterns. Am Rev Resp Dis 125: 18
15. Perez-Padilla R, West P, Lertzman M, Kryger MH (1985) Breathing during sleep in patients with interstitial lung disease. Am Rev Resp Dis 132: 224–229
16. Rühle KH, Klein G, Köhler D, Matthys H (1985) Effects of 2 and 4 l/min oxygen breathing on pulmonary artery pressure, blood gases and sleep stages in patients with chronic obstructive lung disease. In: Allegra L, Rizzato G (eds) Societas Europea Pneumologica, 4th Congress Bronchitis and Emphysema, Milano A 144
17. Shapiro CM, Catterall JR, Montgomery I, Raab GM, Douglas NJ (1986) Do asthmatics suffer bronchoconstriction during rapid eye movement sleep? Br Med J 292: 1161
18. Takasaki Y, Orr D, Popkin J, Bradley TD (1989) Effect of CPAP on Cheyne-Stokes respiration and left ventricular function in congestive heart failure. Am Rev Resp Dis 139: A 80
19. White DP, Douglas NJ, Pickett CK, Weil JV, Zwillich CW (1982) Hypoxic ventilatory response during sleep in normal premenopausal women. Am Rev Resp Dis 126: 530

12 Motorische und Verhaltens-Parasomnien

R. J. BROUGHTON

Es gibt eine ganze Reihe von motorischen und Verhaltensstörungen im Schlaf (sog. Parasomnien), die für Neurologen und Fachärzte für Schlafstörungen von Interesse sind, da sie eine sorgfältige Diagnose und Behandlung erfordern. Im wesentlichen handelt es sich um nichtepileptische Störungen. Sie müssen jedoch sorgfältig von den seltenen schlafbezogenen epileptischen Anfällen abgegrenzt werden, die mit ihnen verwechselt werden können (z. B. [2, 49]). Eine Klassifizierung der Parasomnien kann entweder aufgrund klinischer Gesichtspunkte (entsprechend dem Erscheinungsbild der Verhaltensstörung) oder hinsichtlich ihrer Pathophysiologie (als Funktion des Schlafstadiums, in welchem sie gewöhnlich auftreten) vorgenommen werden.

Schlafwandeln (Somnambulismus)

Unter Schlafwandeln versteht man wiederholt auftretende Episoden, in denen die Person aus dem Bett aufsteht und in einer scheinbar absichtlichen Weise umherwandelt. Dabei kann die schlafwandelnde Person mehr oder weniger verständlich vor sich hinsprechen. Während einer solchen Episode sind Schlafwandler nur schwer aufzuwecken. Die Ereignisse treten hauptsächlich während des tiefen Schlafes im ersten Drittel der Nacht auf. Sie können spontan enden oder der Betreffende kehrt wieder ins Bett zurück, ohne völlig wach zu werden. Das Verhalten während der Episode kann unangemessen sein, z. B. wenn ein Kind in einen Schrank uriniert. Versuche, den Schlafwandler gewaltsam aufzuwecken, können Aggressionen auslösen. Verletzungen können vorkommen, wenn sich Schlafwandler in gefährliche Situationen begeben, das Haus verlassen, auf die Straße gehen oder durchs Fenster steigen. Sehr selten kommen Selbstverstümmelungen vor. Typisch ist ein völliger Erinnerungsverlust für das Ereignis, unabhängig davon, ob der Betreffende während der Episode aufgeweckt oder morgens daran erinnert wurde.

Schlafwandeln kommt besonders häufig im Kindesalter vor, erreicht einen Höhepunkt im Alter zwischen 4 und 8 Jahren und ist bei Jungen häufiger anzutreffen als bei Mädchen. Schlafwandeln bei Kindern verliert sich gewöhnlich von selbst im Jugendalter. Es kann allerdings auch bei Erwachsenen auftreten. Genetische Untersuchungen haben gezeigt, daß Schlafwandeln in manchen Familien gehäuft vorkommt [35]. Zu den auslösenden Faktoren zählen ZNS-dämpfende

Pharmaka, Erholungsschlaf nach Schlafentzug, Fieber und Bedingungen, die eine ausgeprägte Schlaffragmentierung verursachen, wie z. B. obstruktive Schlafapnoe, interozeptive Reize (volle Blase, Schmerzen u. a.) sowie externe Reize (Lärm u. a.).

Schlafwandeln kommt mehr oder weniger ausschließlich während „Arousals" (spontane Weckreaktionen) aus dem Tiefschlaf (slow wave sleep = SWS) vor, bevorzugt während des ersten oder zweiten NREM-REM-Zyklus [18, 29]. Gewöhnlich kommt es bei derartigen Arousals lediglich zu einer normalen autonomen Aktivierung (erhöhte Herz- und Atemfrequenz). Gewaltsam eingeleitete Arousals können bei anfälligen Personen jedoch eine Schlafwandel-Episode auslösen, was als Hinweis dafür gilt, daß der Arousal-Prozeß an sich gestört ist und der Zustand daher als „Arousal-Störung" anzusehen ist [4]. Während des Ereignisses gibt es keine abnormen EEG-Veränderungen, und Untersuchungen des Tages-EEG weisen keine epileptischen Muster auf. Es gibt einige Hinweise dafür, daß Schlafwandler ungewöhnlich tief schlafen [28] und daß bei ihnen häufig auch andere dissoziierte Episoden auftreten, bei denen wach-ähnliches Verhalten ohne Schlafwandeln (wie z. B. einfaches Aufsitzen im Bett) mit einem Schlaf-EEG-Muster kombiniert ist [18]. Darüber hinaus lassen sich bei Schlafwandlern in ereignisfreien Nächten sowohl vermehrt Mikro-Arousals [22] als auch Makro-Arousals im NREM-Schlaf nachweisen (Broughton u. Nevšimalová, unveröffentlichte Untersuchungen). Daraus kann geschlossen werden, daß eine Kombination von schlafstörenden Faktoren und gesteigerter Tiefschlafneigung vorliegt.

Die Behandlungsmethoden sind nur mäßig zufriedenstellend. Die meisten Kinder, die schlafwandeln, wachsen aus diesem Zustand heraus und benötigen keine Therapie. In Einzelfällen erwies sich die Behandlung mit trizyklischen Antidepressiva, leicht stimulierender Medikation vor dem Schlaf, geringen Dosen von Benzodiazepinen, Psychotherapie, Verhaltenstherapie oder Hypnose als nützlich.

Schlafterror (Pavor nocturnus, Inkubus)

Schlafterror besteht aus einem plötzlichen Aufsitzen im Bett, meist im ersten Drittel der Nacht, verbunden mit einem markerschütternden Schrei und Anzeichen intensiver Angst im Verhalten und autonomen Funktionen [18, 23, 24, 30]. Im allgemeinen setzt sich der Patient im Bett auf, zeigt keine Reaktion auf Reize und ist, wenn er geweckt wird, verwirrt und desorientiert. In diesem Zustand kommt es zu ausgeprägter Tachykardie, Tachypnoe, dem subjektiven Empfinden von Atemnot und einem Anstieg des Muskeltonus. Oft besteht vollständige Amnesie für das Ereignis, obwohl gelegentlich auch kurze Traumbilder oder Halluzinationen erinnert werden. Wenn Bilder erinnert werden, handelt es sich meist um einzelne visuelle Szenen und nicht um eine fortlaufende Serie von Bildern, wie sie für Träume typisch ist. Bei Kindern bezeichnet man diese Anfälle manchmal als Pavor nocturnus („nächtlicher Schrecken"), bei Erwachsenen als Alptraum (Inkubus-Attacke). Die Wörter „Inkubus" und „Alpdrücken" spiegeln den mittelalterlichen Glauben wider, daß ein auf der Brust des Schläfers sitzender Teufel die akute Angst und Atemnot auslöst (vgl. [4]).

Wie von Gastaut u. Broughton [18] beschrieben, finden diese Schlafterrorattacken gewöhnlich während der Arousals aus dem Tiefschlaf (SWS) im ersten Drittel der Nacht statt [4, 16, 17]. Wenn die Anfälle häufig sind, dann können sie in den Stadien 2, 3 oder 4 zu jeder Zeit der Nacht auftreten. Polysomnographische Aufzeichnungen bestätigen sowohl die ausgeprägte autonome Aktivierung mit einer Tachykardie und Tachypnoe (oft doppelt so hoch wie vor dem Ereignis) als auch einen reduzierten Hautwiderstand und eine Steigerung des Muskeltonus. Erzwungene Arousals während des SWS können bei anfälligen Personen Schlafterror provozieren [4]. Es gibt einige Hinweise auf eine Instabilität autonomer Funktionen während der Arousals, auch wenn kein Schlafterroranfall auftritt.

Schlafterror findet sich am häufigsten bei Kindern im Alter zwischen 4 und 12 Jahren. Ähnlich wie beim Schlafwandeln verschwinden diese Anfälle i. allg. spontan im Jugendalter. Im Erwachsenenalter liegt die Häufigkeit der Fälle unter einem Prozent. Erwachsene mit Schlafterror weisen häufig psychopathologische Merkmale auf, während im Kindesalter genetische und entwicklungsbedingte Faktoren überwiegen [23, 24]. In allen Altersstufen sind Männer gewöhnlich mehr betroffen als Frauen. Ferner kann Schlafterror bei mehreren Mitgliedern einer Familie auftreten, was auf starke genetische Faktoren hinweist. Bei Schlafterror-Patienten und deren Familienangehörigen ist auch über ein vermehrtes Auftreten von Schlafwandeln berichtet worden [35].

Die Behandlung von Schlafterror-Patienten ist in der Regel einfacher als die chronischer Schlafwandler. Kinder entwachsen normalerweise diesem Zustand. Die Gabe von Diazepam oder Clonazepam in den üblichen Dosierungen ist i. allg. erfolgreich bei der Unterdrückung der Episoden, unabhängig vom Alter. Obwohl die Benzodiazepine wegen ihrer hemmenden Wirkung auf den SWS eingesetzt wurden [17], ist dies mit ziemlicher Sicherheit nicht der Mechanismus ihrer therapeutischen Wirkung, die eher auf einer Dämpfung autonomer und motorischer Reaktionen während des Schlafs beruht [5]. Die Behandlung mit Trizyklika kann ebenso hilfreich sein wie – insbesondere bei Erwachsenen – eine Psychotherapie.

Schlaftrunkenheit (Erwachen mit Verwirrtheit)

Nächtliche Schlaftrunkenheit ist seit Jahrhunderten bekannt. Von Marc [43] ist sie als „l'ivresse du someil" bezeichnet worden, und der deutsche Neuropsychiater Gudden [21] benutzte den Begriff „Schlaftrunkenheit". Während derartiger Zustände ist der Schläfer nur teilweise wach und weist eine ausgeprägte Verwirrtheit sowie eine beeinträchtigte Wahrnehmung auf. Aggressionen können vorkommen; tatsächlich gibt es einige gut belegte Fälle von Tötungsdelikten unmittelbar nach dem Erwachen aus dem Schlaf, wie Howard u. D'Orban [27] berichten. Anfälle nächtlicher Schlaftrunkenheit ereignen sich fast ausschließlich während unvollständiger Arousals aus SWS im ersten Drittel der Nacht [18]. Da der Schlafende im Bett bleibt, kann man in diesen Fällen nicht von Schlafwandeln sprechen.

Für das Ereignis besteht völlige Amnesie. Schlaftrunkenheit ist bei Kindern üblicher (da sie verhältnismäßig tiefe Schläfer sind). Tatsächlich sind diese Zustände bei Kleinkindern ein im wesentlichen normales Phänomen und können durch einfaches Wecken aus dem Tiefschlaf ausgelöst werden. Die Dauer des verwirrten Verhaltens kann einige Minuten und – in Ausnahmefällen – bis zu einer Stunde oder länger dauern. Die Kindheitsform ebbt normalerweise ab, wenn der Schlaf mit zunehmendem Alter flacher wird. Bei Erwachsenen kann nächtliche Schlaftrunkenheit besonders dann gefährlich werden, wenn sie einer Beschäftigung nachgehen, die eine hohe Leistungsfähigkeit, verbunden mit Rufbereitschaft und Nachtarbeit, verlangt.

Prädisponierend sind alle Faktoren, die den Schlaf vertiefen oder den Aufwachprozeß beeinträchtigen. Dazu zählen junges Alter, Erholung nach Schlafentzug, eine Behandlung mit ZNS-dämpfenden Medikamenten, metabolische, toxische und andere Enzephalopathien, Hypersomnien (idiopathische Hypersomnie, symptomatische Hypersomnie) und gelegentlich auch extreme körperliche Aktivität. Dieser Zustand muß von der Schlaftrunkenheit nach morgendlichem Erwachen abgegrenzt werden, die für viele Arten der Hypersomnie – u. a. die idiopathische Form [52, 54] – typisch ist.

Bei Schlaftrunkenheit handelt es sich um eine pathologische Steigerung der normalen Beeinträchtigung höherer Funktionen, die durch Aufwecken aus SWS [3, 7, 14, 58, 59] verursacht wird. Die Anfälle sind nur dann von klinischer Bedeutung, wenn ihre Häufigkeit und ihr Erscheinungsbild (z. B. Aggressionen) zur Beunruhigung Anlaß geben. Eine Bahandlung ist selten angezeigt. Ist sie aber notwendig, dann kann sie darin bestehen, solche Faktoren zu meiden, die den Schlaf bekanntermaßen vertiefen, oder aber die Schlaftiefe durch Stimulanzien zu verringern. Gelegentlich sprechen Patienten auf psychotherapeutische Behandlungsverfahren an; die meisten wachsen jedoch aus diesem Zustand einfach heraus.

Angstträume (REM-Alpträume)

Wiederkehrende Angstträume, die den Träumenden aufwecken, sind keine seltenen Parasomnien. Sie unterscheiden sich in vieler Hinsicht vom Schlafterror. Es werden immer strukturierte Sequenzen von Traumbildern erinnert, die dem Schlafenden bedrohlich erscheinen. Es fehlen die für den Schlafterror übliche autonome Aktivierung und die Atemnot [16]. Verwirrtheit ist nach diesen Anfällen relativ selten, ebenso das für den Schlafterror typische Herzjagen. Die Anfälle kommen fast ausschließlich in der zweiten Nachthälfte vor [36]. Unglücklicherweise wurde der Begriff „Alptraum" sowohl für den Schlafterror als auch für Angstträume benutzt, obwohl es sich hier um zwei ganz unterschiedliche Phänomene handelt.

Schlafstudien haben gezeigt, daß Angstträume während der REM-Schlafphase auftreten. Obwohl die Atem- und Herzfrequenz kurz vor dem Aufwachen leicht ansteigen, fehlt die extreme Steigerung, die für Schlafterror-Attacken nach

Arousal typisch ist [17, 23]. Es wurde schon spekuliert, daß eine beträchtliche „Desomatisierung" der Angstträume deshalb bestehe, weil sie im REM-Schlaf auftreten [17].

Erwachsene mit chronischen Angstträumen haben eine erhöhte Neigung zu geistigen Erkrankungen, und sie haben mehr Verwandte mit Geisteskrankheiten [25]. Zu den hier vorherrschenden Persönlichkeitstypen gehören Borderline-Persönlichkeiten, schizoide Persönlichkeiten und – seltener – Personen mit Schizophrenie [23, 24]. Chronische Angstzustände sind relativ selten. Belastende Lebensereignisse werden mit dem Beginn der Störung und mit Zeiten gesteigerten Auftretens in Verbindung gebracht.

Verschiedene Behandlungsmethoden können angewandt werden [23]. Kinder, die wiederholt unter schlechten Träumen leiden, sprechen oft auf eine Verminderung frustrationsauslösender Faktoren an, auf Unterstützung bei der Entfaltung ihres kreativen Potentials oder aber auf einfache Psychotherapie. Auch bei Erwachsenen ist normalerweise eine psychotherapeutische Behandlung erfolgreich. Eine kurzzeitige Besserung kann in allen Altersgruppen durch Medikamente erreicht werden, die den REM-Schlaf unterdrücken, wie z. B. trizyklische Antidepressiva.

Verhaltensstörungen im REM-Schlaf

Über eine neue Parasomniekategorie ist kürzlich berichtet worden, die durch ungewöhnlich explosives Verhalten beim Erwachen – häufig verbunden mit Aggressionen – gekennzeichnet ist und die hauptsächlich bei älteren Menschen ohne Tagesaggressivität oder psychische Probleme auftritt [42, 57]. Die Episoden kommen häufiger in der zweiten Hälfte der Nacht vor und sind gekennzeichnet durch heftiges Treten, Boxen, Aus-dem-Bett-Springen, plötzliche Kollisionen mit Wänden oder Möbelstücken oder anderes wildes Verhalten. Häufig kommt es sowohl beim Patienten als auch beim Ehepartner zu Verletzungen. Außer diesen ausgeprägten Episoden zeigen die Patienten auch weniger markante, aber ebenso ungewöhnliche Verhaltensweisen während des Schlafes. Dazu gehören das Winken mit den Händen und Armen, Such- und Greifbewegungen sowie Knüffe und Tritte.

Schlafregistrierungen haben gezeigt, daß die Episoden während partiellen Erwachens aus dem REM-Schlaf auftreten. Die für den REM-Schlaf typische Atonie fehlt, während die phasische Aktivität mit häufigen myoklonen Zuckungen gesteigert ist [42].

Bei der Mehrzahl der Fälle liegt eine neurologische Erkrankung vor, die den Hirnstamm betrifft. Solche Anfälle sind bei Patienten mit olivoponto-zerebellärer Degeneration, bei Demenz, Subarachnoidalblutung, dem Guillain-Barré-Syndrom und anderen chronischen neurologischen Krankheiten beschrieben worden. Die Attacken sehen ähnlich aus, oder sind sogar identisch mit denen, die durch Läsionen des pontinen Tegmentums bei Katzen ausgelöst werden und vor etwa 25 Jahren zuerst von Jouvet u. Delorme [31] beschrieben wurden. Im REM-Schlaf scheinen diese Tiere Träume „auszuagieren", jedenfalls zeigen sie instinktartiges Verhalten aggressiver oder prädatorischer Natur.

Die meisten Patienten sprechen gut auf das Benzodiazepin Clonazepam oder auf das trizyklische Antidepressivum Desipramin an, das vor dem Zubettgehen eingenommen wird. Ein Absetzen dieser Behandlung hat regelmäßig einen schnellen Rückfall zur Folge, der aber durch die Wiederaufnahme der Behandlung reversibel ist.

Schlafparalyse

Bei der Schlafparalyse handelt es sich um die Unfähigkeit, Willkürbewegungen entweder am Schlafbeginn (hypnagoge Form) oder beim Aufwachen in der Nacht oder am Morgen (hypnopompe Form) auszuführen. Obwohl Bewegungen der Gliedmaßen, des Körpers und des Kopfes nicht ausgeführt werden können, sind Augen- und Atembewegungen intakt [20, 26]. Die betroffene Person ist oft verängstigt und fühlt sich entweder hilflos einem Angriff ausgesetzt oder sie empfindet Schwierigkeiten beim Atmen. Das Sensorium ist klar, und es besteht keine geistige Verwirrung. Die Anfälle dauern gewöhnlich eine bis mehrere Minuten und können entweder spontan oder durch Stimulation enden, insbesondere durch Berührungen oder durch von anderen Personen ausgelöste Bewegungen. Die Schlafparalyse kann als isolierte Form bei sonst gesunden Personen auftreten [20], als durch genetische Faktoren übertragene familiäre Form oder als ein Symptom der klassischen narkoleptischen Tetrade [19]. Auslösende Faktoren lassen sich bei allen drei Formen finden. Dazu zählen Unregelmäßigkeiten in den Schlafgewohnheiten, Schlafentzug und Schlaf-Wach-Störungen, wie sie bei Schichtarbeit oder bei schnellem Zeitzonenwechsel („jet lag") auftreten.

Man sagt, daß 4–20% aller normalen Personen zumindest einmal im Leben eine isolierte Schlafparalyse erleben. Als chronischer Zustand ist die Schlafparalyse allerdings selten. Lediglich einige Fälle der seltenen familiären Formen ohne Kataplexie oder Schlafanfälle sind beschrieben worden, während Schlafparalysen bei 30–40% der Narkoleptiker vorkommen. Sowohl bei der isolierten als auch bei der mit Narkolepsie verbundenen Form sind beide Geschlechter im gleichen Maß betroffen; bei der familiären Form überwiegen allerdings die Frauen [53].

Polysomnographische Untersuchungen [45] haben ergeben, daß die Anfälle aus dissoziiertem REM-Schlaf bestehen, bei dem der Muskeltonus gehemmt ist. Die H-Reflexe sind aufgehoben (was auf eine Hemmung der Erregbarkeit der Vorderhornneurone hinweist), während die elektroenzephalographischen und elektrookulographischen Bilder denen des Wachzustandes entsprechen. Es kommt zu direkten Übergängen zwischen Wachen und REM-Schlaf. Eine gleichzeitig bestehende Narkolepsie kann klinisch durch das Auftreten von Schlafanfällen und Kataplexien nachgewiesen werden, ebenso durch den MSLT-Test (kurze Schlaflatenz und häufige Einschlaf-REM-Episoden) und durch Histokompatibilitäts-Tests (mit positivem Befund für die DR2- und DQW1-Antigene). Die Diagnose ist gewöhnlich nicht schwer, da die Schlafparalyse leicht von der Kataplexie, von hysterischen und psychotischen Zuständen, von atonischen generalisierten epileptischen Anfällen und von hypokalämischer Lähmung unterschieden werden kann.

Wenn nötig, wird zur Behandlung eine REM-schlafunterdrückende Medikation eingesetzt, gewöhnlich ein trizyklisches Antidepressivum (entweder Clomipramin oder Desipramin).

Nächtliche paroxysmale Dystonie

Patienten mit diesem von Lugaresi et al. [11, 40, 41] beschriebenen Krankheitsbild zeigen dystone Bewegungen im Schlaf, die üblicherweise 15–45 s dauern. Die Anfälle beginnen im ruhigen Schlaf und bestehen z. B. aus rotierenden Kopf- und Körperbewegungen. Gewöhnlich werden die bewegten Gliedmaßen gestreckt und gebeugt oder beides nacheinander. Es kann auch ein Aufsetzen mit (oder ohne) nachfolgendem Zurückfallen, eine krampfartige Rückwärtsbewegung des Kopfes oder ein mehrere Sekunden andauernder Schrei erfolgen. Obwohl die Augen gewöhnlich offen sind und einen Wachzustand suggerieren, ist der Patient in diesem Zustand nicht ansprechbar. Verschiedene einfache Automatismen können auftreten, wie z. B. Tastbewegungen, sich wiederholende Bewegungen (z. B. Schlagen auf die Brust) u. a. m. Gleichzeitiges Schlafwandeln, akute Angstzustände oder Enuresis kommen nicht vor. Die Personen schlafen entweder weiter oder sie wachen auf und stellen fest, daß sie einen Anfall haben. Die Episoden treten meist nachts auf und können sich in der Nacht mehrmals wiederholen. Die Störung kann in der Kindheit beginnen und sich bis ins hohe Alter fortsetzen. Es wurde sowohl eine Form mit kurz als auch eine mit lang andauernden Episoden (2–60 min) beschrieben [41]. Einige Personen zeigen ähnliche Automatismen auch am Tage, während sie wach sind, oder während eines epileptischen Anfalls.

Polysomnographische Aufzeichnungen zeigen, daß die Anfälle üblicherweise in der NREM-Phase, und zwar am häufigsten im Stadium 2 oder 3, auftreten. Im REM-Schlaf sind sie nicht nachgewiesen worden. Iktale EEG-Entladungen sind bei Oberflächenableitungen nie berichtet worden. Der EMG-Tonus entlang der Körperachse ist stark erhöht; außerdem treten Gliedmaßenbewegungen auf. Die EEG-Ableitungen können durch EMG-Artefakte überlagert sein.

Viele Patienten können erfolgreich mit Carbamazepin behandelt werden, während sich andere Antikonvulsiva wie das Diphenylhydantoin oder Barbiturate ebenso wie Tranquilizer und Sedativa als unwirksam erwiesen haben.

Einschlafzuckungen

Einschlafzuckungen sind kurze, abrupte Kontraktionen der Beine – z. T. sind auch die Arme und der Kopf betroffen – die bei Schlafeintritt auftreten [47, 51]. Die Kontraktionen in den Beinen können asymmetrisch sein und sowohl zu Beugung als auch Streckung führen. Die Zuckungen können entweder spontan auftreten oder durch Reize ausgelöst werden. Gelegentlich sind subjektive Phänomene wie das Gefühl, zu fallen, einfache Wahrnehmung (visuelle Lichterscheinungen, Geräusche) oder eine ausgeformte hypnagoge Halluzination damit verbunden. Ebenso kann gelegentlich ein plötzlicher Schrei oder Grunzlaut damit verbunden sein. Die Zuckungen werden oft vom Bettpartner bemerkt, nicht aber von der betroffenen Person selbst – es sei denn, sie führten zum Aufwachen. Gelegentlich treten mehrere Zuckungen in Serie auf. In seltenen Fällen sind sie so häufig und intensiv, daß sie zur Ursache einer Einschlafstörung werden können [8, 61].

Zu den prädisponierenden Faktoren zählen die Einnahme von Stimulanzien (Koffein und Nikotin), intensive körperliche Arbeit oder Übung und emotionaler Streß. Einschlafzuckungen treten in allen Altersgruppen auf, subjektiv wird darüber aber gewöhnlich im Erwachsenenalter geklagt. Studien zur familiären oder genetischen Abhängigkeit fehlen. Bei polysomnographischen Messungen zeigten Oberflächen-EMG-Registrierungen der betroffenen Muskeln kurze (75–250 ms), hochamplitudige Potentiale, die entweder einzeln oder in Gruppen auftreten, verbunden mit EEG-Mustern, die Müdigkeit anzeigen (Verlangsamung und anteriore Ausbreitung von Alpha-Wellen oder gemischt-frequente Stadium-1-Muster mittlerer Spannung), oft auch mit Vertexzacken zur Zeit der Zuckung [8, 38].

Die Einschlafzuckungen sind zu unterscheiden vom „Restless-legs-Syndrom", das vor Schlafeintritt zu erkennen ist, vom exzessiven Aufschrecken als Teil des Hyperplexiesyndroms, vom kurzen epileptischen Myoklonus (verbunden mit einer EEG-Entladung), vom fragmentarischen Myoklonus und von den sog. periodischen Bewegungen im Schlaf.

In einigen Fällen mit exzessiven Einschlafzuckungen kann eine Behandlung angezeigt sein. Dazu gehören Maßnahmen der Schlafhygiene (Regulierung der Zeit des Schlafbeginns und seiner Beendigung), das Vermeiden von Koffein und anderen Stimulanzien oder – in seltenen Fällen – die Verabreichung von Diazepam oder Clonazepam vor dem Schlafengehen.

Exzessiver fragmentarischer Myoklonus (partieller Myoklonus)

Der fragmentarische Myoklonus besteht aus unwillkürlichen, kurzen, „zuckungsartigen" lokalen Kontraktionen, wobei verschiedene Abschnitte beider Seiten des Körpers in einer asynchronen und asymmetrischen Weise während des Schlafes beteiligt sind [9, 10]. Es können sowohl Arm-, Bein- und Gesichtsmuskeln mitbeteiligt sein. Die Zuckungen treten unregelmäßig über viele Minuten oder Stunden auf, hauptsächlich im NREM-Schlaf. Gewöhnlich sind sie mit dem Symptom ausgeprägter Tagesschläfrigkeit assoziiert. Die Bewegungen werden normalerweise nicht bewußt, außer sie wären am Schlafbeginn besonders intensiv. Sie können jedoch vom Bettpartner wahrgenommen werden. Der Verlauf ist gutartig; es gibt keine Hinweise für eine zunehmende Verstärkung.

Der Zustand ist in Verbindung mit zahlreichen Ursachen chronischer Schlaffragmentierung beobachtet worden, einschließlich obstruktiver und zentraler

Schlafapnoe, zentraler alveolärer Hypoventilation, Narkolepsie, periodischen Beinbewegungen im Schlaf und Insomnie. Bei Apnoe-Patienten kann sich das Zucken während Perioden gesteigerter Hypoxämie ([10]; Meier-Ewert, persönliche Mitteilung) verstärken. Es besteht eine starke Prädominanz für männliche Personen.

Polysomnographisch sind die Zuckungen mit kurzen (gewöhnlich 75–150 ms) hypersynchronen EMG-Potentialen verbunden, die asynchron und asymmetrisch in verschiedenen Arm-, Bein-, Gesichts- und anderen Muskeln auftreten. Die Amplitude variiert zwischen 50 und mehreren 100 μV, wobei die größten Potentiale manchmal mit einer sichtbaren Bewegung verbunden sind. Fragmentarische Myokluspotentiale treten gewöhnlich bei Schlafeintritt auf, setzen sich in den NREM-Schlafstadien fort, einschließlich S3 und S4 (SWS), und sind auch im REM-Schlaf vorhanden, wo sie den normalen Clustern des physiologischen REM-Myoklonus überlagert sind. Hochamplitudige EMG-Potentiale können gelegentlich mit einem K-Komplex (im Schlafstadium 2) oder mit einem transienten EEG-Arousal verbunden sein.

Die Behandlung sollte bei der primären Schlafstörung ansetzen. In Fällen, in denen der fragmentarische Myoklonus anscheinend die einzige Ursache für ausgeprägte Tagesschläfrigkeit ist, kann die Gabe von Clonazepam vor dem Schlafengehen hilfreich sein.

Jactatio capitis nocturna (rhythmische Bewegungsstörungen)

Verschiedene Arten des Kopfrollens oder Kopfschlagens – oder auch entsprechende Bewegungen des ganzen Körpers – können im Schlaf vorkommen, besonders häufig in der frühen Kindheit [12, 39, 56, 60]. Gewöhnlich beginnen sie unmittelbar vor dem Einschlafen und bleiben nur bis in den leichten Schlaf hinein bestehen; manchmal sind sie allerdings auch in allen Schlafstadien nachweisbar. Die Häufigkeit dieser Bewegung variiert stark und liegt normalerweise über 1/s. Gruppen von Einzelbewegungen können auftreten, die dann meist weniger als 15 min dauern.

Kopf- und Körperverletzungen können durch Stoßen oder Herausfallen aus dem Bett verursacht werden. Kleinkinder sind in der Lage, derartig heftige Bewegungen zu machen, daß ihr Bettchen durch den ganzen Raum bewegt wird. Die meisten, die unter diesem Zustand leiden, sind ansonsten gesunde Kleinkinder und Kinder. Im späteren Kindheitsalter und noch später kann diese Schlafstörung mit geistiger Retardierung, Autismus oder anderen ernsten psychiatrischen Störungen oder organischen Hirnerkrankungen assoziiert sein; besonders häufig ist diese Störung bei Heimkindern anzutreffen.

Abhängig von der Definition der Störung ist die Prävalenz variabel. Eine gewisse rhythmische Aktivität wird bei über der Hälfte aller 9 Monate alten Säuglinge beobachtet. Aber im Alter von 4 Jahren liegt der Prozentsatz bereits unter 10%. Rhythmische Bewegungen des ganzen Körpers sind im ersten Jahr üblich, während Kopfstoßen und Kopfrollen häufiger bei älteren Kindern anzutreffen sind. Man vermutet, daß das rhythmische Bewegen durch eine vestibuläre Stimulation einen beruhigenden Effekt hat. Es wurde vermutet, daß Selbststimulierung und autoerotisches Arousal bei retardierten, autistischen und emotional gestörten Kindern zu finden sind. Jungen sind hiervon häufiger betroffen.

Polygraphische Aufzeichnungen haben die Existenz zweier grundlegender Arten von rhythmischen Körperbewegungen bestätigt. Bei der ersten handelt es sich um eine bei Schlafeintritt vorkommende Form, bei der zweiten um eine die ganze Nacht über andauernde Form [18, 48]. Sie wurde in allen Schlafstadien nachgewiesen. Der Zustand sollte von anderen im Schlaf auftretenden, sich wiederholenden Bewegungen unterschieden werden, wie z. B. Zähneknirschen (Bruxismus), Daumenlutschen und rhythmischem Beruhigungssaugen. Selten muß diese Störung von der Epilepsie abgegrenzt werden. Für die regelmäßige Körperbewegung ist keine spezifische Behandlung bekannt.

Andere motorische und Verhaltens-Parasomnien

Es gibt eine Reihe weiterer Parasomnien, die in der modernen Schlafforschung untersucht wurden und von Interesse sind, die aber über den Rahmen dieser Übersichtsarbeit hinausgehen. Dazu gehören nächtliche Episoden von Schlafsprechen [1, 18], Bettnässen [6, 18, 34, 44, 55], Asthma [32, 33], gastroösophagealem Reflux [46], schmerzhaften Erektionen [37], Zähneknirschen [18, 50] und vaskulärem Kopfschmerz [13].

Literatur

1. Arkin AM (1966) Sleep talking: A review. J Nerv Ment Dis 143: 101–122
2. Boller F, Wright DG, Cavallieri R, Mitsumoto H (1975) Paroxysmal nightmares – sequel of a stroke responsive to diphenylhydantoin. Neurology 25: 1026–1028
3. Bonnet MH (1983) Memory for events occurring during arousal from sleep. Psychophysiology 20: 81–87
4. Broughton RJ (1966) Sleep disorders: Disorders of arousal? Science 1959: 1070–1078
5. Broughton R (1972) Discussion. In: Chase M (ed) The sleeping brain. UCLA Press, Los Angeles, pp 475–476
6. Broughton RJ (1982) Pathophysiology of enuresis nocturna, sleep terrors and sleep walking: Current status and the Marseilles contribution. In: Broughton RJ (ed) Henri Gastaut and the Marseilles school's contribution to the neurosciences. Elsevier, Amsterdam, pp 401–410
7. Broughton RJ (1985) Slow wave sleep awakenings in normals and in pathology: A brief review. In: Koella WP, Rüther E, Schulz H (eds) Sleep '84. Fischer, Stuttgart, S 115–116
8. Broughton R (1988) Pathological fragmentary myoclonus, intentified sleep starts and hypnagogic foot tremor: Three unusual sleep-related disorders. In: Koella WP (ed) Sleep 1986. Fischer, Stuttgart, pp 240–243
9. Broughton R, Tolentino MA (1984) Fragmentary pathological myoclonus in NREM sleep. Electroencephalogr Clin Neurophysiol 57: 303–309
10. Broughton R, Tolentino MA, Krelina M (1985) Excessive fragmentary myoclonus in NREM sleep: A report of 38 cases. Electroencephalogr Clin Neurophysiol 62: 123–133

11. Cirignotta F, Lugaresi E, Montagna P (1988) Nocturnal paroxysmal dystonia. In: Kryger MH, Roth T, Dement WC (eds) Principles and practice of sleep medicine. Saunders, Philadelphia, pp 410–412
12. De Lissovoy V (1962) Head banging in early childhood. Child Dev 33: 43–56
13. Dexter JD, Weitzman ED (1970) The relationship of nocturnal headaches to sleep stage patterns. Neurology 20: 513–518
14. Feltin M, Broughton R (1968) Differential effects of arousal from slow wave sleep and REM sleep. Psychophysiology 5: 231
15. Ferber R (1985) Sleep disorders of infants and children. In: Riley TL (ed) Clinical aspects of sleep and sleep disturbance. Butterworth, Boston, pp 113–158
16. Fisher C, Byrne J Edwards A, Kahn E (1970) A psychophysiological study of nightmares. J Am Psychoanal Assoc 18: 643–647
17. Fisher C, Kahn E, Edwards A, Davis DM (1978) A psychophysiological study of nightmares and night terrors: Suppression of stage 4 night terrors with diazepam. Arch Gen Psychiatry 28: 252–259
18. Gastaut H, Broughton R (1965) A clinical and polygraphic study of episodic phenomena in sleep: The Sakel lecture. Recent Adv Biol Psychiatry 7: 197–221
19. Gélineau J (1880) De la narcolepsie. Gaz Hôp (Paris) 53: 626–628 and 54: 635–637
20. Goode GB (1962) Sleep paralysis. Arch Neurol 6: 228–234
21. Gudden H (1905) Die physiologische und pathologische Schlaftrunkenheit. Arch Psychiatr 40: 989–1015
22. Halász P, Ujszásji J, Gádoros J (1985) Are micro-arousals preceded by electroencephalographic slow wave synchronization precursors of confusional awakenings? Sleep 8: 321–338
23. Hartmann E (1984) The nightmare: The psychology and biology of terrifying dreams. Basic Books, New York
24. Hartmann E, Russ D, van der Kolk B, Palka R, Oldfield MA (1981) Preliminary study of the personality of the nightmare sufferer: Relationship to schizophrenia and creativity? Am J Psychiatry 138: 794–797
25. Hersen M (1952) Personality characteristics of nightmare sufferers. J Nerv Ment Dis 153: 27–31
26. Hishikawa Y (1976) Sleep paralysis. In: Guilleminault C, Dement WC, Passount P (eds) Narcolepsy. Spectrum, New York, pp 97–124
27. Howard C, D'Orban PT (1987) Violence in sleep: Medico-legal issues and two case reports. Psychol Med 17: 915–925
28. Jacobson A, Kales A (1967) Somnambulism: All-night EEG and related studies. Res Publ Assoc Res Nerv Ment Dis 45: 424–455
29. Jacobson A, Kales A, Lehmann D, Zweizig JF (1965) Somnambulism: All-night electroencephalographic studies. Science 146: 975–977
30. Jones E (1949) On the nightmare. Hogarth, London
31. Jouvet M, Delorme F (1965) Locus coeruleus et sommeil paradoxal. Comp Rend Séanc Soc Biol (Paris) 159: 895–899
32. Kales A, Beall GN, Bajor FG, Jacobson A, Kales JD (1968) Sleep studies in asthmatic adults: Relationships of attacks to sleep stage and time of night. J Allergy 41: 164–173
33. Kales A, Kales JD, Sley RM (1970) Sleep patterns of asthmatic children: All-night electroencephalographic studies. J Allergy 46: 300–308
34. Kales A, Kales JD, Jacobson A, Humphrey FJ, Soldatos CR (1977) Effects of imipramine on enuretic frequency and sleep stages. Pediatrics 60: 431–436
35. Kales A, Soldatos CR, Bixler EO et al. (1980a) Hereditary factors in sleepwalking and night terrors. Br J Psychiatry 137: 111–118
36. Kales A, Soldatos CR, Caldwell AB et al. (1980b) Nightmares: Clinical characteristics and personality patterns. Am J Psychiatry 137: 1197–1201
37. Karacan I (1971) Painful nocturnal erections. JAMA 215: 1831
38. Kennard MA, Schwartzman AE, Millar TP (1958) Sleep consciousness and the alpha electroencephalographic rhythm. Arch Neurol Psychiatry 79: 328–335
39. Klackenburg G (1971) Rhythmic movements in infancy and early childhood. Acta Paediatr Scand (Suppl) 224: 74–83

40. Lugaresi E, Cirignotta F (1981) Hypnogenic paroxysmal dystonia. Sleep 4: 129–136
41. Lugaresi E, Cirignotta F (1984) Two variants of nocturnal paroxysmal dystonia with attacks of short and long duration. In: Degen R, Niedermeyer E (eds) Epilepsy, sleep and sleep deprivation. Elsevier, Amsterdam, pp 169–175
42. Mahowald MW, Schenck CH (1988) REM sleep behavior disorder. In: Kryger MH, Roth T, Dement WC (eds) Principles and practice of sleep medicine. Saunders, Philadelphia, pp 389–401
43. Marc C (1840) De la folie. Baillière, Paris
44. Mikkelson EJ, Rapoport JL, Nee L, Gruenau C, Mendelson W, Gillin JC (1980) Childhood enuresis: I. Sleep patterns and psychopathology. Arch Gen Psychiatry 37: 1139–1144
45. Nan'no H, Hishikawa Y, Koida H, Takahashi H, Kaneko Z (1970) A neurophysiological study of sleep paralysis in narcoleptic patients. Electroencephalogr Clin Neurophysiol 28: 382–390
46. Orr WC, Robinson MG, Johnson LF (1979) Acid clearing during sleep in patients with esophagitis and controls. Gastroenterology 76: 1213
47. Oswald I (1959) Sudden bodily jerks on falling asleep. Brain 82: 92–93
48. Oswald I (1964) Rocking at night. Electroencephalogr Clin Neurophysiol 16: 577
49. Pedley TA, Guilleminault C (1977) Episodic nocturnal wanderings responsive to anticonvulsant drug therapy. Ann Neurol 2: 30–35
50. Reding GR, Zepelin E, Robinson JE, Zimmerman SO, Smith VH (1968) Nocturnal teethgrinding: All-night psychophysiologic studies. J Dent Res 47: 786–797
51. Roger H (1931) Les secousses nerveuses de l'endormissement. Rev Med Français 12: 847–852
52. Roth B (1980) Narcolepsy and hypersomnia. Karger, Basel
53. Roth B, Bruhová S, Berková L (1968) Familial sleep paralysis. Schweiz Arch Neurol Neurochir Psychiatr 102: 320–321
54. Roth B, Nevšimalová S, Sagová V, Paroubková D, Horaková A (1981) Neurological, psychological and polygraphic findings in sleep drunkenness. Schweiz Arch Neurol Psychiatr 129: 209–222
55. Saint-Laurent J, Batini C, Broughton R, Gastaut H (1963) Etudes polygraphiques de l'enurésie chez l'enfant épileptique. Rev Neurol (Paris) 108: 106
56. Sallustro F, Atwell CW (1978) Body rocking, head banging and head rolling in normal children. J Pediatr 93: 704–708
57. Schenck CH, Bundie SR, Ettinger MG, Mahowald MW (1986) Chronic behavioral disorders of human REM sleep: A new category of parasomnia. Sleep 9: 293–308
58. Scott J, Snyder F (1966) „Critical reactivity" (Piéron) after abrupt awakenings in relation to EEG stages of sleep. Psychophysiology 4: 370
59. Stones MJ (1977) Memory performance after arousal from different sleep stages. Br J Psychol 66: 177–181
60. Thorpy MJ, Glovinsky P (1989) Jactatio capitis nocturna. In: Kryger MH, Roth T, Dement WC (eds) Principles and practice of sleep medicine. Saunders, Philadelphia, pp 646–654
61. Wier-Mitchell S (1890) Some disorders of sleep. Am J Med Sci 100: 109–127

13 Schlafentwicklung und Schlafstörungen im Neugeborenen- und Säuglingsalter

R. Nolte

Einleitung

Das *Schlafverhalten* Neugeborener und junger Säuglinge unterscheidet sich qualitativ und quantitativ deutlich von dem älterer Kinder und Erwachsener. Ursache hierfür sind komplexe Reifungsprozesse neuraler, vor allem synaptischer Strukturen. Diese laufen in der Prä- und Perinatalperiode besonders rasch ab. Kennzeichnend für das Schlafverhalten des noch unreifen zentralen Nervensystems sind die Instabilität einzelner Verhaltensmerkmale und ihre geringe zeitliche Beziehung zueinander. Eine Koinzidenz der für die Schlafzustände typischen Kriterien wird gegen Ende der Gestationsperiode erkennbar. Schlaf- und Wachzustände können als komplexe Bedingungsgefüge zentral regulierter neuraler Aktivität angesehen werden. Sie folgen zunächst einem ultradianen Ruhe-Aktivitäts-Zyklus [13]. Im 1. Lebensjahr tritt eine zunehmende Bindung der Wach-/Schlafzustände an den Tag-Nacht-Rhythmus auf.

Das Studium der Entwicklung dieser Prozesse dient zwei Zielen, dem besseren Verständnis der Entwicklung komplexer Hirnleistungen und einer differenzierteren Einschätzung der möglichen prognostischen Bedeutung frühkindlicher Schlafstörungen im Hinblick auf die spätere Integrität neuraler Regulationsmechanismen.

Das Spektrum von *Schlafstörungen* Neugeborener und junger Säuglinge weist altersspezifische Besonderheiten auf. Sie sind vom neuralen Entwicklungsstand und von den für diese Altersperiode besonderen Umweltbedingungen abhängig.

Ontogenese des Schlafverhaltens

Wie läßt sich das Schlafverhalten Früh- und Reifgeborener adäquat erfassen und beschreiben?

Seit der ersten Beschreibung alternierender REM/Non-REM-Perioden im Schlaf bei Kindern durch ASERINKSI u. KLEITMAN [2] ließ sich durch jüngere Studien an Reifgeborenen, Frühgeborenen und an Feten nachweisen, daß schon während der intrauterinen und postnatalen Entwicklung zyklisch sich wiederholende Änderungen auch anderer physiologischer Variabler nachweisbar sind [22].

Untersuchungsmethoden

Die zum Studium des Schlafverhaltens in der Neugeborenenperiode angewandten Methoden umfassen systematische Verhaltensbeobachtungen [14, 15, 25, 29], polygraphische Aufzeichnungen mehrerer physiologischer Variabler über längere Zeiträume [20, 23] und Polysomnogramme mit Videozeitraffertechnik [1]. Zum Studium der intrauterinen Spontanaktivitäten von Feten werden Direktbeobachtungen mit Ultraschallmethodik angewandt [10, 17].

Schlafverhalten Reifgeborener

Systematische Beobachtungen und Beschreibungen des Spontanverhaltens reifer Neugeborener ergaben, daß in diesem Lebensalter definierbare, sich in vorhersagbarer Weise wiederholende Verhaltenszustände nachweisbar sind [18, 29]. Die von PRECHTL [23] für das reife Neugeborene angegebene Klassifikation von Verhaltenszuständen beruht auf vier einheitlich anwendbaren, leicht und verläßlich zu beobachtenden Variablen: *Lidposition, Atemtyp, Motilitätstyp und Vokalisation*. Hiermit lassen sich die folgenden zwei Schlaf- und drei Wachzustände eindeutig unterscheiden:

Zustand 1: Schlaf mit regelmäßiger Atmung. Lider geschlossen, keine Bewegungen, ausgenommen „startle".
Zustand 2: Schlaf mit unregelmäßiger Atmung, Lider geschlossen, kleine Bewegungen.
Zustand 3: Ruhiger Wachzustand. Lider offen, Atmung regelmäßig, keine groben Bewegungen.

Tabelle 1. Häufigkeitsanteile der Verhaltenszustände und Anzahl der Zustandsübergänge bei Reif- und Frühgeborenen gleichen Konzeptionsalters mit unterschiedlicher extrauteriner Lebensdauer. Mittelwert (M) und Extremwertbereich (R), 120-min-Polygramme. Nach Nolte et al. [18])

	Ruhiger Schlaf %	Aktiver Schlaf %	Ruhiges Wachsein %	Unruhiges Wachsein %	Unklassifiziert %	Übergänge %
Reife Neugeborene n 21	$M = 34^a$ $R = 18–47$	$M = 62$ $R = 44–83$	$M = 0,8$ $R = 0–6$	$M = 0,3$ $R = 0–6$	$M = 1^b$ $R = 0–11$	$M = 4,09^c$ $R = 2–6$
Frühgeborene $n = 10$ 35.–37. W.	$M = 31$ $R = 4–49$	$M = 53$ $R = 38–96$	$M = 1,8$ $R = 0–8$	$M = 5$ $R = 0–25$	$M = 7,5^b$ $R = 0–39$	$M = 5,8$ $R = 3–14$
Frühgeborene n 11 28.–32. W.	$M = 26^a$ $R = 12–37$	$M = 52$ $R = 28–68$	$M = 5$ $R = 0–28$	$M = 10^b$ $R = 0–43$	$M = 7^b$ $R = 0–25$	$M = 7,50^c$ $R = 4–13$

Wilcoxon-Test [a] = $p < 0,02$; [b] = $p < 0,01$; [c] = $p < 0,005$.

Zustand 4: Unruhiger Wachzustand, Lider offen, Atmung unregelmäßig, grobe, generelle Bewegungen.
Zustand 5: Lider offen od. geschlossen, grobe Bewegungen, Schreien.

Die beiden Schlafzustände 1 und 2 entsprechen weitgehend den von anderen Autoren mit Hilfe zusätzlich polygraphisch registrierter Variabler als *„ruhiger"* und *„aktiver"* Schlaf definierten Verhaltenszuständen. Im aktiven Schlaf sind REM, phasische Muskelaktivität und die EEG-Mustertypen „402" und „403" typische Merkmale, im ruhigen Schlaf fehlen REM, die Muskelaktivität ist überwiegend tonisch, es überwiegen die EEG-Mustertypen „405" und „407" [5, 19].

Untersuchungen zur quantitativen Verteilung der Wach-/Schlafzustände und zu ihrer zeitlichen Organisation ergaben bei Reifgeborenen einen regelmäßigen Wechsel von Zustand 1 und 2 mit einer mittleren Zyklusdauer von 55 min. Entsprechende Werte für Zustand 1 und 2 betrugen 21 und 25 min [28]. Tabelle 1 zeigt übereinstimmende Werte einer eigenen vergleichenden Untersuchung an Reif- und Frühgeborenen gleichen Konzeptionsalters [18].

Vergleich Reif- und Frühgeborener mit gleichem Konzeptionsalter

Die auch von anderen Autoren beobachteten geringen quantitativen Unterschiede zwischen Früh- und Reifgeborenen weisen darauf hin, daß in diesem Alter vorwiegend genetische Einflüsse die Hirnentwicklung bestimmen. Geringe Unterschiede in Abhängigkeit von der extrauterinen Lebensdauer, also von Umwelteinflüssen, betrafen eine bei den Frühgeborenen instabilere zeitliche Organisation der Verhaltenssequenzen mit häufigeren Unterbrechungen des Schlafes durch eingelagerte Wach-/Unruhezustände und einen gegenüber Reifgeborenen geringeren Anteil an ruhigem Schlaf (Zustand 1).

Entwicklung des Schlafverhaltens bei Frühgeborenen

Gestationsalter 24–27 Wochen

Befunde aus dieser frühesten polygraphisch dokumentierten Altersperiode sind rar. Die von DREYFUS [4] an 5 Frühgeborenen der 24.–27. Woche gewonnenen Befunde 1 bis 2stündiger polygraphischer Aufzeichnungen lassen wie z. B. in Abb. 1 erkennen, daß die aufgezeichneten Ereignisse in zufälliger zeitlicher Folge, ohne erkennbare Beziehung zueinander auftreten. Dreyfus bezeichnete dieses Verhalten als *„atypischer Schlafzustand"*. Ungewiß bleibt, wieweit allein die Unreife oder zusätzlich die im Gefolge aufgetretenen Komplikationen hier das atypische Verhalten bestimmten, da zwei der Frühgeborenen kurz darauf verstarben und autoptisch eine Ventrikelblutung aufwiesen.

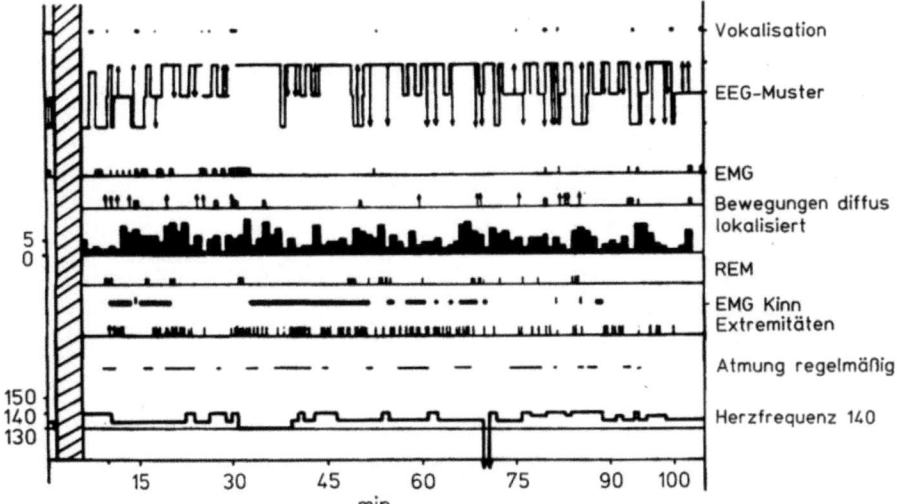

Abb. 1. Polygramm eines 25 Wochen alten Frühgeborenen (Gewicht 815 g). Beachte: Anhaltend lokalisierte Bewegungen. Keine erkennbare Beziehung zwischen den einzelnen Parametern. Kurze Perioden mit regelmäßiger Atmung vorhanden. Instabilität der EEG-Grundaktivitätsmuster. (Nach Dreyfus [4])

32.–34. Woche

In einer Studie an 20 sorgfältig nach dem *Fehlen* perinataler Komplikationen ausgesuchten Gruppe Frühgeborener der 26.–32. Woche, die zwischen der 32.–34. Woche in ihrer natürlichen Umgebung untersucht wurden, ergaben sich ebenfalls bei relativ kurzer, 40 min dauernder Beobachtung keine systematischen Änderungen verschiedener motorischer und sozialer Verhaltensweisen. Demgegenüber geht aus 2–3 h dauernden longitudinalen Untersuchungen der Motilität Frühgeborener, die einen Alterszeitraum von der 28.–41. Woche: umfassen [14, 15, 20, 25] übereinstimmend eine allmählich abnehmende Häufigkeit kleiner Körperbewegungen (Kloni und „twitches") von der 32. Woche an hervor, wie sie auch auf der Profildarstellung in Abb. 2 erkennbar ist. Eine erste Koinzidenz zwischen einzelnen Variablen beobachtete Dreyfus-Brisac ab der 34. Woche. Kurze Episoden des diskontinuierlichen EEG-Grundaktivitätsmusters traten gleichzeitig mit periodischer Atmung und rhythmischen Mundbewegungen auf [5].

35.–37. Woche

Mit diesem Alter ist ein markanter Entwicklungsabschnitt erreicht. Von diesem Zeitraum an sind sich regelmäßig wiederholende stabile Merkmalskonstellationen nachweisbar. Sie treten in zyklischer Sequenz auf. Die mittlere Dauer von Ruheperioden ohne Körperbewegungen verdoppelt sich. Gleichzeitig erfährt das

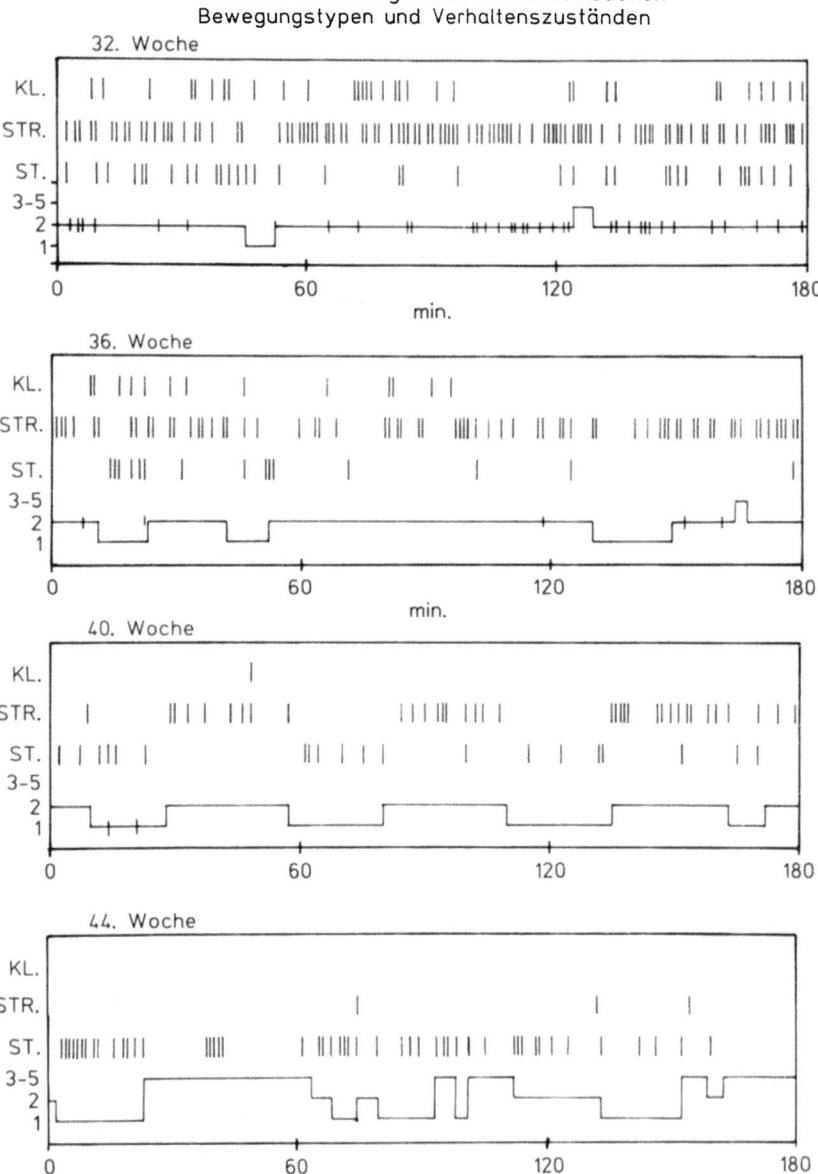

Abb. 2. Dreistündige Polygramme bei einem mit 32-36-40 und 44 Wochen untersuchten gesunden („low risk") Frühgeborenen. Die Verhaltens- und Motilitätsprofile zeigen:
1) Im Verlauf eine stetige Abnahme spontan auftretender Bewegungsmuster im Schlaf (KL. Kloni; STR. Streckbewegungen: ST Startle) mit zunehmendem Alter. 2) Zunehmend eingelagerte Wachzustände. 3) Ab der 36. Woche eine erkennbare zyklische Schlaforganisation.
4) Abnahme von Phasen periodischer Atmung (senkrechte Markierungen im Zustandsprofil).
5) Zunahme ruhiger Schlafperioden und ihrer Dauer im Verlauf. (Nach Nolte [20])

EEG eine Differenzierung durch ein im Zustand 2 eingelagertes weiteres Muster mit rhythmischer Aktivität – „402" [19].

38.–42. Woche

In dieser Altersperiode stabilisiert sich Zustand 1. Seine Dauer nimmt zu. Einzelparameter wie periodische Atmung nehmen an Häufigkeit ab, die Dauer tonischer Muskelaktivität nimmt zu, die EEG-Grundaktivität in Zustand 1 erfährt eine weitere Differenzierung durch ein dem „trace alternant" zeitlich vorgelagertes Muster mit rhythmischer Aktivität – „405" [19].

42.–45. Woche

Auch diese Periode kennzeichnet einen Entwicklungsabschnitt. Wachzustände nehmen deutlich zu. Gleichzeitig nimmt Zustand 2 proportional ab. Diese intraindividuell konstanten proportionalen Änderungen sind für den gesamten Beobachtungszeitraum in Abb. 3 zusammenfassend dargestellt.

Verhaltenszustände bei menschlichen Feten in utero

Befunde, die mit Ultraschallbeobachtungen intrauteriner Spontanaktivitäten an menschlichen Feten zwischen der 32.–40. Gestationswoche gewonnen wurden [17], zeigten, daß auch intrauterin Verhaltenszustände ab der 36.–38. Woche nachweisbar sind, und daß der zeitliche Entwicklungsablauf dem bei Frühgeborenen während der extrauterinen Entwicklung beschriebenen weitgehend entspricht.

Die ab der 35.–36. Woche beobachtete Koinzidenz fetaler Zustandskriterien (Körperbewegungen, Augenbewegungen und Herzfrequenzmuster) ist nicht zufällig, sondern erfolgt systematisch, erkennbar an der *Gleichzeitigkeit* der Änderungen aller zustandsspezifischen Merkmale.

Obwohl bei Feten Wachzustände nicht sicher nachweisbar waren, ähnelten die Kombinationen fetaler Zustandskriterien in ihren Eigenschaften denen entsprechender Wachzustände bei Frühgeborenen.

Die mit diesen Untersuchungen nachgewiesene Parallelität der intra- und extrauterinen Verhaltensentwicklung spricht für die Annahme, daß die Entwicklung dieser komplexen Hirnleistungen bis zum Zeitpunkt der termingerechten Geburt überwiegend biologisch determiniert ist.

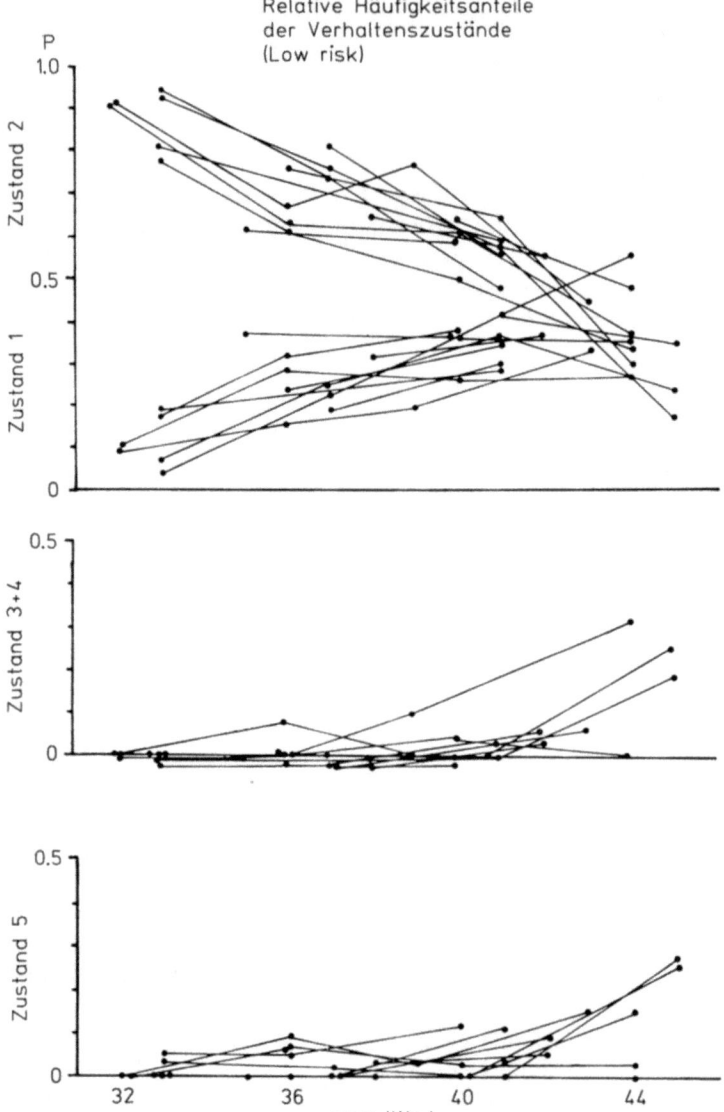

Abb. 3. Änderungen der relativen Häufigkeiten der Verhaltenszustände zwischen der 32.–44. Woche bei low-risk-Frühgeborenen.
Beachte: 1) stetige Abnahme von Zustand 2 und 2) Zunahme von Zustand 1 bis zur 36. Woche. Ab der 40. Woche zunehmender Anteil an Wachzuständen (3–5). Diese Entwicklung ist intraindividuell konstant. (Nach Nolte [20])

Entwicklung des Wach-/Schlafverhaltens im 1. Lebensjahr

Diese Entwicklungsperiode ist eine Phase der *Reorganisation*. Die Entwicklung des Wach-/Schlafverhaltens ist in den ersten 3 Lebensmonaten neben biologischen auch zunehmend Umwelteinflüssen durch das veränderte externe Milieu unterworfen. Zustandsänderungen erwiesen sich weniger vom Rhythmus der Fütterungsintervalle als vom Tag-/Nachtrhythmus abhängig. Auch bei Säuglingen ohne feste Fütterungszeiten läßt sich die allmähliche Umverteilung der Wach- und der Schlafstadien mit Beziehung zum Tag-/Nachtrhythmus erkennen, wie in der Einzelfalldarstellung (Abb. 4) von KLEITMAN u. ENGELMANN, [14] illustriert. Innerhalb der ersten beiden Monate wird der Schlaf durch häufige kurze Wachphasen unterbrochen, die Säuglinge erwachen eher aus dem aktiven als aus dem ruhigen Schlaf. Die durchschnittliche Einschlaflatenz variiert bei verschiedenen Untersuchern zwischen 17–30 min. Die REM-Latenz, definiert als Zeitintervall zwischen Schlafbeginn und erstem REM-Schlafstadium, beträgt durchschnittlich 8 min [27]. Aktiver Schlaf tritt bis zum Ende des 2. Monats zu gleichen Anteilen im ersten und letzten Nachtdrittel auf. Er überwiegt proportional gegenüber ruhigem Schlaf (55/34%) [1].

Nach ELLINGSON [6] werden bei Tagschlafuntersuchungen reifungsabhängige Änderungen teilweise früher erkennbar. Der Anteil an aktivem Schlaf vermindert sich rascher, von 50% auf 20% bis zur 8. Lebenswoche. Dies wurde durch andere Untersucher bestätigt [22]. Anteil und Dauer ruhigen Schlafes nehmen im ersten Trimenon zu, die längste ununterbrochene Schlafperiode dauert durchschnittlich 4–5 h [1, 8].

Änderungen der EEG-Grundaktivitätsmuster mit Übergang sog. „perinataler" in „infantile" Muster ließen sich durch wöchentliche polygraphische Tagschlafuntersuchungen bei Früh- und Reifgeborenen aufzeigen [6]. Das im ruhigen Schlaf des Neugeborenen typische „Trace-alternant"-EEG-Muster wird bis zur 6.–8. Lebenswoche durch ein Muster mit Schlafspindeln ersetzt. Im 3. Monat ist eine maximale Konkordanz zwischen den einzelnen physiologischen Variablen erreicht. Sie ist größer als in allen anderen Altersperioden vorher und nachher, die interindividuelle Variabilität ist relativ niedrig [9]. HOPPENBROUWERS diskutiert diesen Befund im Zusammenhang mit der Tatsache, daß der 3. Monat als Prädilektionsalter für das Sudden-Infant-Death-Syndrom bekannt ist. Die Stabilität der Zustandsorganisation in diesem Alter könnte durch eine transitorisch mangelhafte Rückkoppelungskontrolle in Analogie zu fixierten Herzfrequenzraten bei asphyktischen Neugeborenen erklärbar sein.

Wach-/Schlafverhalten im 4.–12. Lebensmonat

Nach dem 3. Lebensmonat *konsolidiert* sich das Wach-/Schlafverhalten zunehmend. Die Zustandsdauer nimmt zu, und die Zahl der Zustandswechsel nimmt ab. Wachzustände nehmen zu und verlagern sich auf den Tag, Schlafzustände auf die Nacht [12] (vgl. Abb. 4). Auch die REM-Schlaflatenzen entwickeln eine

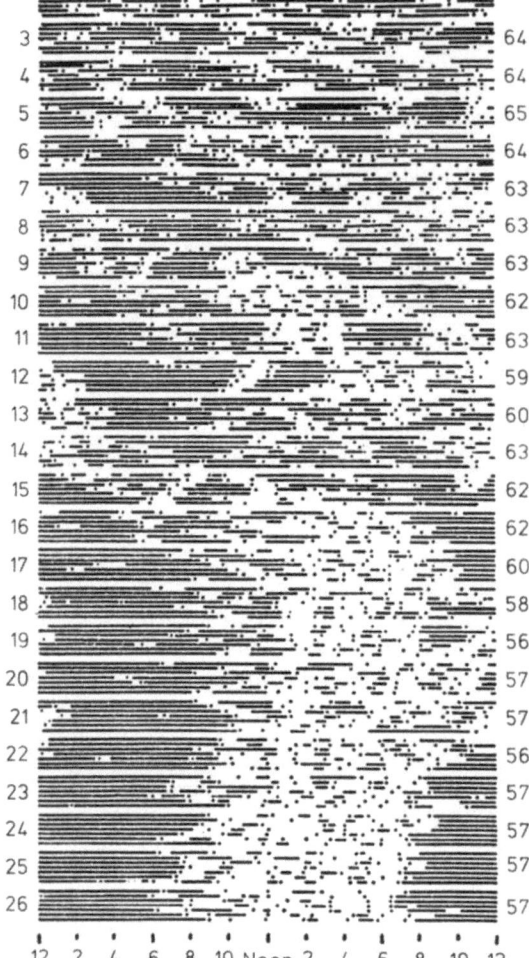

Abb. 4. Die Häufigkeit von Schlaf- (*dunkle Linien*), Wachzuständen (*leerer Raum*) und Fütterungen (*Punkte*) während des ersten Lebensjahres bei einem Säugling ohne feste Mahlzeiten. *Links*: Altersangabe in Wochen; *Rechts*: Relativer Schlafanteil/ Wo.; Abszisse: Zeit. (Nach Kleitman und Engelmann 1953)

diurnale Verteilung, die längsten Latenzen werden zwischen 12–16 Uhr, die kürzesten nachts beobachtet [27]. Der Anteil an aktivem Schlaf vermindert sich, der Anteil an ruhigem Schlaf bleibt relativ konstant. Ruhiger oder Non-REM-Schlaf dominiert im ersten, aktiver oder REM-Schlaf im letzten Nachtdrittel. Vom 6. Monat an folgt die längste Schlaf- auf die längste Wachperiode. Der Wach-/ Schlafübergang liegt relativ fixiert bei 20 Uhr [8, 12]. Die Stabilität der Schlafzustandskomponenten nimmt deutlich zu. Die Feinstruktur des Non-REM-Schlafes entwickelt sich.

Die EEG-Stadien 1–4 werden unterscheidbar. Am Ende des 1. Lebensjahrs liegt die mittlere Durchschlafdauer bei 7 h. 24-h-Polysomnogramme – in häuslicher Umgebung durchgeführt [1] – legen nahe, daß Säuglinge nachts öfter kurzfristige ruhige Wachzustände haben mit spontanem Wiedereinschlafen, unbemerkt von den Eltern.

Beim Vergleich Reif- und Frühgeborener bestanden auch weiterhin im Verlauf des 1. Lebensjahres bis auf eine größere interindividuelle Schwankungsbreite keine konstanten oder wesentlichen Unterschiede im Schlafverhalten, so daß angenommen werden kann, daß Frühgeburtlichkeit per se keinen Risikofaktor für eine gestörte Schlafentwicklung darstellt.

Schlafstörungen

Schlafstörungen bei Reif- und Frühgeborenen

Neu- und Frühgeborene, die prä- und perinatale Komplikationen durchmachten, fallen durch labile Schlafzyklen auf [20, 21]. Abweichungen von der Schlaforganisation gesunder Neu- und Frühgeborener fanden sich u.a. bei Kindern toxämischer oder diabetischer Mütter, nach peripartaler Asphyxie, bei Hirnmißbildungen, beim Down-Syndrom, bei Hypothyreose, bei Hyperbilirubinämie, angeborenen Stoffwechselstörungen, bei Drogenabhängigkeit und nach systemischen Erkrankungen wie z.B. Sepsis. In kurzen Abständen wiederholte polygraphische Untersuchungen erlauben aus der Verlaufsdynamik Rückschlüsse auf die Prognose [16].

Störungen, die die Qualität der einzelnen Schlafzustände und ihre zeitliche Organisation betrafen, fanden wir bei 13 Frühgeborenen nach perinatalen Komplikationen. Bei 6 Kindern war der aktive, bei 5 Kindern der ruhige Schlaf verkürzt. Bei 6 Kindern war der Schlaf durch tonische oder minimale zerebrale Anfälle unterbrochen. Die Anfälle ereigneten sich bevorzugt an Übergangsphasen von einem in den anderen Schlafzustand. Nur ein Teil dieser Frühgeborenen mit verkürzter Dauer des aktiven Schlafes hatte eine Phenobarbitaltherapie.

Für die Langzeitprognose waren nichtoptimale Verhaltenskriterien weniger bedeutsam als EEG-Kriterien. Neben paroxysmalen EEG-Veränderungen, meist ausgeprägter im ruhigen als im aktiven Schlaf, waren eine mangelhaft differenzierte Grundaktivität und eine mangelhafte Beziehung zwischen EEG-Mustertypen und den Schlafstadien von prognostischer Bedeutung [20].

Schlafstörungen im 1. Lebensjahr

Nach Guilleminault [7] lassen sich generell primäre Schlafstörungen mit pathophysiologischen Befunden von sekundären, psychogen bedingten Schlafstörungen unterscheiden.

Die klinisch wichtigste Gruppe primärer Störungen sind akute Apnoe-Episoden im Schlaf. Bei *Frühgeborenen* auftretend sind Apnoen überwiegend durch eine Entwicklungsverzögerung oder Unreife der Atmungskontrollsysteme oder

Tabelle 2. Diagnostische Kategorien bei Säuglingen mit akuter Apnoe (near missed SIDS), n = 587, davon diagnostisch geklärt: 66 %. (Nach Kahn et al. [11])

Diagnose	n	%	Hauptsymptome	Anmerkung
Gastrointestinal	263	45,6	Erbrechen Würgen innerhalb 30 min nach der Mahlzeit	pos. Befunde: pH unt. Ösophagus Rö.-Breischluck ösophagealer Reflux
Neurologisch	78	13,5	Abnorme Extr.-Beweg. Rigidität Würgen	FA: + f. Epilepsie 29 % perinat. Kompl. 45 %
Vasovagal	95	16,5	Schreien, Hypertonie Würgen, Schwitzen	Beginn im Wachzustand Bulbusdruck + 40 %
Atemwegsobstruktion	33	5,7	Würgen, Geräuschvolle Atmung	
Atemwegsinfekte	27	4,7		
Drogenreaktionen	26	4,5		
Frühgeborenen-Apnoe	21	3,7		
Endokrin/metabol./genet.	14	2,4		
Kardiovaskulär	11	2,0	Tachyarrhythmie	Rezid. Blässe; anh. Zyanose
Mechanisches Ersticken	5	0,9		
Infekte	3	0,5		

eine bronchopulmonale Dysplasie bedingt. Die Neigung zu Apnoen verringert sich mit zunehmendem Alter.

Akute Apnoe-Episoden bei *Reifgeborenen* hingegen können sehr verschiedene Ursachen haben.

Wie bei Untersuchungen an einem größeren belgischen Patientengut aufgezeigt (Tabelle 2), konnte eine mögliche Ursache akuter Apnoe-Episoden bei 66% von insgesamt 857 Patienten wahrscheinlich gemacht werden [11].

An erster Stelle der Häufigkeit standen gastrointestinale, an 2. Stelle neurologische Ursachen.

Der diagnostische Wert von polygraphischen Schlafstudien liegt in der Erfassung und Differenzierung von zentralen, obstruktiven oder gemischten Apnoen und assoziierten Anomalien der miterfaßten Schlafparameter. Nach Kahn [11] kann die Polysomnographie im Rahmen einer diagnostischen Aufarbeitung wertvolle Informationen im Hinblick auf die Indikationsstellung zum Heim-Monitoring bei erhöhtem SIDS-Risiko liefern.

Andererseits haben *unauffällige* Polysomnogramme nur einen begrenzten Aussagewert.

Literatur

1. Anders TF, Keener M (1985) Developmental course of nighttime sleep-wake patterns in full-term and premature infants during the first year of life. Sleep 8 (3): 173–192
2. Aserinski E, Kleitman N (1955) A motility cycle in sleeping infantsas manifested by ocular and gross bodily motility. J Appl Physiol 8: 11–18
3. Bentele HP, Albani M (1988) Are there tests predictive for prolonged apnea and SIDS? Acta Paediat Scand [Suppl] 342: 1–21
4. Dreyfus-Brisac C (1968) Sleep ontogenesis in early human prematurity from 234–27 weeks of conceptional age. Dev Psychobiol 1: 162–169
5. Dreyfus-Brisac C (1970) Ontogenesis of sleep in the human premature after 32 weeks of conceptional age. Dev. Psychobiol 3: 91–121
6. Ellingson RJ, Peters JF (1980) Development of EEG and daytime sleep patterns in normal fullterm infants during the first three months of life: Longitudinal observations. EEG Clin Neurophysiol 49: 112–124
7. Guilleminault C (1987) Sleep and its disorders in children. Raven Press, New York
8. Harper RM et al. (1981) Temporal sequencing in waking states during the first six months of life. Exp Neurol 72: 294–307
9. Hoppenbrouwers T (1987) Sleep in infants. In: Guilleminault C (ed) Sleep and its disorders in children. Raven Press, New York, pp 1–14.
10. Junge HD (1979) Behavioral states and state-related heart rate and motor activity patterns in the newborn infant and fetus ante partum – a comparative study I. J Perinatal Med 7: 85–103
11. Kahn A et al. (1987) Diagnostic categories in infants referred for an acute event suggesting near missed SIDS. Eur J Pediatr 146: 458–460
12. Kleitman N (1963) Sleep and wakefulness. Univ Chicago Press, Chicago.
13. Kleitman N (1982) Basic rest-activity cycle: 22 years later. Sleep 5 (4): 311–317
14. Kneer B (1981) Verlaufsbeobachtungen zur Entwicklung des Spontanverhaltens von Risikofrühgeborenen: Motorische Verhaltensweisen. Dissertation, Tübingen
15. Kneer R (1981) Verlaufsbeobachtungen zur Entwicklung des Spontanverhaltens von Risikofrühgeborenen: Atemtätigkeit und Augenbewegungen. Dissertation, Tübingen
16. Lombroso CT (1975) Neurophysiological observations in diseased newborns. Biol Psychiatry 10: 527–558
17. Nijhuis JG et al. (1984) Behavioural states of the human fetus in: Prechtl HFR (ed) Continuity of neural functions from prenatal to postnatal life. Lippincott, Philadelphia
18. Nolte R et al. (1976) Das Wach-Schlaf-Verhalten Neu- und Frühgeborener am errechneten Termin. Monatsschr Kinderheilk 124: 434–436
19. Nolte R, Haas G (1978) A polygraphic study of bioectrical brain maturation in preterm infants. Dev Med Child Neurol 20: 167–182
20. Nolte R (1983) Die postnatale Entwicklung von Hirnfunktionen Frühgeborener und ihre klinische Beurteilung. Eine polygraphische Längsschnittstudie. Enke, Stuttgart
21. Parmelee AH jr et al. (1967) Sleep states in premature infants. Dev Med Child Neurol 9: 70–77
22. Parmelee AH jr, Stern E (1972) Development of states in infants. In: Clemente CD et al. (ed) Sleep and the maturing nervous system. Academic Press, New York
23. Prechtl HFR et al. (1968) Polygraphic studies of the fullterm newborn. I. Technical aspects and qualitative analysis. In: Bax M, McKeith R (eds) Studies in infancy. Clin Dev Med vol 27 Heinemann, London, pp 3–40
24. Prechtl HFR (1977) Assessment and significance of behavioural states. In: Berenberg SR (ed) Brain damage in infancy and childhood Nijhoff, The Hague, pp 79–90
25. Prechtl HFR et al. (1979) Postures, motility and respiration of low-risk preterm infants. Dev. Med Child Neurol 21: 3–27
26. Roffwarg H et al. (1964) Preliminary observations of the sleep-dream pattern in neonates, infants, children and adults. In: Harms E (ed) Problems of sleep and dreams in children. Internat. Monographs on Child Psychiatry, Vol 2. Macmillan, New York, p 60

27. Schulz H et al. (1983) REM latency: Development in the first year of life. EEG Clin Neurophysiol 56: 316–326
28. Theorell K et al. (1973) Behavioural state cycles of normal newborn infants. Dev Med Child Neurol 15: 597–605
29. Wolff P (1966) The causes, controls and organization of behaviour in the neonate. Psychol. Issues Vol 5, No 1, Monograph 17. Int. Univ. Press, New York

Teil III: Therapie

14 Verhaltenstherapie bei Schlafstörungen

P. J. HAURI

Unter Verhaltenstherapie versteht man den therapeutischen Gebrauch von Erkenntnissen und Methoden, die sich auf die experimentelle Analyse menschlichen Verhaltens stützen.

Ein Teil der Grundlagen der Verhaltenstherapie (z.B. Lerntheorie) wurde ursprünglich im Tierversuch erarbeitet. Diese Ergebnisse mußten sich dann aber auch im komplizierteren Versuch mit Menschen bewähren, ehe sie bei menschlichen Erkrankungen zur Diagnose und Behandlung eingesetzt werden konnten. Es handelt sich hier meist um chronische Erkrankungen, bei welchen Streß und erlernte Gewohnheiten eine wesentlich größere Rolle spielen als bei akuten Krankheiten.

Verhaltenstherapie hat sich in den letzten 20 Jahren zu einem eigenen Fachgebiet entwickelt. Sie kann bei vielen chronischen Schlafstörungen nützlich sein. So hat z.B. die Gruppe von Frau Cartwright für die lageabhängige Schlafapnoe einen Lagemesser entwickelt, der laut pfeift, wenn der Patient länger als 15 s auf dem Rücken schläft [4]. Nach einigen Nächten lernt er dann, ausschließlich die Seitenlage einzunehmen. Bettnässen wird schon seit langer Zeit mit gutem Erfolg auf ähnliche Weise behandelt [29]. Zur Bruxismusbehandlung tragen manche Patienten jetzt kleine Elektroden in der Nähe des Haaransatzes vor dem Ohr und außerdem ein Gerät im Gehörgang, welches pfeift, sobald der Patient mit den Zähnen knirscht, sei es tagsüber oder nachts. Solberg u. Rugh (1972) [30] haben über gute Erfolge mit diesem Gerät berichtet. Es gibt Phobien vor CPAP-Geräten, die mit systematischer Desensibilisierung genauso überwunden werden können wie Phobien vor Schlangen, und diese Liste ließe sich leicht verlängern.

Für den Verhaltenspsychologen gibt es in einer Schlafklinik zahlreiche Aufgaben. Die wichtigste unter ihnen ist die Behandlung der psychophysiologischen Schlaflosigkeit. Deshalb konzentriert sich dieses Kapitel vor allem auf sie.

Der Patient als Wissenschaftler in eigener Sache

Vor 20 Jahren habe ich manchem Patienten zu einem gemütlichen Abendspaziergang geraten, bei dem er sich an der frischen Luft beruhigen und aufs Schlafen vorbereiten sollte. Vielen hat es geholfen. Aber einer meiner Patienten fand, daß er bei solchen Spaziergängen, anstatt sich zu beruhigen, immer nervöser und gereizter wurde, weil er dabei über all seine Tagesprobleme nachdachte. Schließlich fanden wir heraus, daß dieser Patient am besten schlafen konnte, wenn er die beiden letzten Stunden abends in seiner Hobby-Metallwerkstatt verbrachte, wo er oft mit Fehlertoleranzen von nur wenigen Tausendstel Millimeter arbeitete. Für ihn war eine solche Arbeit, die andere aufgeregt hätte, ein Beruhigungsmittel.

Früher habe ich vielen Schlaflosen geraten, auf das Mittagsschläfchen zu verzichten, bis ich dann einige Patienten fand, denen ein solches Nickerchen zu einem besseren Nachtschlaf verhalf. Schlaflosigkeit ist also ein sehr individuelles Problem: Was dem einen hilft, verschlimmert die Schlafstörung eines anderen.

Ein wichtiges Prinzip in der Verhaltenstherapie ist es, den Patienten als mitarbeitenden Wissenschaftler oder als Wissenschaftler in eigener Sache zu gewinnen [22]. Anstatt passiv den Ratschlägen des „Experten" zu folgen, wird der Patient ermutigt, selbst Vorschläge zu machen und die Ratschläge des Experten wissenschaftlich zu überprüfen. Dabei sind das Schlaftagebuch und das Wachtagebuch die wichtigsten Werkzeuge. In das Schlaftagebuch schreibt der Patient jeden Morgen ein, wie lange und wie tief er letzte Nacht geschlafen hat. Im Wachtagebuch notiert er jeweils jeden Abend etwas über drei bis fünf bestimmte Tätigkeiten oder Tagesereignisse, die möglicherweise den Schlaf beeinflussen könnten. Will der Patient z.B. wissen, ob ihm körperliche Bewegung am Abend zu einem besseren Schlaf verhilft, macht er eine Woche lang jeden Abend Gymnastik und in der nächsten Woche unterläßt er sie. Das Schlaftagebuch wird ihm sagen, ob die Gymnastik geholfen hat.

Therapeutisch ist es am besten, wenn der Patient selbst vorschlägt, was untersucht werden soll. Er weiß ja auch selbst am besten, was ihn möglicherweise erregt oder beruhigt. Dabei bin ich oft überrascht, welche Phänomene den Schlaf verbessern und welche ihn stören. Bei einem Patienten sind es die abendlichen Telefonanrufe der Mutter, die das Einschlafen erschweren und deshalb auf den Morgen verschoben werden müssen. Beim anderen ist es eine Kalziumtablette, die ihm das Einschlafen erleichtert, ohne daß ich dafür einen Grund wüßte. Oder es ist das Abstellen des Fernsehapparates oder etwa die Entscheidung, abends nach 20 Uhr grundsätzlich keine Eheprobleme mehr zu diskutieren? Aber wichtiger noch als die gefundenen Tatsachen ist die neue innere Einstellung des Patienten. Von einem hilflosen Opfer seiner Schlaflosigkeit mausert er sich zu einem Mitarbeiter, der sich bei der Lösung eines ganz bestimmten Problems voll eingesetzt und anerkannt fühlt.

Wenn der Patient selbst nicht weiß, was ihm evtl. helfen könnte, greife ich oft auf die Regeln der Schlafhygiene zurück, dies vor allem dann, wenn der Patient gegen die eine oder andere dieser Regeln eindeutig verstößt.

Schlafhygiene

Im folgenden sind diejenigen Schlafregeln aufgeführt, die entweder wissenschaftlich gesichert sind oder in der Praxis am meisten Erfolg gebracht haben:

Schlafdauer

Jeder Mensch benötigt eine ganz bestimmte Menge Schlaf. Es gibt Menschen, die in 24 h nur 3 h schlafen müssen [21], während andere 9 h Schlaf brauchen, ehe sie sich erholt fühlen. Diese individuell notwendige Schlafmenge ändert sich vom 20. bis zum 75. Lebensjahr nur sehr geringfügig [11]. Schläft man länger, als es für den Körper erforderlich ist, dann wird der Schlaf oberflächlicher, weniger erholsam und von häufigem Erwachen durchsetzt. Solche Patienten glauben dann oft, sie müßten noch länger im Bett bleiben. Fast alle meinen Patienten müssen lernen, weniger Zeit im Bett zu verbringen, um auf diese Weise tiefer und mit weniger „Erwachungen" zu schlafen.

Schlafangst

Je verzweifelter man sich anstrengt einzuschlafen, desto weniger ist dies möglich. Wenn wir unseren Körper ruhighalten und gleichzeitig versuchen müssen dabei wachzubleiben (z. B. in einer Sitzung, in einer Vorlesung oder beim Autofahren), erhöht sich die Einschlaftendenz. So hilft es manchem Schlafgestörten, im Bett etwas zu lesen oder Radio zu hören. Unter den Schlaftherapeuten wird z. Z. ausführlich diskutiert, ob die Patienten im Bett lesen sollen oder ob sie aufstehen und ins Wohnzimmer gehen sollen. Das hängt von der Art der Schlafstörung des Patienten ab. Patienten, die den Fehler machen, einschlafen zu wollen, dürfen oder sollen im Bett lesen. Andere haben das Bett und das Schlafzimmer bereits mit Wachsein und Angst assoziiert; sie sollten auf keinen Fall im Bett lesen, sondern mit der sog. Bootzin-Technik behandelt werden [1]. Um herauszufinden, was für einen bestimmten Patienten am besten geeignet ist, stelle ich ihm zwei Fragen:

a)„Schlafen Sie leicht ein, wenn Sie es nicht wollen, z. B. beim Fernsehen oder Lesen?" (Ein „Ja" bedeutet, daß der Patient zu intensiv versucht einzuschlafen, er darf also im Bett lesen.)

b)„Wo schlafen Sie am besten, zu Hause im eigenen Bett oder anderswo?" (Die Antwort „anderswo" bedeutet, daß der Patient sein Bett mit Wachsein assoziiert hat und deshalb im Bett *nicht* lesen sollte.)

Körperliches Training

Schlaflose haben oft einen sehr flachen zirkadianen Rhythmus. Körpertemperatur und Stoffwechsel sinken bei ihnen nachts nicht so tief ab, wie bei gesunden Schläfern, weil sie in der Nacht oft wachliegen. Am Tage steigen Temperatur und Stoffwechsel bei ihnen nicht bis auf das normale Niveau, weil diese Patienten müde sind und sich körperlich wenig bewegen. Diese Abflachung der zirkadianen Temperaturamplituden trägt zum schlechten Schlaf dieser Patienten bei.

Körperbewegung, speziell intensive Gymnastik, erhöht die Körpertemperatur und intensiviert den Stoffwechsel. Etwa 4–6 h später kommt er dann bei beiden zur kompensatorischen Gegenauslenkung nach unten. Gymnastik in den Morgenstunden hilft also dem Schlaflosen nicht viel, aber Turnen, etwa 4–6 h vor der Zubettgehzeit scheint den Schlaf zu fördern [13].

Umgebungsverhältnisse

Gelegentlicher Lärm (z. B. Türenschließen) stört den Schlaf selbst bei Menschen, die glauben sich daran gewöhnt zu haben [20]. Schallgedämpfte Schlafzimmer (z. B. dicke Vorhänge) helfen lärmempfindlichen Schläfern. Andere maskieren unregelmäßige Geräusche mit einem regelmäßigen z. B. mit dem Geräusch einer Klimaanlage.

Das größte Prbolem für manche Schlafsgestörte ist eine Uhr im Schlafzimmer, deren Ziffern erleuchtet sind, oder eine Uhr, die die Viertelstunden schlägt. Je mehr Zeit vergangen ist, um so aufgeregter und wacher wird der Schlafgestörte. Ein Wecker mag zum Aufstehen notwendig sein; man sollte aber keinesfalls die Ziffern vom Bett aus sehen können.

Nächtlicher Imbiß

Hunger kann sich störend auf den Schlaf auswirken, und ein leichter Imbiß kann zu leichterem Einschlafen verhelfen [14]. Manche Ärzte raten zu warmer Milch oder zu anderen Nahrungsmitteln, die viel Tryptophan enthalten [32]. Andere glauben, es sei gleichgültig, was man esse, solange man etwas im Magen habe.

Koffein und Nikotin

Koffein am Abend stört den Schlaf, selbst bei Menschen, die dies subjektiv nicht wahrnehmen [16, 27]. Viele Schlafgestörte sind wesentlich empfindlicher auf Stimulanzien als sog. gute Schläfer und reagieren sogar auf Schokolade oder schwarzen Tee am Abend mit Schlaflosigkeit. Auch gewohnheitsmäßiger Nikotingenuß stört den Schlaf [31].

Es ist wenig hilfreich für Schlafgestörte, ihnen die Regeln der Schlafhygiene in gedruckter Form zu überreichen. Das entspräche etwa dem Vorgehen, einem Neurotiker zehn Regeln „zum besseren Leben" in gedruckter Form zu überreichen und dann zu hoffen, daß seine Neurose verschwindet. Statt dessen sollte der Therapeut die Schlafregeln selbst im Kopf behalten, während er die Schlafstörung seines Patienten mit diesem bespricht.

Spezielle Methoden der Verhaltenstherapie

Diese Methoden sollten in erster Linie von einem hauptamtlichen Verhaltenstherapeuten angewandt werden. Der Arzt hat selten Zeit, diese neuen Techniken selbst zu lernen, um sie dann seinen Patienten beizubringen.

Entspannungstherapien

Daß Entspannungsübungen vielen Schlafgestörten helfen können, ist heute offenbar weitgehend gesichert [23]. Welche Art von Entspannungsübungen ein Patient anwendet, scheint gar nicht so wichtig zu sein. Man benützt heute häufig progressive Muskelentspannung (Anspannung und Entspannung einzelner Muskelgruppen), autogenes Training, Yoga, Zwerchfellatmung, Meditation oder Hypnose. Keine dieser Techniken hat sich als besser als alle anderen erwiesen [5, 9, 26]. Wichtig ist jedoch, daß die gewählte Methode gut erlernt wird, weil man sie noch in einem Zustand benutzen soll, in dem man die Selbstkontrolle bereits zu verlieren beginnt und einschläft.

Es gibt häufig Patienten, die gar nicht wahrnehmen, wie sehr sie innerlich gespannt sind. Sie glauben, entspannt zu sein, obwohl ihre Muskulatur eher einer angespannten Feder gleicht. Um den Grad der muskulären Spannung zu erfassen, unterzieht sich jeder Schlaflose in meinem Labor jetzt einer psychophysiologischen Untersuchung, welche die Frontalis-Muskelspannung, Handtemperatur und andere Streßparameter erfaßt.

Zuerst legt sich der Patient für 5 min auf ein Bett zur „Basismessung", ohne daß etwas von ihm gefordert wird. Dann erhält der Patient den Auftrag, sich zu entspannen. Es gibt Schlaflose, die dies sehr gut können, aber trotzdem nicht einschlafen. Für sie sind Entspannungsübungen wertlos. Es gibt andere, die sich entweder muskulär stark verspannen, wenn sie sich beruhigen wollen, oder deren Handtemperatur dann stark absinkt. In solchen Fällen ist Biofeedback angezeigt, weil diese Patienten ihre eigene Gereiztheit gar nicht mehr spüren [10,12]. Allerdings ist auch beim Biofeedback das Gerät nur in zweiter Linie wichtig, wichtig ist ein gut trainierter Biofeedback-Techniker. Er muß dem Patienten zeigen, was gemacht werden soll, um mit dem Gerät Zeichen einer Entspannung registrieren zu können.

Erstaunlicherweise sind viele Schlafgestörte muskulär nicht stärker verspannt als normale Schläfer. Deshalb glauben manche Autoren, therapeutisch wirksam sei nicht die muskuläre Entspannung, sondern die Konzentration auf eine Aufgabe, welche das ängstliche Anstreben des Schlafes unmöglich mache.

Nichts zu tun mit Entspannungstherapie hat das sog. Sensory-Motor-Rhythm (SMR)-Biofeedback. Sterman [34] hat demonstriert, daß Menschen lernen können, ihren 12–16-Hz-Rhythmus über den Elektroden C_3 und C_4 zu intensivieren. Schlafgestörte zeigen oft eine schlechte Ausprägung ihrer Schlafspindeln (die auch im Bereich zwischen 12 und 16 Hz liegen). Wenn solche Patienten lernen, tagsüber ihre 12–16-Hz-Frequenzen zu intensivieren, schlafen sie in der Nacht besser [10].

Leider ist das SMR-Biofeedback technisch so kompliziert, daß nicht alle Patienten es lernen können. Oft brauchen die Patienen alle 6–12 Monate Wiederholungskurse, weil sie das SMR-Biofeedback wiederum zu vergessen scheinen.

Schlafbegrenzungstherapie

Wir haben bereits bei der Schlafhygiene besprochen, daß es nicht gut ist, zu lange im Bett zu bleiben. Bei der Schlafbegrenzungstherapie wird die Bettzeit anfangs drastisch gekürzt, gewöhnlich bis auf 3 oder 4 h. Die Patienten müssen also bis etwa 2 Uhr morgens wach bleiben, um dann um 6 Uhr wieder aufzustehen. Auch das Nickerchen am Tage ist strengstens verboten. Daher nehmen anfangs Müdigkeit und Schlafdruck gewaltig zu. Wenn die Patienten dann wenigstens 85% der im Bett verbrachten Zeit schlafen, dürfen sie eine halbe Stunde länger im Bett bleiben. So fährt man fort, bis die Patienten wieder 7 h im Bett schlafen. Diese Methode ist oft schwer durchzuhalten, aber sie ist sehr effektiv, wenn der Patient konsequent mitarbeitet.

In einer Studie mit 35 schlafgestörten Patienten, die 8 Wochen mit dieser Therapie behandelt wurden, ergaben sich statistisch signifikante Verbesserungen von Schlafdauer, Schlaflatenz und subjektiver Zufriedenheit mit dem Schlaf. Neun Monate später war die Besserung des Nachtschlafs bei 23 Patienten von 35 immer noch signifikant [33].

Stimulus-Kontroll-Therapie (Desensibilisierungstechnik)

Wenn man häufig im Bett liegt und wegen innerer Anspannung nicht schlafen kann, kommt es zu einer negativen Konditionierung. Aufgrund der wiederholt mit der Schlaflosigkeit verbundenen Frustrationen kann die Umgebung des Schlafzimmers (z.B. die Dunkelheit des Raumes, die Atemzüge des Partners) auf dem Weg über einen bedingten Reflex angespannte Schlaflosigkeit verursachen. Um diese Art von Schlaflosigkeit zu überwinden, wird eine Desensibilisierungstechnik benutzt [35]. Bootzin, der diese Art Therapie entwickelte, empfiehlt folgende Regeln[2]:

- Gehen Sie erst dann ins Bett, wenn Sie sich müde fühlen.
- Benützen Sie Ihr Bett nur zum Schlafen und nicht zum Lesen, Essen oder Fernsehen.
- Wenn Sie nicht einschlafen können, stehen Sie aus dem Bett auf und gehen in ein anderes Zimmer. Bleiben Sie auf, bis Sie wirklich müde sind und gehen dann wieder ins Bett. Wenn sich der Schlaf nicht einstellt, stehen Sie erneut auf. Dies müssen Sie so oft wie nötig wiederholen. Das Ziel ist, den Stimulus „Bett" mit schnellem Einschlafen zu verbinden.
- Stellen Sie den Wecker und stehen Sie zur gewohnten Zeit auf, gleichgültig, wieviele Stunden Sie geschlafen haben.
- Keine Nickerchen am Tage.

In der ersten Nacht schlafen die Patienten gewöhnlich sehr wenig. Aber, wenn man die Regeln konsequent befolgt, lernt man in einigen Wochen, wieder im eigenen Bett leicht einzuschlafen.

Es gibt heute über 20 Studien, die die Wirksamkeit dieser Methode belegen (z.B. [18, 19, 28, 36]). In all diesen Studien ist Stimulus-Kontroll-Therapie entweder besser als oder mindestens ebenso gut wie alle anderen Verhaltenstherapien. Dies gilt nicht nur bei Einschlafstörungen, sondern auch für Durchschlafstörungen [3, 18]. Diese Studien belegen eine Reduktion der Schlaflatenz um durchschnittlich etwa 65%, der Dauer des nächtlichen Wachseins um etwa 60% und der Häufigkeit des nächtlichen Erwachens um etwa 35% [25].

Kognitive Psychotherapie

In vielen Fällen existiert ein psychischer Grund, der den Patienten nicht schlafen läßt. Kurzfristige Psychotherapie kann solchen Patienten oft über ihre Schlafstörung hinweghelfen [17]. Wie bei anderen sog. psychosomatischen Erkrankungen ist auch hier eine direkte aktive Behandlung oft wirksamer als eine passive langfristige [15]. Man befaßt sich mit den aktuellen Problemen in der Familie und den Finanzen, ehe man tiefere psychische Probleme angeht. Leider ist auf diesem Gebiet bisher nur wenig Forschung betrieben worden.

Therapie der zirkadianen Rhythmik

Vereinzelte schlafgestörte Patienten haben ihren eigenen zirkadianen Rhythmus verloren, weil sie zu Bett gehen, wann immer es ihnen gefällt. Sie müssen lernen, ihrem Leben wieder einen festen Tag-Nacht-Rhythmus zu geben, am Tage aktiv zu sein und in der Nacht zu ruhen.

Viel häufiger findet man Patienten, die am Abend nicht einschlafen können und morgens dann Schwierigkeiten haben, zur rechten Zeit wach zu werden. Wenn dieses Problem sehr ausgeprägt wird, spricht man vom sog. Phase-Delay-Syndrom. Es ist häufig biologisch bedingt, d.h. der Patient hat einen endogenen zirkadianen Rhythmus mit einer Periodenlänge von mehr als 24 h. Wenn die Uhr an der Wand bereits Mitternacht zeigt, zeigt die Körperuhr dieses Patienten vielleicht erst 8 Uhr abends. Am nächsten Morgen, wenn die Uhr an der Wand bereits 7 Uhr zeigt, zeigt seine Körperuhr vielleicht erst 3 Uhr. Solche Phase-Delay-Schlafsyndrome werden oft bei jungen Erwachsenen gefunden.

Weniger häufig gibt es Patienten mit einer zu schnellen Körperuhr, d.h. einer endogenen Rhythmik, deren Periodenlänge unter 24 h liegt. Solche Patienten haben ein Phase-Advance-Syndrom, gehen also am Abend zu früh ins Bett und wachen am nächsten Morgen zu früh auf. Ältere Menschen sind für ein solches Syndrom anfälliger als junge [7].

Wir wissen jetzt, daß die menschliche zirkadiane Rhythmik von zwei Oszillatoren gesteuert wir [24]. Der „tiefe" Oszillator liegt oberhalb der Kreuzung der Nn. optici und wird durch Licht beinflußt [6]. Der zweite Oszillator scheint eher neurochemisch zu sein – ein Aufbau und Abfluß von Ermüdungsstoffen, der durch Körperbewegung beeinflußt wird. Patienten mit Phase-Delay-Syndrom behandelt man, indem man sie am frühen Morgen 1 h lang hellem Licht aussetzt [6], wobei sie sich intensiver bewegen müssen. Als „helles Licht" bezeichnet man in diesem Falle mehr als 2500 Lux [8]. Im Sommer wird dies erreicht, wenn sich die Patienten ins Freie begeben und dort etwa 1 h laufen oder turnen. Im Winter muß das Licht oft künstlich erzeugt werden. Es gibt jetzt spezielle Lampen, die die notwendige Lichtintensität ausstrahlen. Der Patient sitzt vor ihnen und macht evtl. Freiübungen oder arbeitet auf einem Standfahrrad. Die Behandlung des Phase-Delay-Syndroms ist in der ersten Woche oft sehr schwierig. Aber langsam gewöhnt sich der Körper daran, und das Einschlafen und das Aufwachen werden leichter. Allerdings wird es nie ganz normal werden, weil die Lichttherapie die angeborene Langsamkeit der zirkadianen Rhythmik nicht überwinden kann.

Patienten mit Phase-Advance-Syndrom werden ähnlich behandelt. Bei ihnen werden Licht- und Bewegungstherapie am Abend durchgeführt werden.

Obwohl die Verhaltenstherapie bei Schlafstörungen noch sehr jung ist, gibt es bereits beachtenswerte Resultate. Auf einer Konferenz von Schlafexperten in Stanford im Dezember 1988 kamen die Redner übereinstimmend zu folgendem Fazit: Bei schweren psychophysiologischen Insomnien kann man allein durch Verhaltenstherapie in etwa 75 % der Fälle eine drastische Besserung erreichen.

Literatur

1. Bootzin RR (1972) A stimulus control treatment for insomnia. Paper presented at the annual meeting of the American Psychological Association, Honolulu, Hawaii, Sept 1–9
2. Bootzin RR, Nicassio PN (1978) Behavioral treatments for insomnia. In: Hersen M, Eisler R, Miller P (eds) Progress in behavioral modification. Academic Press, New York
3. Bootzin RR, Engle-Friedman M, Hazelwood L (1983) Insomnia. In: Lewinsohn PM, Teri L (eds) Clinical geropsychology: New directions in assessment and treatment. Pergamon Press, New York, pp 81–115
4. Cartwright RD, Ristanovic R, Diaz F (1989) Learning to sleep in the lateral position for positional sleep apnea. Sleep Res 18: 214
5. Coursey RD, Frankel BL, Gaarder KR, Mott DE (1980) A comparision of relaxation techniques with electrosleep therapy for chronic, sleep-onset insomnia. Biofeedback Self Regul 5: 57–73
6. Czeisler CA, Allan JS, Strogatz SH et al. (1986) Bright light resets the human circadian pacemaker independent of the timing of the sleep-wake cycle. Science 233: 667–671
7. Czeisler CA, Allan JS (1988) In: Pathologies of the sleep-wake schedule. Williams L, Karacan I (eds) Sleep disorders. Wiley, New York, pp 109–129
8. Czeisler CA, Kronauer RE, Allan JS, Duffy JF, Jewett ME, Brown EN, Ronda JM (1989) Bright light induction of strong (type 0) resetting of the human circadian pacemaker. Science 244: 1328–1333
9. Freedman R, Papsdorf JD (1976) Biofeedback and progressive relaxation treatment of sleep-onset insomnia: A controlled, all-night investigation. Biofeedback Self Regulat 1: 253–271
10. Hauri P (1981) Treating psychophysiologic insomnia with biofeedback. Arch Gen Psychiatry 38: 752–758
11. Hauri P (1982) The sleep disorders, 2nd edn. Current concepts, Scope publications. Upjohn, Kalamazoo MI

12. Hauri P, Percy L, Hellekson C, Hartmann E, Russ D (1982) The treatment of psychophysiologic insomnia with biofeedback: A replication study. Biofeedback Self-Regulat 7: 223–235
13. Horne JA, Reid AJ (1985) Night-time sleep EEG changes following body heating in a warm bath. Electroencephalogr Clin Neurophysiol 60: 154–157
14. Jacobs BL, McGinty DJ (1971) Effects of food deprivation on sleep and wakefulness in the rat. Exp Neurol 30: 212–222
15. Kales A, Kales JD, Bixler EO (1974) Insomnia: An approach to management and treatment. Psychiatr Ann 4: 28–43
16. Karacan I, Thornby JI, Anch AM et al. (1976) Dose-related sleep disturbance induced by coffee and caffeine. Clin Pharmacol Ther 20: 682–689
17. Karasu TB (1978) Psychotherapy with the somatically ill patient. In: Karusa TB, Steinmuller RI (eds) Psychotherapeutics in medicine. Grune & Stratton, New York
18. Lacks P, Bertelson AD, Gans L, Kunkel J (1983) The effectiveness of three behavioral treatments for different degrees of sleep-onset insomnia. Behav Ther 14: 593–605
19. Ladouceur R, Gros-Louis Y (1986) Paradoxical intention vs. stimulus control in the treatment of severe insomnia. J Behav Ther Exp Psychiatry 17: 267–269
20. LeVere TE, Bartus RT, Hart FD (1972) Electroencephalographic and behavioral effects of nocturnally occurring jet aircraft sounds. Aerospace Med 43: 384–89
21. Meddis R, Pearson AJD, Langford G (1973) An extreme case of healthy insomnia. Electroencephalogr Clin Neurophysiol 35: 213–214
22. Meichenbaum D (1979) Cognitive-behavior modification: An integrative approach. Plenum Press, New York
23. Montgomery I, Perkin G, Wise D (1975) A review of behavioral treatments for insomnia. J Behav Ther Exp Psychiatry 6: 93–100
24. Moore-Ede MC, Sulzman FM, Fuller CA (1982) The clocks that time us. Harvard University Press, Cambridge MA
25. Morin CM, Kwentus JA (1989) Behavioral and pharmacological treatments for insomnia. Ann Behav Med 10: 91–100
26. Nicassio P, Bootzin R (1974) A comparison of progressive relaxation and autogenic training as treatments for insomnia. J Abnorm Psychol 83: 253–260
27. Nicholson AN, Stone BM (1980) Heterocyclic amphetamine derivatives and caffeine on sleep in man. Br J Clin Pharmacol 9: 195–203
28. Puder R, Lacks P, Bertelson AD, Storandt M (1983) Short term stimulus control treatment of insomnia in older adults. Behav Ther 14: 424–429
29. Scharf MB, Jennings SW (1988) Childhood enuresis: Relationship to sleep, etiology, evaluation, and treatment. Ann Behav Med 10: 113–120
30. Solberg WK, Rugh JD (1972) The use of biofeedback devices in the treatment of bruxism. J South Calif Dent Assoc 40: 852–853
31. Soldatos CR, Kales JD, Scharf MB, Bixler ED, Kales A (1980) Cigarette smoking associated with sleep difficulty. Science 207: 551–553
32. Southwell PR, Evans CR, Hunt JN (1972) Effect of a hot milk drink on movements during sleep. Br Med J II: 429–431
33. Spielman AJ, Saskin P, Thorpy MJ (1987) Treatment of chronic insomnia by restriction of time in bed. Sleep 10: 45–56
34. Sterman MB (1981) EEG biofeedback. Physiological behavior modification. Neurosci Biobehav Rev 5: 405–412
35. Turner RM, Ascher LM (1979) A within-subject analysis of stimulus control therapy with severe sleep-onset insomnia. Behav Res Ther 17: 107–112
36. Zwart CA, Lisman SA (1979) Analysis of stimulus control treatment of sleep-onset insomnia. J Consult Clin Psychol 47: 113–118

15 Anterograde Amnesie unter Benzodiazepin-Hypnotika

J. P. Sieb und P. Clarenbach

Neben ihrer anxiolytischen, sedativ-hypnotischen, muskelrelaxierenden und antikonvulsiven haben die Benzodiazepine auch eine anterograd-amnestische Wirkung.

Sie wurde bald nach Einführung von Diazepam in die Anästhesiologie erkannt und ist dort insbesondere bei der Vorbereitung zu endoskopischen oder kleinen chirurgischen Eingriffen nützlich [12, 35], während sie bei Gabe von Benzodiazepinen aus anderer Indikation, als Schlafmittel, Anxiolytikum oder Muskelrelaxans, unerwünscht ist.

Darüber hinaus wurden nach Einnahme der ultrakurz-wirkenden Benzodiazepine Triazolam und Midazolam über Stunden anhaltende Dämmerzustände, teilweise mit persönlichkeitsfremden Handlungen, beobachtet [23, 33, 42, 44, 46].

Die Benzodiazepin-Amnesie kann als Modell für andere organische Amnesien diskutiert werden und zu einem besseren Verständnis von Lernen, Gedächtnis und Vergessen beitragen.

Struktur des Gedächtnisses

Das menschliche Gedächtnis läßt sich hypothetisch in verschiedene Speicher, die sich in ihrer Zeitkonstante und in ihrer Aufnahme- und Speicherkapazität unterscheiden, einteilen.

Ein einfaches modales Gedächtnismodell mit einer Zweiteilung in ein Kurz- und in ein Langzeitgedächtnis kann nur unzureichend die komplexen Gedächtnisabläufe beschreiben. Beispielsweise wird nicht erfaßt, wie durch gerichtete Aufmerksamkeit Informationen aktiv aus dem Angebot der Umgebung ausgewählt und wie motivationsbezogen entschieden wird, welche Situationsmerkmale verarbeitet und gespeichert werden müssen. Mit einem solchen dichotomen Modell kann jedoch die amnestische Wirkung der Benzodiazepine gut beschrieben werden (Abb. 1) [1, 2, 29, 45].

Wiederholt wurde vermutet, daß der Schlaf eine wichtige Funktion bei Lern- und Vergessensfunktionen ausübt. So wurde eine Funktion des REM-Schlafes bei der Konsolidierung von Gedächtnisinhalten postuliert [13, 24].

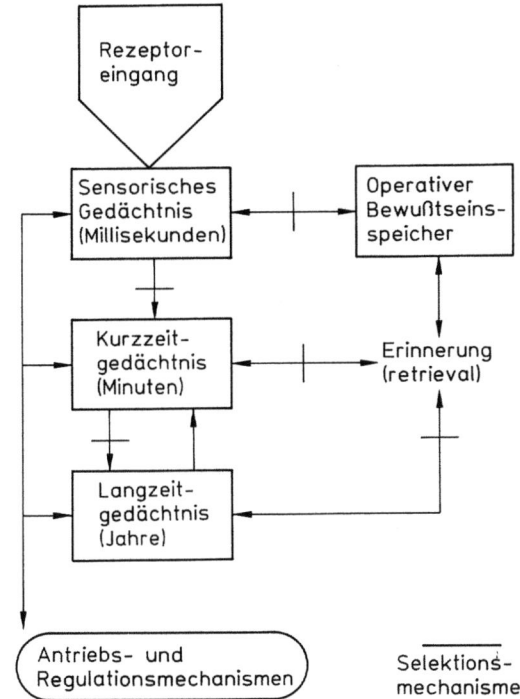

Abb. 1. Modales Gedächtnismodell.
(Nach Atkinson u. Shiffrin [2])

Die Benzodiazepin-Amnesie

Benzodiazepine induzieren eine anterograde, jedoch keine retrograde Amnesie.

Benzodiazepine können zu über Stunden anhaltenden amnestischen Episoden führen, während denen komplexe Handlungen, wie Reisen mit anschließender Hotelsuche, ohne Auffälligkeit absolviert, jedoch nicht mehr erinnert werden [33].

Ausprägung und Dauer der Amnesie hängen von der Dosis, der Applikationsart und von den jeweiligen Substanzen mit ihrer unterschiedlichen Anflutung, Verteilung, Rezeptoraffinität und Eliminationshalbwertszeit ab.

Durch die ebenfalls induzierte Anxiolyse kann sich die kognitive Leistungsfähigkeit bei Patienten mit pathologischer Angst sogar bessern. Andererseits wurden auch Unterschiede zwischen Rauchern und Nichtrauchern beschrieben [34].

Bestimmte Gedächtnisfunktionen werden von der amnestischen Benzodiazepin-Wirkung ausgespart, wie dies auch bei Amnesien im Rahmen von neurologischen Erkrankungen beobachtet wird [6, 20, 32].

Im wesentlichen konnte bei allen Benzodiazepinen eine Beeinträchtigung von Gedächtnisfunktionen nachgewiesen werden. Lediglich von Clorazepat wurde wiederholt von einer fehlenden amnestischen Wirkung berichtet [24, 41].

Die Amnesie wird insbesondere bei schneller Anflutung durch intravenöse Gabe beobachtet.

Nach einmaliger intravenöser Gabe von Diazepam ist eine Amnesie nach 2 – 3 min faßbar, sie erreicht ihr Maximum nach ca. 10 min und hält etwa 20 – 30 min an [35]. Bei oraler Gabe tritt die Wirkung verzögert nach 30 – 60 min ein und dauert bis zu 120 min an. Dieser zeitliche Verlauf ist Ausdruck der Pharmakokinetik des sehr lipophilen Diazepams mit einem raschen Abfluten aus dem Zentralnervensystem. Andere Benzodiazepine zeigen entsprechend ihren pharmakokinetischen Eigenschaften eine länger ausgeprägte Amnesie [14]. Bei Gabe von Flurazepam, dessen aktiver Metabolit eine Eliminations-Halbwertszeit von bis zu 95 h aufweist, wird beispielsweise im Rahmen des sog. „hang-over" eine amnestische Wirkung am folgenden Tag beobachtet [28].

Die Entwicklung der Amnesie-Ausprägung bei chronischer Einnahme ist bislang in nur wenigen Studien untersucht [22]. Bei chronischer Einnahme kommt es durch eine Toleranzentwicklung zu einer Reduktion der amnestischen Wirkung, ähnlich wie die hypnotische Wirkung der Benzodiazepine bei längerfristiger Einnahme zurückgeht.

Roth et al. [38, 39] fanden eine Abhängigkeit zwischen amnestischer Wirkung und der benzodiazepin-induzierten Verkürzung der Einschlaflatenz. Sie vermuteten, daß die amnestische Wirkung der Benzodiazepine ein Nebeneffekt der Schlafinduktion sei. Die Amnesie soll weniger ein anterograder Effekt der Benzodiazepine als ein retrograder Effekt des Schlafes sein. Entsprechend wird eine direkte Beziehung zwischen hypnotischer und amnestischer Potenz als Ausdruck der pharmakokinetischen Eigenschaften des jeweiligen Benzodiazepins gesehen.

Nach anderen Autoren unterscheiden sich Dauer und Ausprägung der anterograden Amnesie als primärer Effekt bei den einzelnen Benzodiazepinen erheblich. Die amnestische Potenz der Benzodiazepine wird insbesondere als Ausdruck der Rezeptoraffinität gesehen [40].

Bei Vergleich von zwei Benzodiazepinen mit ähnlicher Halbwertszeit, jedoch unterschiedlicher Rezeptoraffinität, Oxazepam und dessen chloriertem Abkömmling Lorazepam, wurden psychomotorische Fähigkeiten und Vigilanz bei zunehmender Dosierung linear beeinträchtigt. Dagegen zeigte Lorazepam bei hoher Dosierung eine besonders ausgeprägte amnestische Wirkung [15].

Gerade nach Einnahme der ultrakurz-wirkenden und potenten Benzodiazepinen Triazolam und Midazolam, vor allem in der Kombination mit Alkohol, wurden über Stunden anhaltende geordnete Dämmerzustände beobachtet [23, 33, 42, 44]. Wegen der nur sehr kurzen Halbwertszeit und des damit bei Triazolam und Midazolam fehlenden Überhangeffektes ist deren amnestische Wirkung nur dann von praktischer Bedeutung, wenn der Schlaf vorzeitig beendet wird oder es zu einer prolongierten und verstärkten Wirkung durch gleichzeitigen Alkoholkonsum kommt [47].

Auf die möglichen forensischen Fragen durch solche benzodiazepin-bedingten amnestischen Episoden, die sich gerade für den verschreibenden Arzt ergeben können, wird hingewiesen [4, 48].

Wie beeinflussen Benzodiazepine die Gedächtnisfunktionen?

Informationen müssen im Gedächtnis nach Aufnahme verarbeitet, gespeichert, behalten und dann abgerufen werden. Vergessen kann auf diesen experimentell nur schwer zu trennenden Ebenen erfolgen.

Als Ursache der Benzodiazepin-Amnesie wird meist eine Beeinträchtigung der Informationsübertragung vom Kurzzeitgedächtnis in das Langzeitgedächtnis, also der Konsolidierung von Gedächtnisinhalten, angenommen [22].

Bei unmittelbarer Wiederholung von Zahlen- und Wortreihen läßt sich meist erst bei Reihen, die aus mehr als zehn Elementen bestehen, ein Benzodiazepineffekt sicher messen. Die zuletzt angebotenen Elemente werden dabei gut erinnert. Benzodiazepine führen zu keiner retrograden Amnesie. Bereits gespeicherte Informationen und deren Abrufbarkeit werden durch Benzodiazepine nicht beeinträchtigt [7]. Ähnlich wie für Alkohol konnte gezeigt werden, daß Benzodiazepine die Erinnerung für bereits abgespeicherte Informationen sogar bessern. Diese verbesserte Gedächtnisleistung wird allerdings nur dann beobachtet, wenn nach Benzodiazepin- oder Plazeboeinnahme weiteres Lernen erfolgt ist. Ursache für diese geringere Vergessensrate unter Benzodiazepinen ist möglicherweise die verminderte Aufnahme interferierender Gedächtnisinhalte [10]. Auch Gedächtnisstrategien, wie das Bilden von Überbegriffen bei Lernen von Wortreihen, werden durch Benzodiazepine nicht beeinträchtigt.

Andere Autoren vermuten eine zustandsabhängige Beeinträchtigung („state-dependent") der Gedächtnisfunktion: Wird derjenige pharmakologische Zustand wieder hergestellt, in dem Informationen erworben wurden, hier also die Wirkung eines Benzodiazepins, können die unter Benzodiazepin-Wirkung abgespeicherten Informationen wieder besser abgerufen werden. Ein Zusammenhang zwischen dieser zustandsabhängigen Amnesie und der Entwicklung der Benzodiazepin-Abhängigkeit wurde gesehen [26, 36].

Benzodiazepin-Amnesie als Modell für andere amnestische Syndrome

Die Dämmerzustände, die gerade durch die ultrakurz-wirkenden Benzodiazepine hervorgerufen werden, erinnern am ehesten an amnestische Episoden, die wahrscheinlich Ausdruck einer Ischämie beidseits im Hippocampus sind. Die Betroffenen sind über Stunden unfähig, Eindrücke zu speichern, dennoch werden Tätigkeiten des Alltags, selbst scheinbar komplexe Handlungen, in durchaus geordneter und sinnvoller Weise abgewickelt. Zusätzlich besteht jedoch eine retrograde Amnesie, eine „Lücke in der eigenen Vergangenheit", die meist Wochen oder Monate vor dem Beginn der Störung umfaßt. Nach Abklingen der amnestischen Episode sind die Betroffenen psychopathologisch wieder unauffällig.

Die Änderung der bioelektrischen Aktivität im limbischen System durch Benzodiazepine wurde gezeigt [9, 43].

Führendes Symptom des Korsakow-Syndroms ist eine gestörte Informationsübertragung von Kurzzeit- und Langzeitgedächtnis. Zusätzlich besteht wahrscheinlich eine retrograde Amnesie, wobei die weniger weit zurückliegenden Gedächtnisinhalte am stärksten betroffen sind. Ursache sind vor allem bilaterale Schädigungen der Corpora mamillaria, der Nuclei ventrales anteriores, mediales dorsales und der Pulvinares thalami sowie der Endabschnitte der Fornices [8, 21, 50].

Dagegen beeinträchtigt das liquorgängige, anticholinerge Scopolamin insbesondere die initiale Informationsverarbeitung und das spontane Erinnern gespeicherter Gedächtnisinhalte [11]. Aufmerksamkeit und Speicherung werden nicht beeinflußt. Das Muster kognitiver Defizite bei dieser sog. „Scopolamin-Demenz" durch die Blockade muskarinerger Neurone erinnert an dasjenige beim M. Alzheimer. Dieser Scopolamin-Effekt kann durch Physostigmin, nicht jedoch durch Amphetamine antagonisiert werden [19, 51].

Liganden des Benzodiazepin-Rezeptors

Benzodiazepine verstärken die inhibitorische Wirkung der Gamma-Aminobuttersäure (GABA) über die Bindung an einen spezifischen Rezeptor, der mit dem GABA-Rezeptor-Chlorid-Ionenkanal-Komplex assoziiert ist. Sowohl die Benzodiazepine als auch GABA erhöhen die Chlorid-Ionenleitfähigkeit der Neuronenmembran.

Mit exogenen unterschiedlichen Liganden des Benzodiazepin-Rezeptors kann ein Kontinuum unterschiedlicher bis entgegengesetzter Effekte induziert werden. Folgende Typen von exogenen Benzodiazepin-Rezeptor-Liganden werden unterschieden (Abb. 2) [3, 18]:

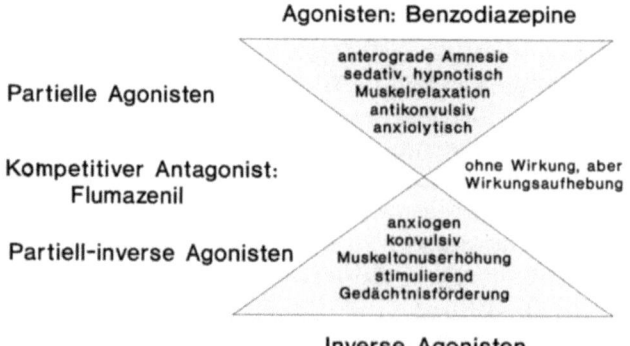

Abb. 2. Bidirektionaler Effekt der Benzodiazepin-Rezeptor-Liganden. (Nach Dorow et al. [18])

- Die Agonisten, darunter die üblichen Benzodiazepin-Hypnotika, verstärken den inhibitorischen Effekt der GABA und sind zugleich Anxiolytika, Hypnotika, Antikonvulsiva und Muskelrelaxanzien.
- β-Carboline, die als Artefakt bei der Suche nach einem endogenen Benzodiazepin-Rezeptor-Liganden aus menschlichem Urin isoliert wurden [5], wirken teilweise als inverse Agonisten: Sie binden auch an den Benzodiazepin-Rezeptor, jedoch induzieren sie Angst und Hyperaktivität und führen zu einer Steigerung des Muskeltonus und zu Krämpfen [16]. Eine gedächtnissteigernde Wirkung der β-Carboline konnte im Tierversuch bestätigt werden, wobei die anxiogene Wirkung zu einem besseren Erlernen von Aufgaben beigetragen haben mag.
- Antagonisten, wie das Imidazo-Benzodiazepin Flumazenil, sind dagegen per se inaktiv. Sie besitzen teilweise eine sehr hohe Rezeptoraffinität und verdrängen sowohl Agonisten als auch inverse Agonisten aus der Bindung an den Benzodiazepin-Rezeptor. Mit dem inzwischen auch in der Bundesrepublik Deutschland zugelassenen Flumazenil (Anexate) kann eine benzodiazepin-induzierte Amnesie aufgehoben werden [17].
- Partielle Agonisten als auch partiell-inverse Agonisten zeigen nur bestimmte Wirkungen der Benzodiazepine bzw. der inversen Agonisten in voller Ausprägung [27, 30, 37, 49].

Zusammenfassung

Benzodiazepine bewirken eine anterograde Amnesie. Insbesondere eine Beeinträchtigung der Konsolidierung von Gedächtnisinhalten, d.h. der Übertragung vom Kurz- in das Langzeitgedächtnis, wird als Ursache der benzodiazepin-bedingten Amnesie vermutet, während die Sedierung mit beeinträchtigter Aufmerksamkeit, Informationsaufnahme sowie psychomotorischen Fähigkeiten diesen amnestischen Effekt nicht ausreichend erklären. Der Zugriff auf bereits vorhandene Gedächtnisinhalte ist nicht betroffen.

Die benzodiazepin-bedingte Amnesie scheint vergleichbar der transienten globalen Amnesie, unterscheidet sich jedoch deutlich von der Amnesie beim Korsakow-Syndrom oder der senilen Demenz vom Alzheimer-Typ.

Der Grad der kognitiven Beeinträchtigung wird bei unterschiedlicher individueller Empfänglichkeit von Dosis, Applikationsform sowie dem jeweiligen Benzodiazepin entsprechend der unterschiedlichen Anflutung, Verteilung, Rezeptoraffinität und Eliminationshalbwertszeit bestimmt. Die in der Anästhesiologie genutzte amnestische Wirkung wird ausgeprägt bei intravenöser Gabe beobachtet. Nach oraler Einnahme bei Hyposomnie empfohlener Dosen der ultrakurz-wirkenden Benzodiazepine Midazolam und Triazolam wurden über Stunden anhaltende Dämmerzustände mit persönlichkeitsfremden Handlungen beobachtet.

Inverse Benzodiazepin-Agonisten besitzen ein spiegelbildliches pharmakologisches Wirkprofil: β-Carboline wirken z.B. anxiogen, konvulsiv, steigern den Muskeltonus, stimulieren und verbessern die Gedächtnisleistung. Durch den kompetitiven Benzodiazepin-Antagonisten Flumazenil kann die benzodiazepin-induzierte Amnesie aufgehoben werden.

Literatur

1. Arbinger R (1984) Gedächtnis. Erträge der Forschung, Bd. 219. Wissenschaftliche Buchgesellschaft, Darmstadt
2. Atkinson RC, Shiffrin RM (1971) Human memory: A proposed system and its control processes. In: Spence KW (eds) The psychology of learning and motivation: Advances in research and theory, Vol 2. Academic Press, New York
3. Berenberg D, Dorow R, Duka T, Sauerbrey N (1988) Benzodiazepine receptor ligands: Tools for memory research in clinical pharmacology. In: Hindmarch I, Ott H (eds) Benzodiazepine receptor ligands, memory and information processing. Psychopharmacology Series 6. Springer, Berlin Heidelberg New York Tokyo, pp 261–274
4. Boatwright DE (1987) Triazolam handwriting, and amnestic states: Two cases. J Forensic Sci 32: 1118–1124
5. Braestrup C, Nielsen M, Olsen CE (1980) Urinary and brain β-carboline-3-carboxylates as potent inhibitors of brain benzodiazepine receptors. Proc Natl Acad Sci USA 77: 2288–2292
6. Brooks DN, Baddeley AD (1976) What can amnesic patients learn? Neuropsychologia 14: 111–122
7. Brown J, Brown MW, Bowes JB (1983) Effects of lorazepam on rate of forgetting, on retrieval from semantic memory and on manual dexterity. Neuropsychologia 21: 501–512
8. Brown J, Lewis V, Brown M, Horn G (1982) A comparison between transient amnesias induced by two drugs (diazepam or lorazepam) and amnesia of organic origin. Neuropsychologia 20: 55–70
9. Brown MW, Rose D, Ahlquist J (1983) Amnesia-producing drugs affect hippocampal frequency potentiation. Neuroscience 3: 697–706
10. Cahill L, Brioni J, Izquierdo I (1986) Retrograde memory enhancement by diazepam: Its relation to anterograde amnesia and some clinical implications. Psychopharmacology (Berl) 80: 554–556
11. Caine ED, Weingartner H, Ludlow CL, Cudahy EA, Wehry S (1981) Qualitative analysis of scopolamine-induced amnesia. Psychopharmacology (Berl) 74: 74–80
12. Clarke PRF, Eccersley PS, Frisby JP, Thornton JA (1970) The amnesic effect of diazepam (Valium). Br J Anaesth 42: 690–697
13. Crick FG, Mitchison G (1983) The function of dream sleep. Nature 304: 111–114
14. Curran HV (1986) Tranquillising memories: A review of the effects of benzodiazepines on human memory. Biol Psychol 23: 179–213
15. Curran HV, Schiwy W, Lader M (1987) Differential amnesic properties of benzodiazepines: A dose-response comparison of two drugs similar elimination half-lives. Psychopharmacology (Berl) 92: 358–364
16. Dorow R (1987) FG 7142 and its anxiety-inducing effects in humans. Br J Clin Pharmacol 23: 781–782
17. Dorow R, Berenberg D, Duka T, Sauerbrey N (1987) Amnestic effects of lormetazepam and their reversal by the benzodiazepine antagonist Ro 15-1788. Psychopharmacology (Berl) 93: 507–514
18. Dorow R, Duka T, Sauerbrey N, Höller L (1987) β-Carbolines: New insights into the clinical pharmacology of benzodiazepine receptor ligands. In: Dahl SG, Gram LF, Paul SM, Potter WZ (eds) Clinical Pharmacology in Psychiatry, Psychopharmacology Series 3. Springer, Berlin Heidelberg New York Tokyo, pp 37–51
19. Drachman DA (1977) Memory and cognitive function in man: Does the cholinergic system have a specific role? Neurology 27: 783–790
20. Fang JC, Hinrichs JV, Ghoneim MM (1987) Diazepam and memory: Evidence for spared memory function. Pharmacol Biochem Behav 28: 347–352

21. Frith CD, Richardson JTE, Samuel M, Crow TJ, McKenna PJ (1984) The effects of intravenous diazepam and hyoscine upon human memory. Quart J Exp Psychol 36A: 133–144
22. Ghoneim MM, Mewaldt SP, Berie JL, Hinrichs (1981) Memory and performance effects of single and 3-week administration of diazepam. Psychopharmacology (Berl) 73: 147–151
23. Häcki M (1986) Amnestische Episoden nach Einnahme des Hypnotikums Midazolam, Wirkung oder Nebenwirkung. Schweiz med Wochenschr 116: 42–44
24. Healey M, Pickens R, Meisch R, McKenna T (1983) Effects of clorazepate, diazepam, lorazepam, and placebo on human memory. J Clin Psychiatry 44: 436–439
25. Horne J (1988) Why we sleep. The functions of sleep in humans and other mammals. Oxford Univ. Press, Oxford, pp 256–309
26. Jensen HH, Poulsen JC (1982) Amnesic effects of diazepam: "Drug dependence" explained by state-dependent learning. Scand J Psychol 23: 107–111
27. Jensen LH, Stephens DN, Sarter M, Petersen N (1987) Bidirectional effects of β-carbolines and benzodiazepines on cognitive processes. Brain Res Bull 19: 359–364
28. Juhl RP, Daugherty VM, Kroboth PD (1984) Incidence of next-day anterograde amnesia caused by flurazepam hydochloride and triazolam. Clin Pharmacol 3: 622–625
29. Klimesch W (1988) Struktur und Aktivierung des Gedächtnisses: Das Vernetzungsmodell: Grundlagen und Elemente einer übergreifenden Theorie, 1. Aufl. Huber
30. Lal H, Kumare B, Forster MJ (1988) Enhancement of learning and memory in mice by a benzodiazepine antagonist. FASEB J 2: 2707–2711
31. Lister RG (1985) The amnesic action of benzodiazepines in man. Neurosci Biobehav Rev 9: 87–94
32. Lister RG, File SE (1984) The nature of lorazepam-induced amnesia. Psychopharmacology (Berl) 83: 183–187
33. Morris HH, Estes ML (1987) Traveler's amnesia. Transient global amnesia secondary to triazolam. JAMA 258: 945–946
34. Netter P (1988) Individual differences in benzodiazepines-induced changes of memory. In: Hindmarch I, Ott H (eds) Benzodiazepine receptor ligands, memory and information processing. Psychometric, psychopharmacological and clinical issues. Psychopharmacology Series 6. Springer, Berlin Heidelberg New York Tokyo, pp 90–113
35. Pandit SK, Dundee JW, Keilty SR (1971) Amnesic studies with intravenous premedication. Anaesthesia 26: 421–428
36. Petersen RC, Ghoneim MM (1980) Diazepam and human memory: Influence on acquisition, retrieval, and state-dependent learning. Prog Neuropsychopharmacol 4: 81–89
37. Polc P, Ropert N, Wright DM (1981) Ethyl β-carboline-3-carboxylate antagonizes the action of GABA and benzodiazepines in the hippocampus. Brain Res 217: 216–220
38. Roth T, Hartse KM, Saab PG, Piccione PM, Kramer M (1980) The effects of flurazepam, lorazepam, and triazolam on sleep and memory. Psychopharmacology (Berl) 70: 231–237
39. Roth T, Roehrs T, Wittig R, Zorick F (1984) Benzodiazepines and memory. Br J Clin Pharmacol 18: 45S–49S
40. Scharf MB, Fletcher K, Graham JP (1988) Comparative amnestic effects of benzodiazepine hypnotic agents. J Clin Psychiatry 49: 134–137
41. Scharf MB, Hirschowitz J, Woods M, Scharf S (1985) Lack of amnestic effects of clorazepate on geriatric recall. J Clin Psychiatry 46: 518–520
42. Schneider-Helmert D (1985) Dämmerzustände nach dem Hypnotikum Midazolam. Schweiz Med Wochenschr 115: 247–249
43. Schoch P, Richards JG, Häring P, Tukacs B, Stähli C, Staehlin T, Haefely W, Möhler H (1985) Co-localization of GABA$_A$ receptors and benzodiazepine receptors in the brain shown by monoclonal antibodies. Nature 314: 168–171
44. Shader RI, Greenblatt DJ (1983) Triazolam and anterograde amnesia: All is not well in the z-zone. J Clin Psychopharmacol 3: 273
45. Sinz R (1979) Neurobiologie und Gedächtnis: Neuronennetzwerke und Informationsspeicherung im menschlichen Gehirn, 1. Aufl. Fischer, Stuttgart
46. Soldatos CR, Kales A, Bixler EO, Vela-Bueno A (1985) Behavioral side effects of benzodiazepine hypnotics. Clin Neuropharmacol 8 [Suppl 1]: S112–S117

47. Spinweber CL, Johnson LC (1982) Effects of triazolam (0.5 mg) on sleep, performance, memory, arousal threshold. Psychopharmacology (Berl) 76: 5–12
48. Subhan Z, Hindmarch I (1983) The effects of midazolam in conjunction with alcohol on iconic memory and free-recall. Neuropsychobiology 9: 230–234
49. Venault P, Chapoutier G, Prado de Carvalho L, Simiand J, Morre M, Dodd RH, Rossier J (1986) Benzodiazepine impairs and β-carboline enhances performance in learning and memory tasks. Nature 321: 864–866
50. Weingartner H (1985) Models of memory dysfunctions. Ann NY Acad Sci 444: 359–369
51. Wolkowitz OM, Weingartner H, Thompson K, Pickar D, Paul SM, Hommer DW (1987) Diazepam-induced amnesia: A neuropharmacological model of an „organic amnestic syndrome". Am J Psychiatry 144: 25–29

Sachverzeichnis

A

ACTH
- und REM-Schlaf-Reduktion 55
- und Tiefschlaf 55

aktiver Schlaf 134
Aldosteron 54
Alkoholismus 103
Alzheimer Erkrankung, Schlafstörungen bei 91
Alzheimer, Morbus 160
Amnesie 156
Anfallsdetektion, automatische 58
Angstkrankheiten 99
Angstträume 123
Area praeoptica des vorderen Hypothalamus 9
Arousalmuster im EEG 68
- als Vehikel für Anfallsentladungen 68
- begleitet von negativen DC-Shifts 68

Arousalsystem, retikulokortikales 4
Asthma 129
Asthma bronchiale 111
- Atemwegswiderstand 114
- Schlafstadien bei 113
- Weckreaktionen bei 111

Atemstörungen bei Parkinson-Patienten 85
automatische Analyse 29
Autonomie des primär epileptogenen Areals 67

B

basal forebrain area des Hypothalamus 5
Benzodiazepin-Hypnotika 36
Benzodiazepin-Rezeptor 160
Benzodiazepine
- Amnesie 157
- Dämmerzustände 158, 159
- hang-over 158
- Toleranzentwicklung 158

Bettnässen 129
- Verhaltenstherapie 147

brainstem reticular activating system 3
Bruxismus, Verhaltenstherapie 147

C

β-Carboline 161
chronisch obstruktive Lungenerkrankungen (COLD) 115
- blue bloater 115
- hyperkapnische Antwort 116
- Hypoxämie 116
- pink puffer 115

Chronobiologie 38, 39, 41
Chronotrendkurven als Maß für EEG-Vigilanz 58
Compressed Spectral Array („Chronospektral-Analyse") 58
CPAP
- Phobie vor 147

D

Demenz, senile 101
Depression 97
Dexamethason 54
Diabetes mellitus 111
diabetische autonome Neuropathie, Schlafstörungen bei 92
Diagnostik von Schlafstörungen 73
diffuses thalamisches Projektionssystem (Jasper) 3
Dopaminstoffwechsel 90
DSM III 76
Durchschlafstörungen 74
Dyssomnien 80
dystrophische Myotonie, Schlafstörungen bei 92

E

EEG-Spektrum 33
EEG-Synchronisation 29
Einschlaf-REM-Episoden 27
Einschlaf-REM-Episoden (SOREM) 28
Einschlafstörungen 74
Einschlafzuckungen 126
elektrischer Status 63
Encephalitis lethargica 9
Epilepsiediagnostik und Schlaf 58

epileptische Aufwachreaktionen 63
epileptische EEG-Phänomene 58
–, schlafstadienabhängige 58
–, vigilanzabhängige 58
episodische Hypersomnien 88
Erektionen, schmerzhafte 129
Eßstörungen 102

F
familiäre Dysautonomie, Schlafstörungen bei 92
familiäre lethale Insomnie mit Dysautonomie 92
Fast-Fourier-Transformation des EEG's 58
Flumazenil 161
Fluocortolon 54
Formatio reticularis des Hirnstamms 3
„Frontalisierung", im REM-Schlaf 63
Frühgeborene 134
– atypischer Schlafzustand 134
– EEG-Grundaktivität 135
– Kloni 135
– Mundbewegungen, rhythmische 135
– periodische Atmung 135
– tracé alternant 137
– twitches 135
– Wachzustände 137

G
Galvanic Skin Reaction Storms in Slow Wave Sleep 6
Gamma-Hydroxy-Butyrat bei posttraumatischen Insomnien 11
Gastroösophagealer Reflux 129
Gedächtnis 156
Glukokortikoide 54
–, Rezeptoren für 55
–, Typ I-Rezeptor 55
–, Typ II-Rezeptor 55

H
Herzinfarkt 111
Hirnentwicklung 134
homöostatische Kontrolle 25
Hormone 45
–, pulsatile Sekretion 45
Hormone und Schlafprozesse 53
Hydrokortison 54
Hypersomnien 73
–, menstruationsabhängige, junger Frauen 90
– nach afrikanischer Schlafkrankheit 8
– nach demyelinisierenden Erkrankungen 8
– nach hepatitischer Insuffizienz 8
– nach luetischer Enzephalitis 8

– nach renaler Insuffizienz 8
– nach Virusenzephalitiden 8
–, symptomatische 8
Hyperthyreose 111
Hypnotika 35
Hyposomnie, posttraumatische 10
Hypothalamus
– Schlafsteuerung 16

I
ICD-9 76
Imbiß, nächtlicher 150
Immunologische Erkrankungen 111
Immunologische Funktionen 20
Inkubus, s. Schlafterror
Insomnie
–, posttraumatische 11
–, tödliche, familiäre mit Dysautonomie 9
interiktuale epileptische Spitzenpotentiale 58
internistische Erkrankungen
– Schlafstörungen bei 110
intrazerebrale Ableitungen 58

J
Jactatio capitis nocturna 128

K
Kataplexie 6
Kleine-Levin-Syndrom 88
Koffein 150
Kopfschmerz, vaskulärer 129
Korsakow-Syndrom 160
Kortisol 48
–, REM-Schlaf 48
–, Schlafzyklen 49
–, sekretorische Episoden 48
–, ultradiane Rhythmik 49
Kurzschlafableitungen 63

L
langsamwellige Aktivität (LWA) 33
LH-Sekretion 51
–, Pulsatilität 51
–, REM-Schlaf 51
Lichttherapie 154
– Phase-advance Syndrom 154
– Phase-delay Syndrom 154
limbisches System 159
Locked-in-Syndrom, Schlafstörungen bei 92
lokale Vigilanzen 25
longitudinale Betrachtungen 26
Lungenerkrankungen, insterstitielle 117
– Atemarbeit 117
– closing volume 118
– Lungenfibrose 117

Sachverzeichnis

M

Manie 98
Melatonin 36
menstruationsabhängige Hypersomnien junger Frauen 90
mesenzephale Formatio reticularis 4
midbrain reticular formation 3
Mittagsschlaf 41, 43
Morvansche Krankheit 10
Myoklonus, fragmentarischer 127

N

Nachtschlaf 41, 43
Narkolepsie
–, Schlafstörungen bei 86
–, Veränderungen des NREM-Schlafes bei 87
–, Veränderungen des REM-Schlafes bei 98
neuroendokrine Funktionen 20
Nikotin 150
NREM-Hypersomnien 88
Nuclei suprachiasmatici 8
Nucleus suprachiasmaticus 16
– afferente Verbindungen 17
– efferente Verbindungen 18
– Licht 17
– Schlaf-Wach-Rhythmus 20
– Zirkadianer Rhythmus 16

O

olivopontozerebelläre Atrophie, Schlafstörungen bei 92
Oversleep-Syndrom 88

P

Parachlorophenylalanin (PCPA) 10
Parasomnien 28, 76, 104
–, motorische 120
Parkinsonsymptome im Schlaf 86
–, Rigor 86
–, Tremor 86
paroxysmale Dystonie 126
Pavor nocturnus 121
Periodische Bewegungen der Unterschenkel im Schlaf 90
– bei Schlaf-Apnoe-Patienten 90
– Definition 90
– Häufigkeit 90
„permissive" Einflüsse 35
Persönlichkeitsstörungen 101
Plasmareninaktivität (PRA) 53
–, Schlafzyklus 53
prädiktiv homöostatische Prozesse 26
prädiktive Homöostase 26
primäres epileptogenes Areal 59

–, Einfluß von REM-Schlaf 59
–, Einfluß von NREM-Schlaf 59
progressive supranukleäre Lähmung, Schlafstörungen bei 92
Prozeß C 34
Prozeß S 34
psychiatrische Erkrankungen
– Schlafstörungen bei 96

R

Raphekerne des Mittelhirns 5
–, pontomedulläre 10
reaktiv homöostatische Prozesse 26
reaktive Homöostase 26
recruiting response 5
Reifgeborene 134
REM-Latenz 27
REM-Schlaf 40
– Gedächtnis 156
–, hypothalamische Steuerung 7
–, Verhaltensstörungen im 124
REM-Schlafbereitschaft 27
Restless legs-Syndrom 90
–, Defekt im Dopaminstoffwechsel 90
–, Pathophysiologie 90
–, Therapie 91
–, Vererbung 91
retikulokortikales Arousal-System 4
Rhythmic Mid-Temporal Discharges (RMTD) 67
ruhiger Schlaf 134

S

Schichtarbeit 42
Schizophrenie 99
Schläfrigkeit, exzessive 75
Schlaf und Epilepsiediagnostik 58
Schlafangst 149
Schlafapnoe
– Verhaltenstherapie der 147
Schlaf-Apnoe-Syndrom bei Narkolepsie 87
Schlafdauer 40, 41, 43, 149
Schlafentwicklung
– Einschlaflatenz 139
– Neugeborenenalter im 132
– REM-Latenz 139
– Säuglingsalter im 132
– Tag-Nacht-Rhythmus 139
Schlafentzug 33
Schlaffaktoren 35
Schlafhomöostase 35
Schlafhygiene 148
Schlafintensität 33
Schlaflosigkeit
– Körpertemperatur 149
– Umgebungsverhältnisse 150

Schlaflosigkeit
- zirkadianer Rhythmus 149
Schlafparalyse 125
Schlafregulation, Prinzipien der 33
Schlafschwelle 41
Schlafsprechen 129
Schlafstörungen 73
- Diagnostik von 73
- Klassifikationssysteme 74
- von außen 80
- von innen 80
Schlafstörungen
- Verhaltenstherapie 147
Schlafstörungen
- Neugeborenenalter 132
- Säuglingsalter 141
- Apnoe 141
Schlafstörungen
- bei Alzheimer 91
- bei diabetischer autonomer Neuropathie 92
- bei dystrophischer Myotonie 92
- bei familiärer Dysautonomie 92
- bei familiärer Insomnie mit Dysautonomie 92
- bei Locked-in-Syndrom 92
- bei Narkolepsie 86
- bei olivopontozerebellärer Atrophie 92
- bei progressiver supranukleärer Lähmung 92
- bei Shy-Draeger-Syndrom 91
Schlafstörungen bei Epilepsie 84
- bei benigner Epilepsie des Jugendalters mit Rolandischen und temporalen Spitzen 84
- bei diffusen Epilepsien mit neurologischen Ausfällen 84
- bei Epilepsien mit Amygdala-Hippocampus-Fokus 84
- bei Epilepsien mit primär-generalisierten Anfällen 84
- bei Epilepsien mit temporalen und frontalen Herden 84
- bei fokalen Epilepsien 84
- bei komplex-fokalen Anfällen 84
Schlafstörungen bei Morbus Parkinson 85
- als Folge von Parkinson-Therapie 86
- bei „Parkinson Plus" 85
- bei Steele-Richardson-Olszewski-Syndrom 85
Schlafterror 121
Schlaftrunkenheit 122
Schlaf-Vigilanz-Relief 25
Schlaf-Wach-Regulierung 24
Schlaf-Wach-Rhythmus, gestörter 76
Schlafwandeln 120

Shy-Draeger-Syndrom, Schlafstörungen bei 91
Somnambulismus, s. Schlafwandeln
Spektrale Eckfrequenz 58
Spike-Detektion, automatische 58
Steele-Richardson-Olszewski-Syndrom, Schlafstörungen bei 85
Störungen der Schlaf-Wach-Regulation 28
Sudden-Infant-Death Syndrom 139

T
Tagschlaf 41, 42
temporale Spike-Foci, Aktivierung durch NREM-Stadien I und II 63
Thalamotomie 9
Thalamus
- als hypnogenes Zentrum 9
- als Kopfganglion des Schlafes 9
Thalamuskerne, vordere 9
-, dorsomediane 9
tonisches EMG-Parameter 31
Tractus solitarius 5
Training, körperliches 149
transiente EMG-Aktivität 29
„Transitphasen", anfallsfördernde Wirkung 63
transversale Betrachtung 24

U
ultradiane Periodik 40
ultradianer Ruhe-Aktivitäts-Zyklus 132

V
Verhaltensstörungen 120
Verhaltenstherapie
- Biofeedback 151
- Entspannungstherapie 151
- kognitive V. 153
- Schlafbegrenzungstherapie 152
- Schlafstörungen 147
- Schlaftagebuch 148
- Stimulus-Kontroll-Therapie (Bootzin-Technik) 149, 152
- systematische Desensibilisierung 147
- Wachtagebuch 148
- zirkadianer Rhythmus 153
Verhaltenszustände 24, 133
- („behavioural states") 26
- intrauterine V. 137

W
Wachstumshormon (somatotropes Hormon, STH, GH) 46
-, STH-Sekretion 46
-, GH-RH-Test 46

Sachverzeichnis

Z

Zähneknirschen (s. auch Bruxismus) 129
Zeitzonenflüge 42
Zirkadiane Periodik 38
–, autonome Rhythmen 38
–, Desynchronisation, interne 39, 40
–, Körpertemperatur 39, 40, 42
–, Mitnahmebereich 38, 39
–, Phasenbeziehung 39, 40
–, Synchronisation, interne 39, 40
–, Zeitgeber 38, 39
Zirkadianer Oszillator 36
Zirkadianer Rhythmus
– Alter 21
ZNS-Hypersomnie, idiopathische 88
ZNS-Insomnie, organische 8
Zwangskrankheiten 100
Zwei-Prozeß-Modell 33

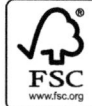

MIX
Papier aus verantwortungsvollen Quellen
Paper from responsible sources
FSC® C105338

If you have any concerns about our products,
you can contact us on
ProductSafety@springernature.com

In case Publisher is established outside the EU,
the EU authorized representative is:
**Springer Nature Customer Service Center GmbH
Europaplatz 3, 69115 Heidelberg, Germany**

Printed by Libri Plureos GmbH
in Hamburg, Germany